MOOD YOGA

MARA DINA ZARGES
WOLFGANG MIESSNER

MOOD YOGA

Für mehr Energie, Harmonie und innere Balance

CHRISTIAN

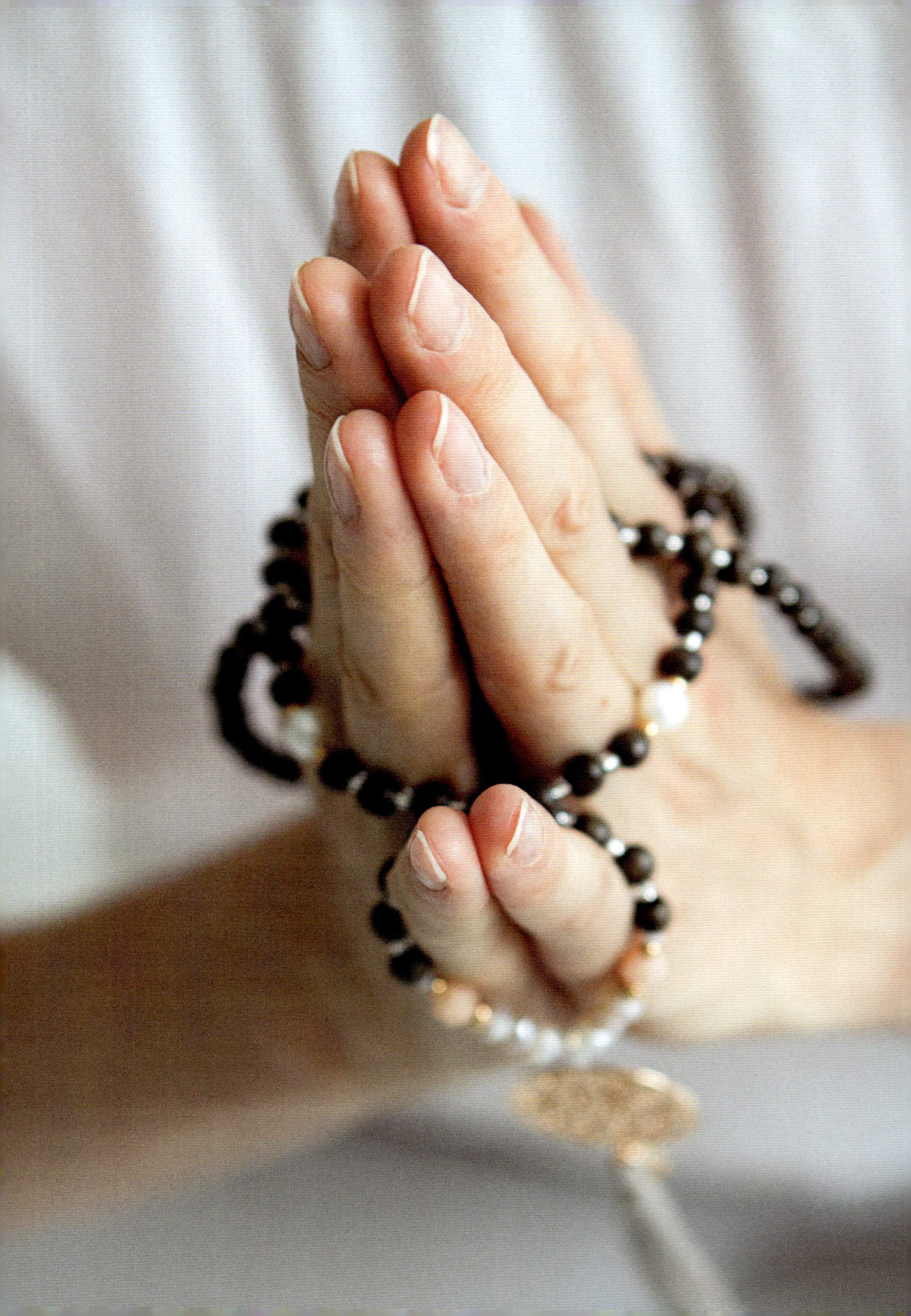

Inhalt

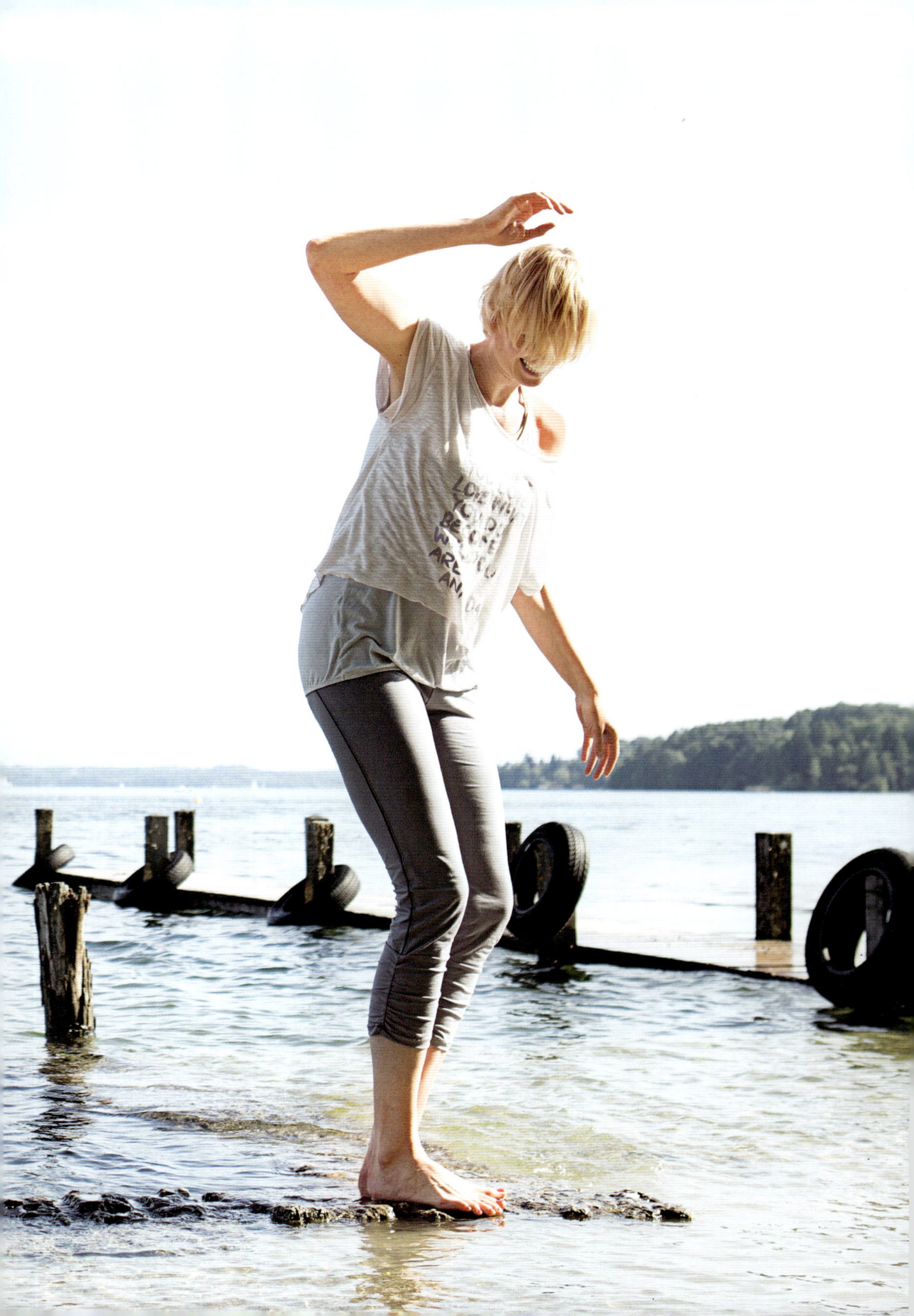

Vorwort

Es freut uns sehr, dass du aus irgendeiner Stimmung heraus, aufgrund einer Inspiration, einer Laune oder einem Wunsch, dieses Buch in den Händen hältst. Unser Anliegen ist es, deiner Stimmung (aus dem englischen »mood«) den nötigen Raum zu geben. Wir möchten, dass du dich wie wir zu deinen Stimmungen und Launen bekennst und diese nicht aus irgendwelchen Gründen versteckst. Stimmungen begleiten uns den ganzen Tag, das ganze Leben. An manchen Tagen sind wir gut drauf, in anderen Momenten weniger. Es gibt Tage, da fühlen wir uns frei und leicht. Und es gibt Tage, da fehlt uns ein wenig dieser freudige Schwung. Jede Laune, jede Stimmung hat ihre Ursache und vor allem auch ihre Berechtigung. Wir sollten zu diesen Schwankungen stehen, sie erst einmal annehmen und akzeptieren beziehungsweise uns das Recht nehmen, sie überhaupt zu haben. Jeder Mensch unterliegt einem besonderen, einem eigenen Rhythmus. Und da wir keine Maschinen sind, sondern biologische und sensible Wesen mit einem komplex zusammengesetzten und funktionierenden System, können wir gar nicht zehn, zwölf oder 16 Stunden am Tag, sieben Tage in der Wochen, zwölf Monate im Jahr, immer im gleichen Rhythmus mit der gleichen Stimmung funktionieren. Darüber sind wir ganz glücklich, denn Stimmungen machen unsere Welt bunt und das Leben facettenreich.

Aus dieser Tatsache heraus entwickelte sich die Idee, ein Buch zu schreiben, das eben genau diese, also unsere ganz normalen und menschlichen Stimmungen aufgreift und uns bei natürlichen Schwankungen unterstützt, wieder in die Balance zu kommen. Neben den typischen psychischen Stimmungen, wie »schlechte Laune« oder »innere Unruhe«, dachten wir uns, dass nicht nur der Geist, sondern auch der Körper so seine Launen hat. Wir wollen dich also auch bei körperlichen (physischen) Stimmungen unterstützen. Was wir damit meinen ist, dass zum Beispiel Rückenschmerz als körperliche Stimmung gilt. Dieser physische Rückenschmerz wiederum hat Folgen auf unsere psychische Stimmung, was wiederum dazu führen kann, dass wir weniger Mut entwickeln oder weniger Kraft haben, um eine bestimmte Aufgabe zu erfüllen. Ursache und Wirkung, wenn man so will. Beseitigt man die Ursache, beseitigt man die Wirkung. Lindert man den Rückenschmerz, vergeht die innere und auch unsere äußere Anspannung, und wir sind gleich viel besser gelaunt, nicht wahr?

Wir wünschen dir, dass du viele schöne und vielleicht neue körperliche Erfahrungen haben wirst, neue Inspirationen aus deiner geistigen Quelle entspringen und du in den Tiefen deines Daseins glücklich und zufrieden wirst und bleibst.

Mara Zarges und Wolfgang Mießner

Einleitung

Mood – Stimmungen – In unserem neuen Buch MOOD YOGA steht dieser Begriff auch für Emotion, Empfindung, Gefühl oder Gemütsbewegung. Wir haben uns erlaubt, den Begriff Stimmungen auch auf den Körper auszudehnen, und wir hoffen, dass der psychologisch geschulte Leser spätestens im Verlaufe der Lektüre dieses Buches damit einverstanden ist. Somit verwenden wir den Begriff Stimmung nicht nur zur Beschreibung der psychischen Verfassung, sondern auch des physischen Zustandes.

Was sind Stimmungen eigentlich? In der klassischen Begriffsbestimmung kann es verschiedene Definitionen geben, die sich aus unterschiedlichen Ansätzen heraus entwickelt haben. Man kann guter Stimmung oder in gereizter Stimmung oder bedrückt sein. Man kann sich leicht und beschwingt fühlen oder träge und schwermütig sein. Häufig nehmen unsere »geistigen« Stimmungen Einfluss auf unseren Körper. Dann schmerzt auf einmal unser Rücken, oder wir leiden unter Nackenverspannungen und Kopfschmerzen. Wir nennen dies im Rahmen unseres Buches »Körperstimmung«. Geist und Körper bedingen sich dabei gegenseitig. Sind wir traurig, lassen wir sprichwörtlich den Kopf hängen, und irgendwann fängt der Nacken an zu schmerzen. Leiden wir dagegen einen längeren Zeitraum unter Verspannungen, schlägt sich dies auf unsere Laune nieder. Auf Dauer sinkt unsere Lebenslust.

Mit Yoga können wir in jeder Hinsicht darauf Einfluss nehmen und einen bestehenden Teufelskreis unterbrechen. So haben wir einen Großteil der zur Verfügung stehenden Buchseiten dafür verwendet, dir unterschiedliche Übungsprogramme zusammenzustellen. Dabei haben wir diejenigen Stimmungen des Lebens aufgegriffen, die wir als Lehrer vermehrt bei unseren Schülern beobachten können, seien es Kopfschmerzen, Nackenverspannungen, Stress, also die »körperlichen Stimmungen«, oder allgemeine Unruhe, Zerstreutheit und Nervosität. Das Praktische an den Mood-Yoga-Übungsprogrammen ist, dass man jedes Programm jederzeit üben kann, da sie auch präventiv wirksam sind, also in nicht akuten Zuständen ihre positive Wirkung auf unseren Körper-Geist-Komplex entfalten.

Wir freuen uns, wenn dieses Buch ein langer Begleiter auf deinem Yogaweg ist und du es immer wieder aus dem Regal nimmst, wenn dir danach ist oder du das Bedürfnis nach einem geeigneten Übungsprogramm hast.

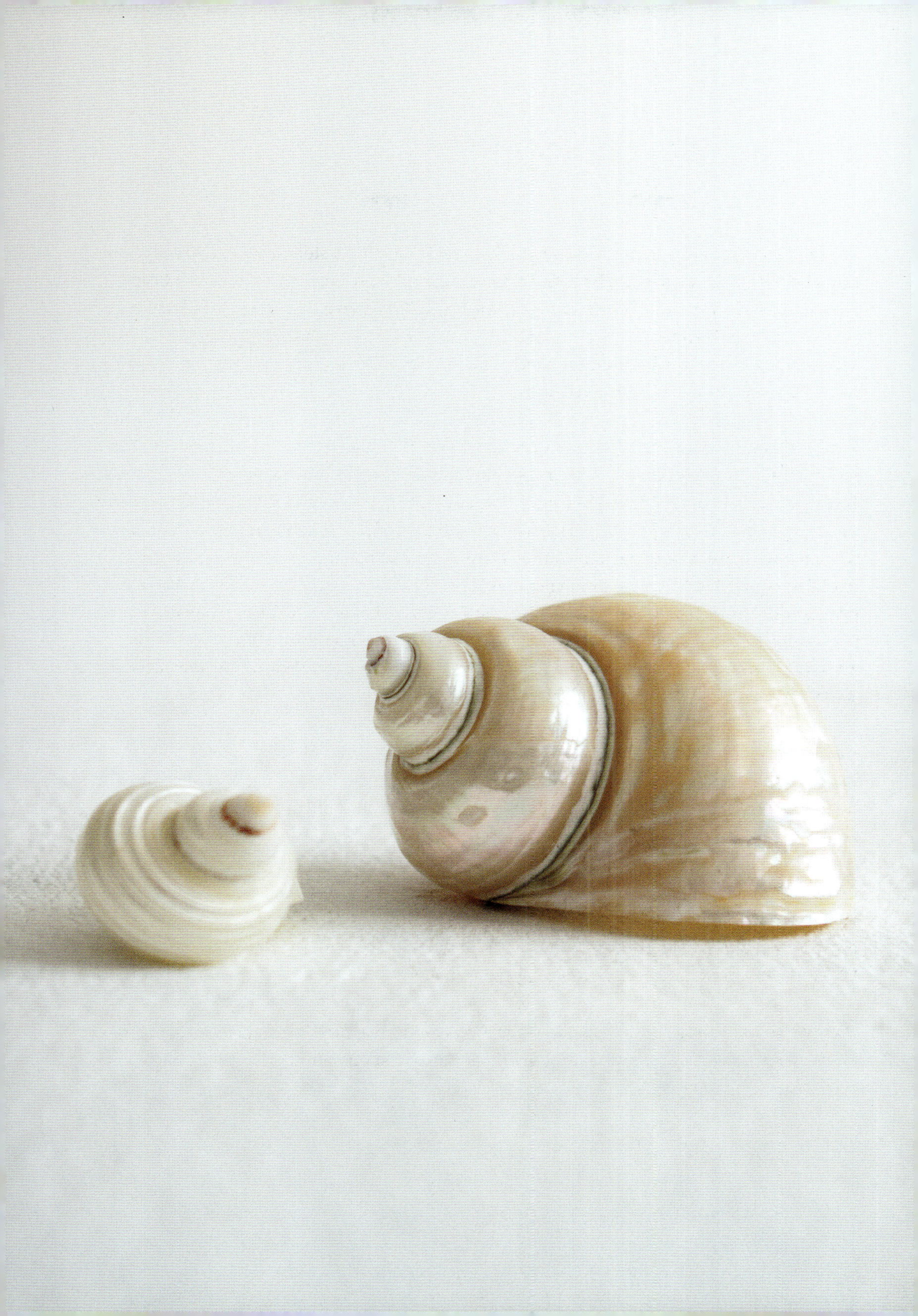

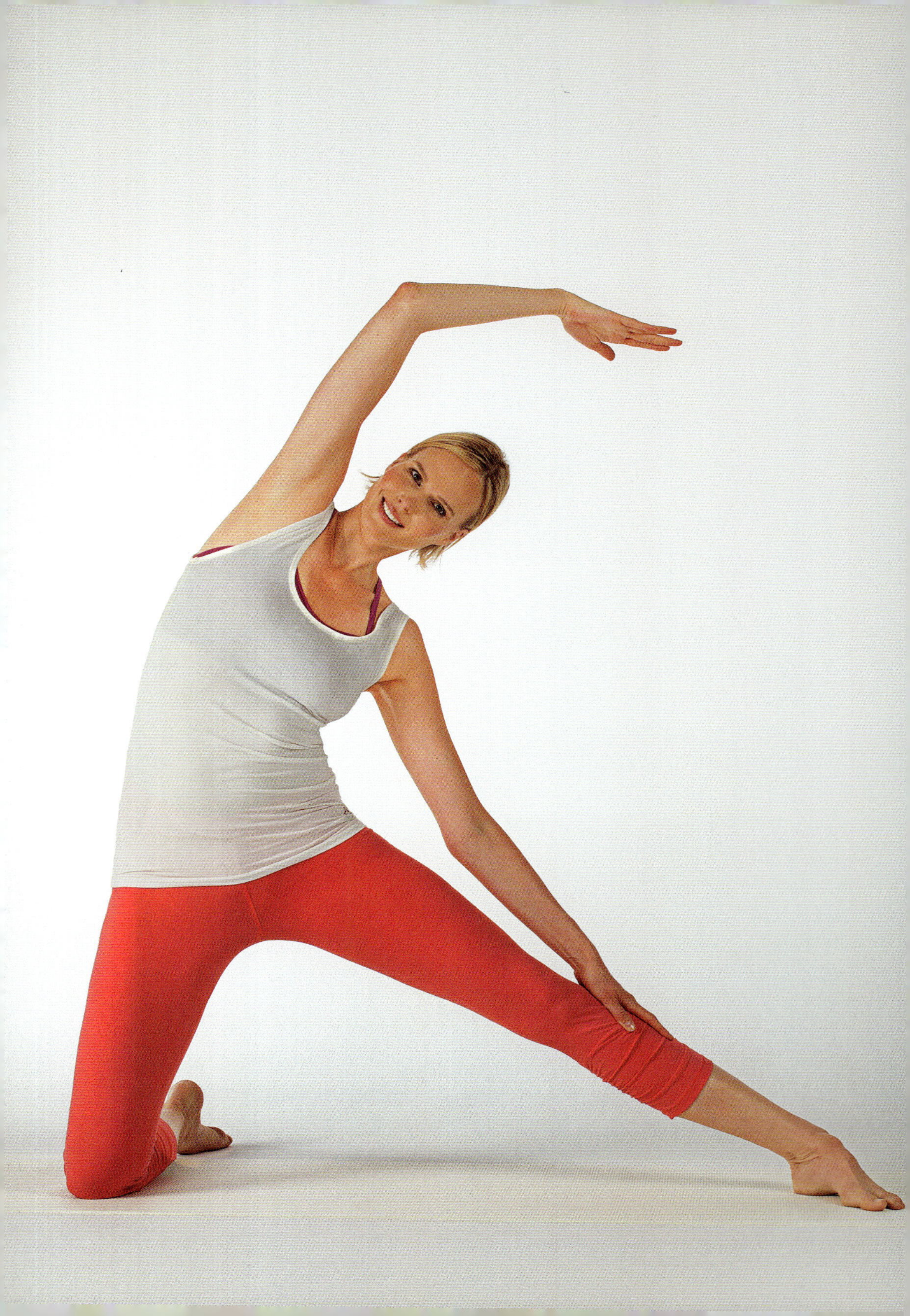

YOGA

Mittlerweile treffen wir fast täglich auf den Begriff Yoga. Überall finden sich gut recherchierte Berichte, passende Übungsfolgen und Videos im Internet. Viele von uns haben bereits Erfahrungen mit Yoga gemacht und haben auch eine Vorstellung davon, was Yoga für sie selbst ist. Ob reine Körperertüchtigung oder spiritueller Lebensweg – wir sind der Meinung, dass jeder Grund, der uns dazu bewegt, Yoga zu üben, der richtige ist. Es gibt kein richtig oder falsch.

Yoga ist ein ganzheitlicher Weg

Wer sich auf den Yogaweg macht, macht sich automatisch auch auf den Weg der Erkenntnis.

Würde man den Yoga mit wenigen Worten erklären wollen, dann vielleicht so: Der Yoga ist ein ganzheitlicher Übungsweg. Er ist eine philosophische Lehre, die gleichermaßen Körper, Geist und Seele anspricht. Er ist ein Schatz von Erfahrungen, Erklärungsmodellen, Übungen und Handlungsideen.

Yoga entstand vor vielen tausend Jahren. Er wurde über die Jahrhunderte hinweg immer weiterentwickelt und den Bedürfnissen der Menschen und auch den aktuellen Kenntnissen angepasst. In der Anfangszeit des Yoga war man der Ansicht, dass Glück und Zufriedenheit nicht durch Zufall entstehen, sondern dass man sich darum bemühen könne.

Yoga heißt im übertragenen Sinne »Vereinigung«, denn wir wollen unseren Körper, unseren Atem und unseren Geist zu einem harmonischen Gespann zusammenführen. Die Übungen – nicht nur die körperlichen, die im Westen meist mit dem Yoga in Verbindung gebracht werden – sind für jeden Menschen geeignet, und es bedarf keiner besonderen Voraussetzung, um damit zu beginnen. Was man benötigt, ist etwas Zeit und der Wille, es wirklich zu versuchen.

Die typischen Körperübungen werden *Asanas* genannt. Wer mit ihnen beginnt und regelmäßig über einen längeren Zeitraum übt, macht bald die Entdeckung, dass sich hinter dem Yoga noch viel mehr verbirgt als nur die Möglichkeit, seinen Körper zu ertüchtigen.

Warum Yoga gut tut

Im meist schnellen und hektischen Alltag sind wir selten mit unseren drei Elementen Körper, Atem und Geist verbunden. Wir müssen funktionieren, nehmen uns meistens viel zu wenig Zeit für uns selbst und setzen all unsere körperliche und geistige Kraft in für uns und andere sichtbare Leistung um. Wir sitzen krumm am Schreibtisch, atmen flach, und die Gedanken sind häufig nicht im Jetzt, sondern immer schon einen Schritt voraus. Wenn wir

Yoga ist im Sanskrit, der alten indischen Sprache der Heiligen und Gelehrten, maskulin. Die Körperübungen (Asanas) im Yoga sind dagegen sächlich. Korrekt heißt es also *der* Yoga und *das* Asana. In unserem Buch übernehmen wir diese allgemein gültige Regel.

zum Beispiel kochen, denken wir bereits an das Geschirr, das wir nach dem Essen mühselig wieder abwaschen müssen. Wenn wir eine Reise unternehmen, denken wir an das Ziel und nicht an den Weg. Wir sind im Stress, essen zu hektisch, können schlecht ein- oder durchschlafen. Man könnte an dieser Stelle ganz viele weitere Beispiele anführen. Letztendlich leiden wir durch diese Unverbundenheit, auch wenn wir das anfangs gar nicht erkennen oder uns nicht eingestehen wollen. Befinden wir uns dauerhaft in dieser Disharmonie mit uns selbst und unserer Umwelt, können wir krank werden.

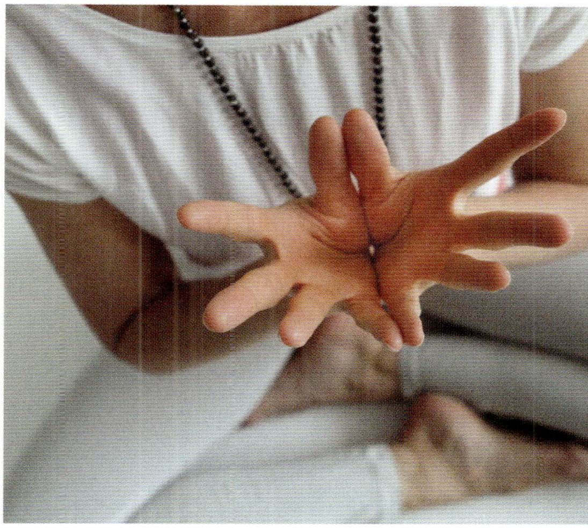

AUCH MUDRAS, Gesten mit den Händen, können Teil der eigenen Yogapraxis sein.

Die vielfältigen Möglichkeiten des Yoga bieten hier Abhilfe. Seien es die Körperübungen, mit denen wir unsere Eigenwahrnehmung schulen oder die dazu beitragen, dass es dem Rücken wieder besser geht, oder die Geistesübungen, zum Beispiel in Form von Meditation, durch die wir zu unserer inneren Ruhe zurückkehren können – der Yoga hält eine große Palette an Themen bereit, mit denen wir uns, wenn wir sie regelmäßig praktizieren, in unserer Ganzheit wohler, gesünder und freier fühlen. Damit dieser ganzheitliche Yogaweg etwas klarer wird, möchten wir dir ein wenig über das Yogasutra erzählen.

Das Yogasutra

Schriftzeugnisse, die das Vorhandensein von Yoga belegen, sind bis zu 3.500 Jahre alt. Als ältester Textkorpus werden die Veden genannt, in denen das ganze philosophische und religiöse Wissen des alten Indien zusammengefasst wurde. Damals gab es allerdings noch keine Körperübungen, wie wir sie heute kennen und meist mit Yoga in Verbindung bringen.

Neben einigen in der traditionellen Yogaszene wichtigen Schriften, entstand um die Zeitenwende der sogenannte klassische Yoga des Weisen Patañjali. Was man über seine Person weiß, stammt überwiegend aus Legenden. Er gilt als Verfasser des Yogasutra. Er definiert Yoga als einen Zustand, der durch das Abschalten der Aktivitäten des Geistes entsteht. Viele Yogatraditionen beziehen sich auf diesen Leitfaden, der in religiöser Hinsicht vollkommen neutral ist und für etliche Lehrer der Neuzeit auch nach 2.000 Jahren so aktuell ist wie damals. Das in vier Kapitel und 195 Versen aufgebaute Sutra beschreibt die Leiden des Körpers und die Schwankungen des Gemüts. Vor allem aber zeigt uns das Yogasutra einen Weg, wie wir aus diesem Dilemma aussteigen und in geistiger Freiheit leben können. Hierbei werden alle Seiten des Lebens behandelt – von praktischen Regeln der Lebensführung bis hin zur Schau des wahren Selbst.

Das Sutra ist in seinen Versen sehr kurz gehalten und lässt in seiner Interpretation einen relativ großen Spielraum zu. Wie auch alle anderen alten Yogaschriften, wurde es bereits vielfach von den verschiedenen philosophischen Schulen kommentiert. Jeder Kommentator gründet seine Deutung auf bestimmte Schlüssel- oder Kernthemen und ergänzt sie mit seinen eigenen Gedanken, Gefühlen und Erfahrungen. Worin sich alle einig sind ist, dass der von Patañjali dargelegte Weg letztlich zu einer bestimmten Geistesverfassung führt, bei der wir die Dinge genau so sehen lernen, wie sie sind und eben nicht so, wie wir sie mit unserem derzeitigen Stand unserer Erfahrungen fähig sind, sie zu sehen. Am Ende sollen wir frei von der uns spaltenden Dualität und sinnloser Bemühung werden.

Die 8 Glieder des Yoga

Patañjali nennt in seinem Yogasutra acht Glieder, wobei jedes einen bestimmten Schritt auf dem Weg zur Erkenntnis des eigenen, wahren Wesenskerns beschreibt. Diese Glieder sind im praktischen Sinne nicht voneinander getrennt, und man übt sie auch nicht »nacheinander«. Sie bedingen sich gegenseitig. Sie wirken zusammen und greifen wie ein endlos laufendes Zahnradsystem ineinander. Würde ein Zahnrad fehlen oder würde man eines nicht ebenso konsequent üben wie alle anderen, käme alles ins Stocken.

Durchläuft man nun diese Disziplinen, machen wir neue Erfahrungen, wodurch sich veränderte Perspektiven beziehungsweise Betrachtungen ergeben. Auf dieser neuen Ebene der eigenen Erkenntnis und Einsicht beschreitet man quasi neues Terrain, und jedes erneute Üben wird sich anders anfühlen.

Folgende 8 Glieder sollen uns von der äusseren zu unserer inneren Welt führen

YAMA Umgang mit der äußeren Welt, Moral, Ethik

NIYAMA Umgang mit uns selbst, Selbstdisziplin

ASANA Yogastellungen, Körperübungen, Körperbeherrschung, körperliche Disziplin

PRANAYAMA Atemübungen, Atemkontrolle und Energielenkung

PRATYAHARA Zurückziehen und Beherrschung der eigenen Sinne

DHARANA Konzentration auf einen Gegenstand oder Objekt

DHYANA Verschmelzung mit dem Meditationsgegenstand

SAMADHI Vollkommenheit, Vereinigung und absolute Versenkung, vollkommene Ruhe des Geistes

Im ersten Moment könnte man denken, dass dies viel Arbeit ist, und man fragt sich, wie man das alles schaffen soll, da man ohnehin schon so wenig Zeit hat. Im Grunde genommen musst du jedoch nichts anderes tun, als regelmäßig deine Matte auszurollen und dein Yogaprogramm zu üben. Denn glaube uns, alles andere, wie beispielsweise die Achtsamkeit, die Konzentration, die innere Ruhe, eine entspanntere Einsicht zu den Dingen um dich herum und so weiter, kommt zu dir, wenn es an der Zeit ist. Vieles von Patañjalis Vorschlägen für ein glücklicheres und gesünderes

Leben findet nämlich im Kopf statt, also abseits der Yogamatte und lässt sich ohne zeitlichen Mehraufwand in den Alltag integrieren.

Yoga ist natürlich kein Freifahrtschein zu unendlichem Glück, aber er kann uns Hilfen anbieten, die wirkliche Natur von Dingen, Gedanken und Gefühlen zu erkennen. In diesem Abschnitt möchten wir dir die einzelnen Glieder kurz erläutern, damit du eine bessere Vorstellung hast.

Lies dir diese Erläuterungen gerne regelmäßig durch und lass diese Hinweise, wann immer du kannst, in dein Denken, Reden und Handeln einfließen.

Yama – das erste Glied

Yama beinhaltet fünf Ratschläge. Es stellt eine Art Verhaltenskodex dar, wie wir uns nach außen hin verhalten sollen. Wenn wir uns die fünf Yamas durchlesen, dann fällt auf, dass viele Dinge den Regeln und Vorgaben entsprechen, die wir bereits als Kinder von unseren Eltern gelernt haben.

Ahimsa – Gewaltlosigkeit

Ahimsa meint mehr als nur die Abwesenheit von Gewalt. Man versteht darunter auch Freundlichkeit, Empathie und Rücksichtnahme. Es wird empfohlen, Ahimsa in Gedanken, Worten und Taten zu praktizieren. Dazu gehört auch, dass man nicht negativ über jemanden redet, insbesondere dann nicht, wenn dieser nicht anwesend ist. Da die Aufforderung der Gewaltlosigkeit auch in Bezug auf Tiere gilt, treffen wir unter den ernsthaft übenden Yogis so häufig auf Vegetarier und Veganer.

Satya – Wahrheitsliebe

Wenn wir uns in Satya üben, sollen wir in Gedanken, Worten und Taten ehrlich sein und stets die Wahrheit sagen. Auch uns selbst sollen wir nicht belügen und lernen, selbst unangenehme Dinge, wie zum Beispiel einen Fehler, einzugestehen. Im Umgang mit anderen werden wir mit Satya auch aufgefordert, darauf zu achten, *was* und *wie* wir etwas sagen. Dieser bewusste Umgang mit Worten beinhaltet interessanterweise aber auch, dass es manchmal besser ist, zu schweigen.

Asteya – Freiheit von Geiz

Wenn wir Asteya in unser Leben integrieren möchten, dann sollen wir nichts nehmen, was uns nicht gehört beziehungsweise uns nicht von einem anderen freiwillig gegeben wird. Hier sind nicht nur materielle Dinge gemeint. Dieser Ratschlag bezieht sich auch auf geistiges Eigentum. Sich mit fremden Federn zu schmücken, ist also wenig tugendhaft.

Brahmacharya – Enthaltsamkeit

Dieses Yama wird meistens als sexuelle Enthaltsamkeit gedeutet, wobei wir darunter kein erzwungenes Verbot oder Askese verstehen sollen. Fast alle Yogis und Weisen des alten Indien waren nämlich verheiratet und hatten Familie. Es wird lediglich geraten, dass wir Brahmacharya derart ausüben, dass wir unsere Sexualität nicht missbrauchen, sondern kontrollieren.

In der weiteren Bedeutung versteht man also darunter, dass wir unsere sinnlichen Genüsse beherrschen und unsere Beziehungen zu Dingen und Menschen so gestalten sollen, dass sie unserem Verständnis der höchsten Wahrheit förderlich sind.

Aparigraha – Freiheit von Habgier

Wer frei von Habgier ist, der nimmt nur das, was angemessen ist, und nutzt keine vermeintlich günstigen Gelegenheiten aus. Bei übertriebenen Belohnungen oder Geschenken laufen wir Gefahr, Verpflichtungen einzugehen und Bindungen zu schaffen, die uns wiederum nicht mehr frei sein lassen. Vielleicht kennst du das Gefühl aus deiner eigenen Erfahrung? Man bekommt ein großes Geschenk und freut sich im ersten Augenblick. Im Nachhinein macht man sich aber Gedanken darüber, wie man dies beim nächsten Mal wieder »gut machen«, also ein ebenso großes Geschenk oder vielleicht ein sogar noch größeres überreichen könnte.

Niyama – das zweite Glied

Die Aspekte von Niyama sind verglichen mit den bis jetzt beschriebenen Yamas wesentlich persönlicher. Sie stellen eine Art innere Haltung uns selbst gegenüber dar, und sie sind für die eigene positive Lebensführung von Bedeutung.

Sauca – Reinheit

Wenn man im Yoga über Sauca spricht, dann ist damit die äußere und innere Reinlichkeit und Klarheit gemeint. Äußerlich geht es dabei schlichtweg um die regelmäßige Körperhygiene wie duschen, Zähne putzen und der regelmäßige Gang zum Friseur. Innerlich betrachtet man zwei Aspekte. Einerseits sollen wir dafür sorgen, dass die Funktionen des Körpers nicht blockiert werden. Dies erreichen wir beispielsweise über eine gesunde, nahrhafte und biologisch orientierte Ernährung. Andererseits geht es um die Klarheit des Geistes.

Im Yoga gelten die Körperübungen als gutes Mittel zur Erlangung der inneren Reinheit. Insbesondere die Drehhaltungen werden gerne im Rahmen von Detox-Kuren (Entgiftungskuren) praktiziert, da sie auf unsere inneren Organe Einfluss nehmen. Die yogischen Atemübungen, Pranayamas, ergänzen diesen Aspekt. Beides, Asanas und Pranayamas, sind in unseren Übungsprogrammen wiederzufinden. Darüber hinaus gibt es einige yogische Reinigungsübungen, Kriyas genannt, die uns dabei helfen, den Körper innerlich zu säubern, indem sie auf verschiedene Art und Weise auf die Ausscheidungs- und schleimbildenden Systeme des Körpers wirken. Sie sind im Westen weniger verbreitet und zudem teilweise sehr gewöhnungsbedürftig. Im Rahmen dieses Buches möchten wir dir dennoch zwei einfach durchzuführende Kriyas vorstellen. Du findest sie im ersten Übungsprogramm »Frisch in den Tag« ab Seite 38.

Samtosa – Genügsamkeit

Ein weiteres Niyama beschreibt die Genügsamkeit beziehungsweise Zufriedenheit. Hierbei werden wir aufgefordert, die Dinge so zu nehmen, wie sie sind. Häufig haben wir zu große Erwartungen an ein Ereignis, einen Menschen oder an das Ergebnis einer Handlung. Werden diese Erwartungen, die wir bereits vor Augen haben, nicht erfüllt, dann sind wir enttäuscht. Samtosa meint demnach, das anzunehmen, was sich ergibt, und loszulassen, was keinen Sinn macht. Unserer Meinung nach kann man dieses »So-Sein« sehr gut in der Meditation üben, indem man die Rolle des Beobachters

In kleinen Schritten zu mehr Zufriedenheit

- Die Yamas entfalten ihr positives Potenzial nicht von heute auf morgen. Du musst beharrlich sein und dich konsequent in ihnen üben, dann wird Bemerkenswertes mit dir geschehen.
- In kleinen Schritten und ganz von selbst wirst du noch mehr ein Mensch, dessen angenehme Freundlichkeit ansteckend wirkt und in dessen Gegenwart man sich gerne aufhält.
- Du bist stets ehrlich und sagst immer dann die Wahrheit, wenn sie jemandem hilft.
- Man wird dir vertrauen, und somit kannst du auch anderen vertrauen und entspannter durchs Leben gehen.
- Materieller Reichtum wird zweitrangig. Du bist dir selbst genug, du bist das wertvollste Juwel.
- Du wirst das Wesentliche erkennen und dich nicht mehr so leicht von anderen Dingen ablenken lassen.
- Du wirst deinen inneren Wesenskern erkennen, und da du nicht mehr so viel Zeit für deinen Besitz aufbringen musst, hast du mehr Zeit, deine Fragen an das Leben und die Welt zu erforschen.
- Diese tatsächliche erfahrbare Zufriedenheit wird sich entwickeln, wenn wir die fünf Yamas gleichzeitig in unser Leben integrieren. Es sind Aspekte, die ineinandergreifen, und es macht wenig Sinn, sie nacheinander zu üben. Man kann sie nur nebeneinander üben.

einnimmt und nicht mehr ständig versucht, etwas zu beeinflussen oder unter allen Umständen die Kontrolle über etwas zu behalten.

Tapas – den Körper erhitzen

Im Sanskrit, der alten indischen Sprache der Gelehrten, bedeutet Tapas, den Körper »erhitzen«. Im Zusammenhang mit den Asanas im Yoga ist damit gemeint, dass wir mit den Körperübungen unser inneres Feuer, Agni, anfachen und uns des Abfalls durch Verbrennung entledigen sollen. In der Verbindung mit den Atemübungen und einer bewusst gesunden Ernährung hilft dies gegen die Ansammlung von Körperschlacken. Neben dem Abtransport von körperlichen Giftstoffen sprechen einige Yogasutra-Kommentatoren auch davon, dass wir durch die regelmäßige Yogapraxis im Sinne von Tapas ebenso unsere Psyche reinigen können.

Svadhyaya – Selbsterforschung

Svadhyaya ist für viele Menschen kein leichter Aspekt. Mit diesem Niyama werden wir aufgefordert, »nahe an uns heranzugehen«, also unser Denken, Reden und Handeln zu reflektieren. War es richtig, dass ich dieses oder jenes in diesem Moment gedacht, gesagt oder getan habe? Mit jeder Selbstreflexion studieren wir uns selbst, und sie hilft uns dabei mehr über unser Dasein zu erfahren. Wir hinterfragen nicht immer die anderen, sondern uns selbst. Hierbei kann man die unangenehme Erfahrung machen, eigene Fehler zu erkennen. Dieser Erkenntnis allerdings geht man gerne aus dem Weg.

In diesem Zusammenhang kann es hilfreich sein, wenn wir uns den alten Texten widmen und somit Bezugspunkte schaffen. Für manche unter uns könnte das die Bibel sein. Aber auch ein anderes wichtiges Buch oder eine philosophische Schrift eignet sich dazu. Zusätzlich ist auch eine Mantren-Rezitation hilfreich. Mantren sind Merksprüche, Lieder oder Verse, die gesprochen, geflüstert, gesungen oder in Gedanken wiederholt werden. Erfahre mehr zu den Mantren auf Seite 33.

Ishvarapranidhana – Gottvertrauen

Unter dem letzten Niyama versteht man das Vertrauen des Menschen auf Gott und sein Handeln. Dabei soll uns genügen, zu wissen, dass wir bei einer bestimmten Sache unser Bestes und Möglichstes gegeben haben. Den Rest können wir getrost einem Höheren überlassen. Frei nach dem Slogen »Relax – nothing is under control« dürfen wir uns selbstverständlich engagieren und bemühen, aber wir können nicht alles im Griff haben. Vieles hängt auch mit Zufall, Schicksal oder einfach Glück zusammen, eben Gottvertrauen.

Asana – das dritte Glied

Asana, die Körperübung, ist, wie bereits erwähnt, der Teil von Yoga, mit dem wir uns im Westen am meisten beschäftigen. Bezüglich unseres Verständnisses im Praktizieren von Asana orientieren wir uns sehr stark an einem Vers aus dem Yogasutra, der zwei, sich im ersten Moment widersprechende Qualitäten beschreibt: Ein Asana soll sich einerseits bequem und leicht anfühlen, und andererseits sollen wir stark, fest und wachsam sein.

STHIRA SUKHAM ASANAM

»Die ideale Haltung ist stabil und leicht zugleich.«

Von Yama zu Niyama zu Yama

Die beiden ersten Glieder des achtstufigen Yogaweges sind eng miteinander verknüpft. Das Üben der Yama-Regeln führt zu Niyama, während uns das Praktizieren der Niyama-Regeln die nötige Disziplin bringt, die Yama-Regeln zu beachten. Die Bemühung um das Einhalten dieser beiden Glieder im Zusammenhang mit Mood Yoga erachten wir als erstrebenswert, da sie uns ruhiger, zufriedener, hoffnungsvoller und selbstbewusster machen können. Mehr und mehr lernen wir, uns selbst zu lieben, zu achten und zu schätzen. Nur wer diese Selbstfürsorge und Liebe für sich aufbringt, kann dies auch allen anderen Lebewesen und Dingen entgegenbringen. Ja, wir sind uns aber auch bewusst, dass die Einhaltung dieser Regeln manchmal Kraft, Mut und Stärke von uns fordert. Vertraue dir! Vertraue deiner Energie!

Wie ist das zu verstehen? Eine Haltung in der Asanapraxis soll unter Beteiligung all unserer Sinne und mit voller Konzentration unseres Geistes eingenommen werden. Beim Üben werden wir bei der einen oder anderen Haltung immer wieder auf Widerstände stoßen. Das heißt, dass uns manche Übungen leichter fallen und wir uns mit anderen etwas schwerer tun. Schritt für Schritt – und das kann Wochen oder Monate achtsamen Übens bedeuten – lernen wir unseren Körper besser kennen, und die anfangs für uns schwierigen Übungen werden einfacher. Hierbei müssen wir stets *mit* und nicht *gegen* unseren Körper üben, und wir werden aufgefordert, unsere Grenzen zu achten. So lösen sich Blockaden und Widerstände auf, und das angestrengte Bemühen wird mehr und mehr zu einem mühelosen Tun. Bald spüren wir nicht mehr nur die Anstrengung, sondern auch das Angenehme an einer Körperstellung, in der wir verweilen.

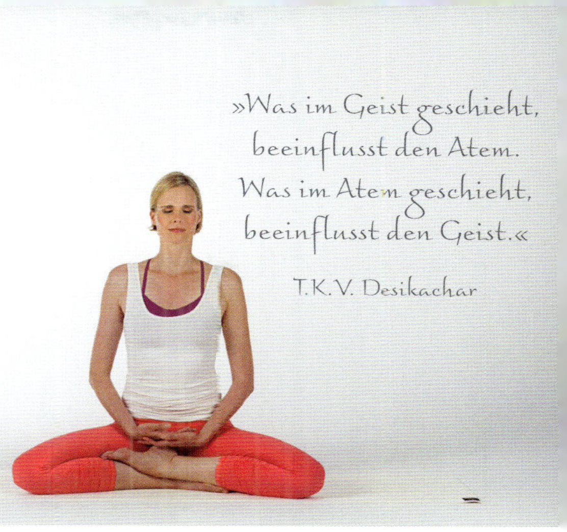
»Was im Geist geschieht,
beeinflusst den Atem.
Was im Atem geschieht,
beeinflusst den Geist.«
T.K.V. Desikachar

MIT PRANAYAMA lenken wir unsere Lebensenergie.

Pranayama – das vierte Glied

Das Wort Pranayama besteht aus zwei Teilen, nämlich Prana und Ayama. Ayama meint so viel wie »ausdehnen« und Prana wird, auf uns Menschen bezogen, gerne als etwas beschrieben, was aus unserer Mitte entspringt, uns am Leben hält und in einem ständigen und gleichmäßigen Strom fließt. Der Ausdruck Lebensenergie trifft hier wohl am besten zu. Nach dieser Vorstellung strahlt unsere Energie, ausgehend von unserer Mitte, wie eine Sonne durch den ganzen Körper hindurch. Manchmal vielleicht sogar ein wenig darüber hinaus. Um diese unsere Lebensenergie zu lenken, verwenden wir den Atem. Das Yogasutra sagt, je mehr und regelmäßiger wir Pranayama üben, desto mehr wird der Schleier vom Geist gezogen und Klarheit kommt auf. Klarheit meint in diesem Zusammenhang auch, dass wir ruhiger werden und lernen, die Dinge gelassener zu sehen, nämlich genau so, wie sie in Wahrheit sind. Mehr zu den Atemübungen im Mood Yoga erfährst du auf Seite 29.

Pratyahara – das fünfte Glied

Das fünfte von acht Gliedern beschreibt die Phase des Sichsammelns und bedeutet auch »Rückzug von dem, was mich ernährt«. Wir können das so verstehen, dass unsere Sinne nicht mehr von dem abhängen, was sie aufnehmen. Normalerweise registrieren unsere Sinne über das Riechen, Hören, Schmecken oder Fühlen einen bestimmten Gegenstand, und der Geist – mit seinen bisher erlernten Erfahrungen – bezieht sich sofort auf ihn und bildet sich eine Meinung darüber. In Pratyahara wollen wir diese Verbindung zwischen dem Geist und den Sinnen durchbrechen.

Sehr schön ist auch die folgende Vorstellung. Alle Eigenschaften eines Gegenstandes liegen vor unseren Sinnen ausgebreitet da. Also die Form und Farbe, die wir mit den Augen wahrnehmen, der Ton eines Geräusches, den wir über unsere Ohren hören, oder der Geruch, der in der Luft liegt und den wir mit der Nase riechen. Aber die Sinne lassen sich von diesen Eigenschaften nicht ergreifen, nicht berühren, nicht beeinflussen. Dies bedeutet aber nicht, dass wir unsere Sinneseindrücke beschränken, sondern vielmehr unseren Geist zur Wahrnehmung von Feinheiten, die uns normalerweise verborgen bleiben, schulen sollen. Es ist der Beginn der Meditationspraxis, und dies ist gar nicht so einfach, denn wenn wir die ersten Male ruhig und still sitzen und versuchen, uns von der Außenwelt zurückzuziehen, werden wir merken, dass unser Geist sehr sprunghaft ist. Gerne wird hierfür der englische Begriff »monkey mind« verwendet. Er besagt, dass unsere Gedanken wie ein kleines Äffchen von Ast zu Ast springen. Wer jedoch regelmäßig übt, der kann bald feststellen, wie sich die Wahrnehmung immer mehr nach innen kehrt und sich der Geist beruhigt. So, wie Pratyahara hier bezüglich eines Gegenstandes beschrieben ist, verhält es sich auch mit Gefühlen, Stimmungen oder gerade bestehenden Launen.

Dharana – das sechste Glied

Nachdem der Geist nun darauf vorbereitet ist, stiller zu werden, folgt Dharana, die vollständige Konzentration auf einen Punkt. Unser Geist soll hierbei völlig zielgerichtet sein. So, wie bei einem Laserstrahl viele Lichtstrahlen zu einem einzigen kraftvollen und starken Strahl gebündelt werden, so soll sich unsere gedankliche Sprunghaftigkeit zentrieren und unser Geist fähig werden, die volle Konzentration zu erlangen. Das Halten des Zustandes von Dharana ist noch mit willentlicher Anstrengung verbunden. Dies ändert sich jedoch beim nächsten Glied des achtstufigen Yogaweges.

Dhyana – das siebte Glied

Der Übergang von Dharana zu Dhyana geschieht fließend und ist für alle Menschen erreichbar. Es ist der Zustand der Zeitlosigkeit. Die eigenen Gedanken spielen keine Rolle mehr, denn wir sind in einem Zustand der reinen und ununterbrochenen Beobachtung (Meditation) angelangt. Während wir in Dharana den Kontakt zu einem ganz bestimmten Gegenstand aufbauen und diesen wahrnehmen, lassen wir uns in Dhyana so intensiv darauf ein, dass wir beginnen, ihn zu erforschen. Es entsteht eine Art Kommunikation. Nun sehen wir annähernd, was wirklich ist. Wir belassen

Meditation für inneren Frieden

DHARANA ist der Zustand, sich ausschließlich auf einen Punkt hin zu konzentrieren. Diesen »Punkt« müssen wir als übergeordneten Begriff verstehen, denn er kann alles sein. Er ist ein Gegenstand genauso wie ein Gedanke, ein Mantra oder unser Atem. Immer jedoch handelt es sich nur um *ein einziges* Objekt. Dharana ist also der »Kontaktaufbau«.

DHYANA ist die Verbindung mit einem Objekt, beziehungsweise mit diesem »Punkt«.

SAMADHI ist das Ankommen und Verweilen im Augenblick, die vollkommene Verschmelzung mit dem Objekt der Meditation, die absolute Erkenntnis. Es ist das wahre Sein. Die Gegenwart. Keine Bedingungen an mich oder andere. Keinerlei gedankliche Verzerrungen. Es entsteht vollkommene Stille und unsagbarer innerer Frieden.

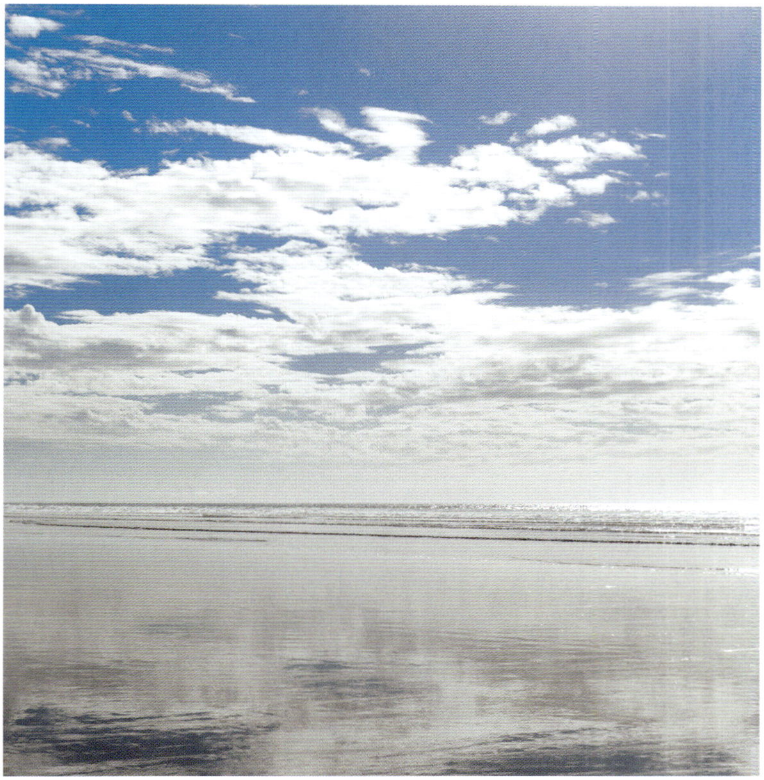

DAS GLEICHMÄSSIGE und beruhigende Rauschen des Meeres ist ein wunderbares Objekt für die Meditation.

es genau in diesem Zustand, haben nicht den Wunsch, es zu verändern oder zu beeinflussen. Wir bewerten nicht, wir urteilen nicht.

Samadhi – das achte Glied

Häufig wird Samadhi mit dem Begriff »Erleuchtung« gleichgesetzt, also dem letztendlichen Ziel von Yoga. Wie können wir diesen Begriff für uns verwenden? Ist es das reine Dasein im Hier und Jetzt? Sehen wir nun die pure Wahrheit von Dingen und Ereignissen, ohne dass sich unser Ego einmischt?

Für Samadhi gibt es etliche Versuche von Erklärungen für uns Menschen im Westen. Eine davon ist die, dass wir nun fähig sind, so sehr in einen bestimmten Gegenstand einzutauchen, dass unser Geist vollkommen mit ihm verschmilzt. Unsere eigene Identität, unsere Herkunft, unser Kontostand, ja selbst unser Name verschwindet. Nichts spielt mehr eine Rolle. Einige Kommentatoren verwenden den Begriff der »absoluten Erkenntnis«.

Wir finden auch das Bild des »Ankommens und Loslassens« sehr schön. Im Zustand von Samadhi sind wir mit dem Objekt

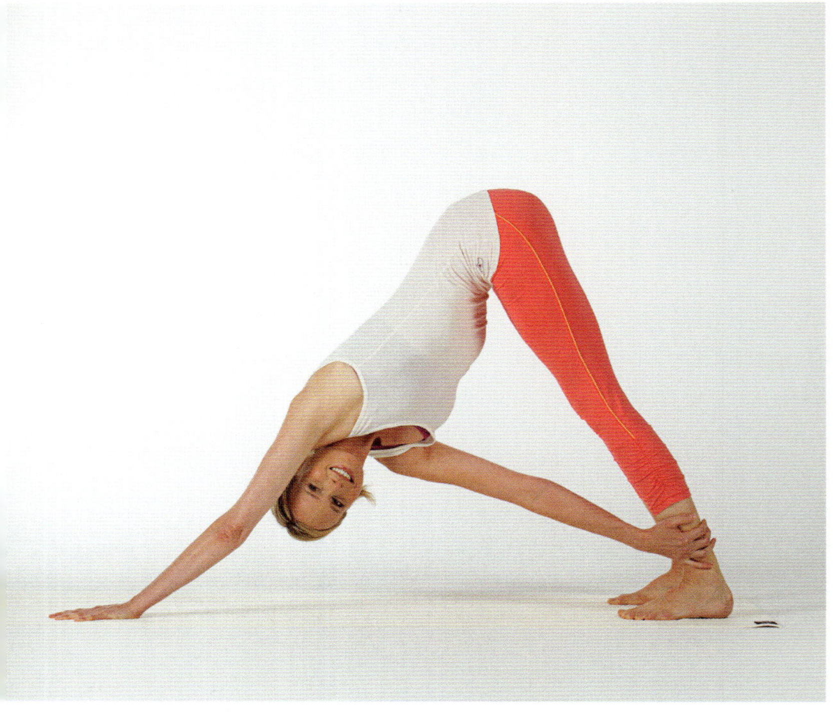

IM LAUFE der Entwicklung des Yoga hat sich auch das Asana-Repertoire erweitert. Hier siehst du eine moderne Variation vom »Nach unten blickenden Hund«, nämlich die gedrehte Ausführung.

unserer Meditation über einen gewissen Zeitraum vollkommen eins (Dhyana). Wenn man so will, haben wir demnach mit allen anderen sieben Gliedern gelernt, dorthin zu kommen. Wir sind also »angekommen«, und es gilt jetzt, sich vom Meditationsgegenstand zu verabschieden. Buddha soll gelehrt haben, dass ein Floß gut ist, um an das andere Ufer eines Flusses zu gelangen. Sind wir angekommen, sollen wir das Floß loslassen, anstatt es hinter uns herzuziehen. Selbst an diesem glückseligen Zustand, der mit Meditation erreicht werden kann, sollen wir uns nicht mehr erfreuen. Denn Freude entsteht ja bereits wieder im Gehirn. In Samadhi jedoch bleibt alles neutral. Es ist einfach da. Es ist So-Sein.

Der moderne Yoga

Wenn wir vom sogenannten »modernen« Yoga sprechen, dann meinen wir vor allem eine Art Yoga, die sich für uns Menschen im Westen geformt hat. Anfang des 19. Jahrhunderts wurden die alten Yogis noch als Fakire, Zauberer oder übermenschliche Wesen mit besonderen Fähigkeiten bezeichnet. Es ist interessant zu wissen, dass damals die Fragen »Wie können wir uns und die Welt besser verstehen?« oder »Wie können wir unser Leiden verringern und glücklicher werden?« im Mittelpunkt des Yogas standen. Ist das heute wirklich anders? Haben wir nicht auch häufig genau die gleichen Fragen, und sind wir nicht auch ständig auf der Suche?

Lehrer und Traditionen

Im Laufe der Jahrhunderte haben sich große Lehrer etabliert, denen die Menschen manchmal zu Tausenden gefolgt sind, um spirituelle Erleuchtung und Antworten auf alle Fragen zu erhalten. Einige Nachkommen von den alten und tatsächlich wegweisenden Yogameistern leben auch heute noch. Manche von ihnen reisen um die Welt und halten Vorträge und Workshops, andere unterrichten nur in ihren eigenen Yogastudios. Zumeist sind es Yogalehrer, die daran Interesse haben, ihr eigenes Verständnis von Yoga weiter zu verbreiten.

Aufgrund der Tatsache, dass das Wissen über Yoga viele Jahrhunderte nur im Einzelunterricht von einem Lehrer an seinen Schüler weitergegeben wurde und dass jeder Schüler dieses übertragene Wissen mit seinen eigenen Erkenntnissen, Erfahrungen und Vorstellungen verband, entstanden unterschiedliche Yogalinien beziehungsweise Yogatraditionen. Letztendlich aber führen sie alle zum gleichen Ziel, nämlich zu Samadhi. Es gibt eben immer mehrere Pfade auf dem Weg zu einem Gipfel. Es ist wie in unserem eigenen Leben: Es gibt stets mehrere gute Ideen und passende Lösungen für ein und dasselbe Problem.

Supermarkt der Möglichkeiten

Die Entwicklung des Yoga hält an und wird, solange es Yoga geben wird, niemals abgeschlossen sein. Manche Yogaschulen stellen heute den traditionellen Aspekt der Selbstfindung und Spiritualität in den Vordergrund, andere wiederum legen den Schwerpunkt auf die Körperübungen. Den einzig wahren Yoga gibt es dabei nicht. Selbst in Indien herrscht keine Einigkeit darüber, was zu einer »richtigen« Yogapraxis gehört.

Gerne betrachten wir deshalb den modernen Yoga als eine Art Supermarkt. Wir gehen hinein und kaufen gewöhnlich das uns Bekannte. Ab und zu probieren wir ein neues Produkt oder lassen uns von einem Verkäufer inspirieren. Dieses Neue integrieren wir, verwenden es weiter oder lassen es beim nächsten Einkauf wieder weg, je nachdem, ob es uns geschmeckt hat oder nicht. Im Yogaunterricht ist es doch genauso, nicht wahr? Wir kennen die Körperübungen, lassen uns aber gerne in neue Übungsvariationen, Atemtechniken oder Meditationsmethoden einweisen. Manche Lehrer rezitieren mit ihren Schülern gerne Mantras, andere wiederum lesen aus dem Yogasutra den einen oder anderen Vers mit einem für uns verwendbaren Kommentar vor. Wenn uns dies »schmeckt«, also wenn es der Idee unseres eigenen Yogaweges entspricht, werden wir diesen Lehrer weiterhin besuchen. Wenn nicht, kehren wir zum alten Lehrer zurück oder machen uns weiter auf die Suche nach Inspiration, Gesundheit, Zufriedenheit und Glück. Wir sind der Meinung, dass heutzutage jeder Yogastil seine Berechtigung hat. Jeder soll den Yoga üben, der zu ihm, zu seiner Persönlichkeit, zu seinem Leben passt.

Um in den Genuss der Wirkungen von Yoga zu kommen, muss man geduldig, regelmäßig und achtsam üben.

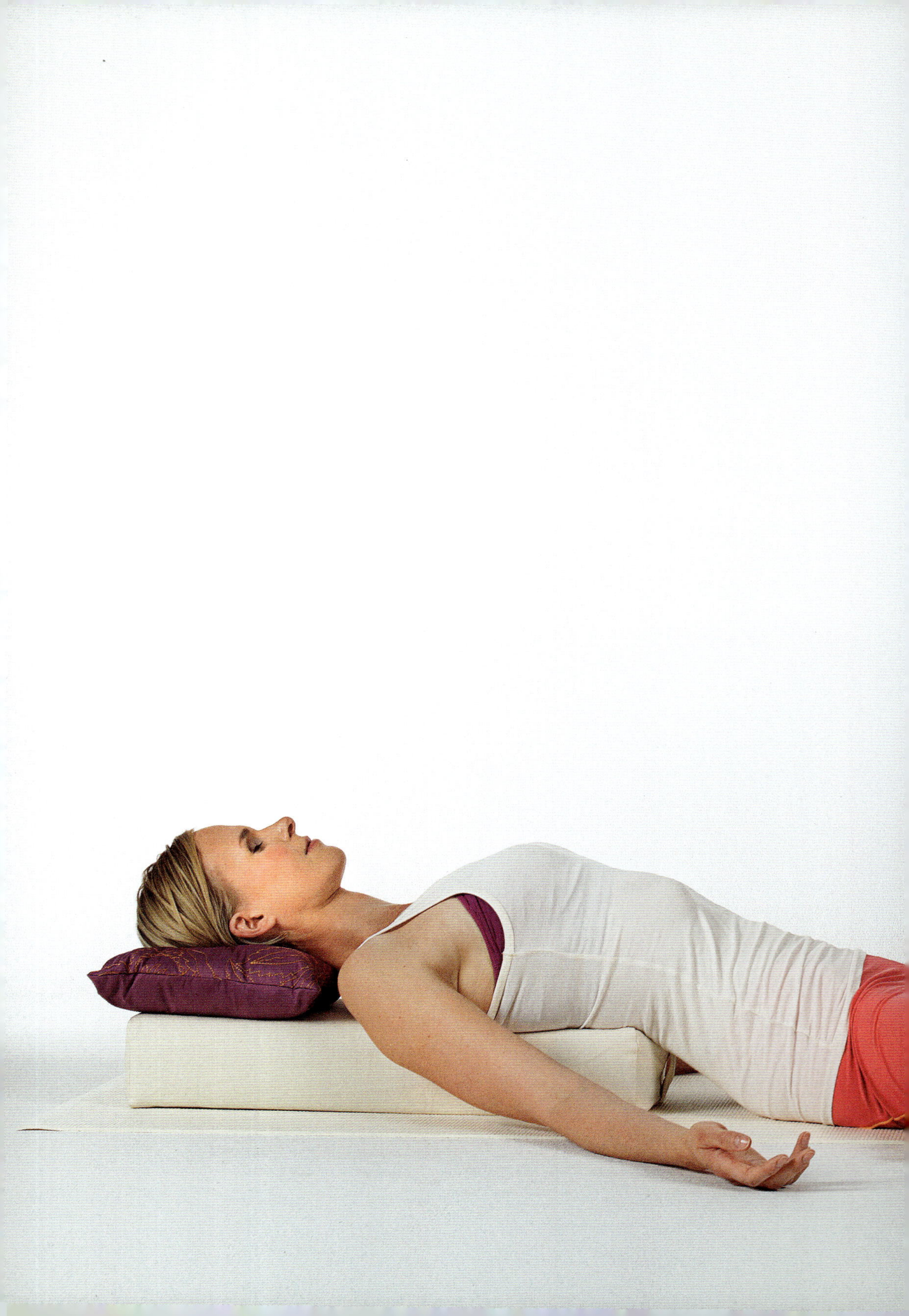

MOOD YOGA

Mood Yoga ist die Idee, mit gezielter Yogapraxis den Stimmungen des Lebens bewusst zu begegnen und diese als einen Teil des eigenen Daseins zu erkennen. Nur wir selbst sind für unsere Stimmungen verantwortlich, niemand anderes und nichts anderes. Wenn wir einen freundschaftlichen Umgang mit ihnen hegen, sind wir ausgeglichener und auch glücklicher. Damit uns dies gelingt, bedienen wir uns der unterschiedlichen Werkzeuge, die uns der Yoga zur Verfügung stellt.

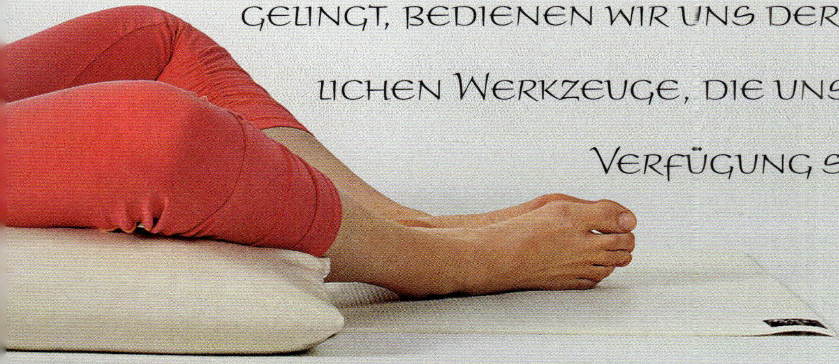

Mood Yoga macht uns glücklicher

Wer regelmäßig und achtsam Yoga übt, erfährt automatisch eine angenehme Transformation.

Mood Yoga ist kein neuer Yogastil. Er ist vielmehr das über viele Jahre liebevoll zusammengetragene Wissen zweier Yogalehrer, die ihre Erfahrungen gerne teilen. Es geht um Stimmungen, Emotionen und Gefühle im körperlichen wie auch im geistigen Sinne.

Stimmung, Emotion & Gefühl

Wissenschaftlich betrachtet wird der Begriff Stimmung im Fachbereich Psychologie als eine Form des angenehmen oder unangenehmen Fühlens verwendet. Die jeweilige Stimmungslage hängt unter anderem von unserer eigenen Gesamtverfassung beziehungsweise Befindlichkeit ab. Im genaueren Vergleich werden Stimmungen über einen länger ausgedehnten Zeitraum als Gefühle, Emotionen oder Affekte erlebt. Man spricht hier auch von Stimmungsstabilität, die allerdings gewissen situationsbedingten Schwankungen unterlegen ist. Wie wir alle selbst regelmäßig erleben, kann unsere Stimmung einmal gut oder weniger gut sein. Neben diesem einfach formulierten »gut drauf« oder »schlecht gelaunt« sein, kann sich unsere Gefühlslage noch in anderen Qualitäten äußern, wie zum Beispiel freudvoll, optimistisch, melancholisch und vieles mehr.

Interessanterweise schreiben wir eine gute Stimmung häufig uns selbst zu. Wenn wir dagegen schlecht drauf sind, geben wir die Schuld hierfür gerne an ein Ereignis oder einen anderen Menschen ab. Kann es aber nicht auch sein, dass – unabhängig von unserer persönlichen Grundstimmung – eine bestimmte Stimmungslage erst dann entstehen kann, wenn wir auf eine gewisse Art und Weise mit einem Ereignis oder dem vermeintlichen Fehlverhalten einer anderen Person umgehen? Muss nicht in uns selbst eine Veränderung stattfinden, als diese von außen zu verlangen?

Mit den vielen verschiedenen Übungen, die uns der Yoga ermöglicht, kann ein Prozess des Umdenkens eingeleitet werden. Wir erkennen dann, dass wir selbst und nichts und niemand anderes verantwortlich ist. Das Wunderbare daran ist, dass man es gar nicht wollen muss – es geschieht von alleine, wenn wir regelmäßig üben. Darüber hinaus entwickelt sich fast unmerklich die Fähigkeit, sich nicht mehr von den Stimmungen anderer abhängig zu machen. Natürlich ist es gut, seine eigene Gemütsverfassung zu spüren und die Stimmung unserer Mitmenschen zu erkennen, aber eben auch die Fähigkeit, sich nicht

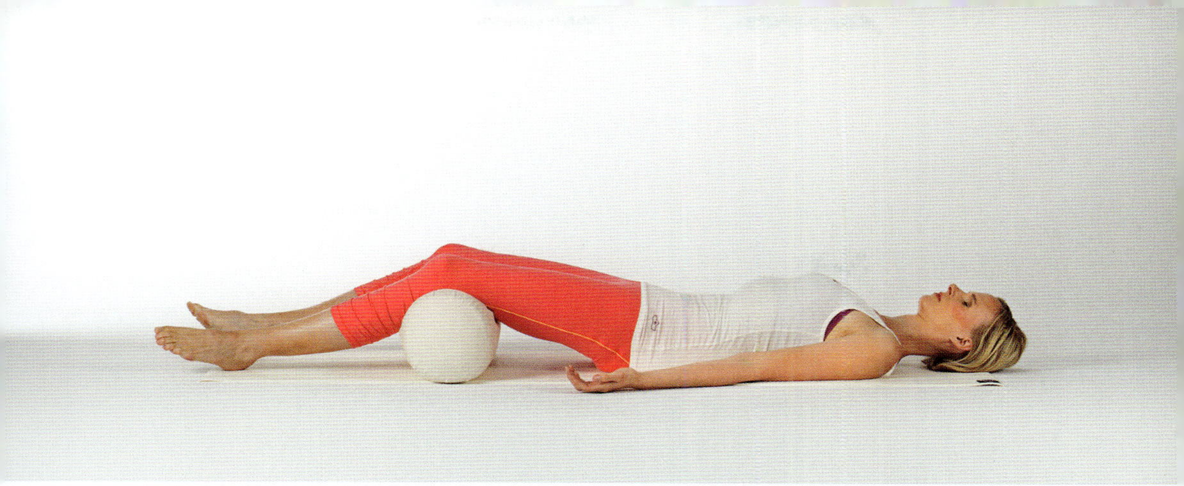

MIT ENTSPANNUNGSÜBUNGEN können wir unseren Körper und Geist als positive Verbindung erfahren.

ständig damit zu identifizieren und sich nicht von diesen abhängig zu machen.

Mit den Körperübungen zum Beispiel, den sogenannten Asanas, haben wir eine schöne Möglichkeit, unseren physischen Körper zu erforschen. Wir lernen ihn kennen. Wir lernen ihn spüren. Wir erfahren, wie weit oder tief wir in ein Asana hineingehen können, sodass es sich noch angenehm anfühlt. Diese Erfahrung und die dadurch entstehende erhöhte Sensibilität uns selbst gegenüber überträgt sich auf den Alltag, und wir können früher eingreifen, wenn wir merken, dass sich eine Situation zum Negativen hin entwickelt. Das Gleiche können wir mit den Atemübungen, den Pranayamas erleben. Mit Entspannungsübungen und Meditationen von unterschiedlicher Art, Dauer oder Qualität, nehmen wir positiven Einfluss auf unser Denken. Hier sprechen wir also die psychische Ebene an. Wir werden klarer in unserem Geist und erkennen möglicherweise neue Sichtweisen und Lösungsansätze.

Den Stimmungen begegnen

Untersuchungen, die über viele Jahre durchgeführt wurden, haben gezeigt, dass es mit Yoga sehr gut gelingt, die Höhen und Tiefen des Gefühlslebens auszugleichen. Somit kann Yoga als wahrer Stimmungsaufheller gesehen werden. Neben den Asanas leisten hierbei besonders Atemübungen, Mudras, Mantras, Entspannung und die Meditation einen wertvollen Beitrag. Mood Yoga greift typische »moderne« Stimmungen und Schwierigkeiten auf, in denen wir uns ab und zu befinden.

Das ist Mood Yoga

Jedes Mood-Yoga-Programm beinhaltet die gleichen Aspekte, allerdings mit unterschiedlicher Gewichtung. Es handelt sich dabei um folgende sieben, nachfolgend näher beschriebenen Teile:

1. Ankommen
2. Einstimmungsphase
3. Atemübungen
4. Körperübungen
5. Entspannung & Meditation
6. Mantras
7. Mudras

1. Ankommen

Zu Beginn einer jeden Übungsroutine steht das »Ankommen«. Dieser Aspekt ist sehr wichtig, denn es macht wenig Sinn, wenn man Yoga »mal schnell so« üben möchte. Du sollst dir Zeit nehmen. Ein paar Minuten ruhig sitzen und den Alltag beiseitezulegen hilft, sich auf das Jetzt einzustimmen. Yoga findet in der Gegenwart statt, und man soll versuchen, sämtliche Gedanken, die nicht mit diesem Moment zusammenhängen, weiterziehen zu lassen.

Dies wusste auch schon Patañjali, denn sein Yogasutra beginnt mit dem ersten Satz:

ATHA YOGA ANUSASANAM
Nun folgt die Disziplin des Yoga.

Mit dieser Aussage legte er den Grundstein dafür, wie jede Yogaeinheit beginnen soll. Nämlich mit einer Phase der Aufmerksamkeit für das Folgende. Schaffe dir hiermit einen Raum, in dem der meist hektische Alltag enden und die konzentrierte Disziplin des Yoga beginnen kann.

Mit der Phase des Ankommens, die immer auf die gleiche Weise durchgeführt wird, schaffst du dir ein vertrautes Ritual. Da der Geist ständig lernt und sich sozusagen konditioniert, wirst du mit diesem gleichbleibenden und angenehmen Ritual schneller in die Yogapraxis eintauchen können. Am Anfang werden die Gedanken noch hüpfen, aber bald wird allein die Vorstellung darüber, dass nun dein Yoga beginnt, eine gewisse Ruhe und Konzentriertheit entstehen lassen.

So geht's

- Übe in einer bequemen Position auf der Matte mit oder ohne Sitzunterlage. Fällt dir das tiefe Sitzen zu schwer, leistet ein Hocker oder Stuhl gute Dienste. Sitze hierbei an der vorderen Kante und lehne dich nicht an.
- Deine Wirbelsäule ist aufrecht, Schultern und Arme sind entspannt. Die Hände liegen weich in deinem Schoß oder mit dem Handrücken auf den Oberschenkeln.
- Beobachte jetzt für einige Minuten den gegenwärtigen Augenblick. Bleibe hierbei vollkommen gelassen. Nimm den Raum wahr, in dem du dich befindest. Spüre die Temperatur oder die Luft auf deiner Haut. Nimm deinen Körper wahr, spüre die Sitzunterlage oder vielleicht eine verspannte Region im Nacken. Konzentriere dich auf das, was gerade deine Aufmerksamkeit verlangt. Du kannst auch deinen natürlich fließenden Atem beobachten. Konzentriere dich auf den sanften Luftstrom, der durch deine Nase ein- und ausströmt. Spüre die Bewegungen im Bereich des Bauches, die der Atem mit sich bringt. Urteile über nichts, lass alles vollkommen wertfrei. Etabliere den Gedanken »Alles ist genauso, wie es jetzt sein soll. Alles ist gut.«

Nachdem du dir nun für den gegenwärtigen Moment etwas Zeit genommen hast, du also »bei dir bist«, folgt der nächste Schritt deiner Yogapraxis – die Einstimmung.

2. Einstimmung

Die Einstimmungsphase ist etwas freier gehalten, als das gleichbleibende Ritual des Ankommens. Sie wird im Sitzen oder Liegen stattfinden, und es werden unterschiedliche

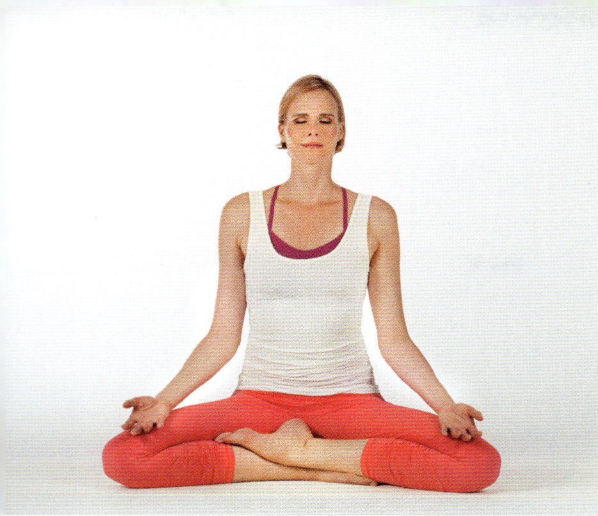

MIT DER bewussten Phase des Ankommens schaffst du dir ein passendes Einstiegsritual für deine Yogapraxis.

Aspekte integriert. Je nachdem, wie wir es zum Übungsprogramm als passend empfinden, kann es sein, dass wir eine Atemübung praktizieren, ein Mudra integrieren oder ein Mantra vorschlagen. Mehr zu den Atemübungen, zu Mudra und Mantra erfährst du im Folgenden.

3. Atemübungen

Neben dem Körper widmet der Yoga dem Atem sehr große Aufmerksamkeit. Im Laufe der Jahrhunderte wurden die Atemübungen immer wieder neu erklärt, gedeutet und weiterentwickelt. Dabei behielten sie immer ihre Wichtigkeit in charakteristischen Yoga-Übungsprogrammen. Früher ging es vor allem darum, den Geist zu beruhigen und die körpereigenen Energien zu lenken. Heute weiß man, dass Atemübungen in der Lage sind, auch Körperfunktionen zu harmonisieren. Mit unterschiedlichen Mitteln wird hierbei versucht, eine Verbesserung der Atemqualität zu erreichen oder aber den Atem für weitergehende Ziele zu nutzen. Passend zu unseren Übungsprogrammen integrieren wir die Atemübungen am Anfang, am Ende oder während der Asanapraxis. Dies kommt ganz darauf an, auf welche der folgenden vier Aspekte sich die Atemarbeit bezieht.

1. Atem und Körperarbeit
Während der Körperübungen wird eine gleichmäßig fließende, tiefe und dennoch ruhige Atmung durch die Nase angestrebt. Dieser Atem unterstützt uns während der Asanapraxis und kann auch manche Wirkung einer Übung intensivieren. Die Verbindung des bewussten Atems mit den Körperübungen ist eine leichte und gute Möglichkeit, mit der Atemarbeit überhaupt zu beginnen. Zudem kann ein gleichmäßiger und ruhiger Atem die Tendenz zu Verspannungen verhindern, wenn man statische Körperhaltungen übt. Achte deshalb genau auf die Beschreibungen des Atems beziehungsweise der Atemführung bei den einzelnen Übungen in den vorgestellten Programmen im dritten Kapitel.

2. Atem und Pranayama
Bei den sogenannten Pranayama-Übungen steht ganz allein der Atem im Mittelpunkt. Sie werden meist in einem bequemen Sitz geübt. Hier gibt es viele unterschiedliche Atemtechniken, die traditionell den Sinn haben, unsere Energie im Körper auszudehnen, zu lenken und zu kontrollieren.

Viele unserer Schüler sind regelmäßig erstaunt, welchen Einfluss die Pranayama-Übungen auf ihre Stimmung nehmen können. Die Wissenschaft kann heute annähernd umfassend erklären, warum gezielte Atemübungen für die Gesundheit einen so hohen Stellenwert haben. Zum Beispiel reguliert das bewusst verlängerte Ausatmen einen zu hohen Blutdruck, oder es verlangsamt einen zu schnellen Herzschlag. Zudem werden die Lungen bei tiefen und langsamen Atemzügen besser belüftet, und die Atemkapazität wird insgesamt verbessert. Andere, subjektiv empfundende Wirkungen bleiben dagegen immer noch ungeklärt. Manch einer fühlt sich zum Beispiel nach den Pranayama-Übungen angenehm wach und erfrischt. Werden dagegen beruhigende Atemübungen durchgeführt, kann dies zu einem besseren Ein- und Durchschlafen führen.

Neben den allgemeinen positiven Aspekten einer umfangreichen Yogapraxis sind es aber vor allem die persönlichen, subjektiven Erfahrungen, an denen sich die Wirksamkeit der Übungen messen lässt. So kann Pranayama

- innere Spannungen verringern,
- den Geist klarer machen,
- die allgemeine Befindlichkeit verbessern,
- die Stimmung positiv beeinflussen oder
- die Wahrnehmungsfähigkeit erweitern.

3. Atem und Reinigung des Körpers

Manche Übungen, die mit beziehungsweise durch den Atem geschehen, reihen sich in den Bereich der Kriyas – yogische Reinigungstechniken – ein. Eine typische Reinigungsübung für die Atemwege ist Kapalabhati, die wir dir auf Seite 105 vorstellen.

4. Atem und Meditation

Im Bereich der Meditation können Atemübungen genutzt werden, um tiefe Konzentration und vor allem geistige Stille zu erreichen. Hierzu eignen sich besonders ganz einfache Übungen, wie beispielsweise die Atembeobachtung, oder leichtere, aber nicht weniger wirksame Vorstufen der traditionellen Atemübungen. Vor allem in der Meditation legen wir Wert auf eine längere Ausatmungsphase, da diese dazu führt, dass wir ruhiger werden und Stress besonders gut abbauen können.

Insgesamt kann man Atemübungen vor, während oder nach der Asanapraxis praktizieren. Sämtliche Übungen, die wir dir vorstellen, sind in den jeweiligen Programmen genau beschrieben. Das Wichtigste jedoch ist ein aufrechter und bequemer Sitz. Verwende deshalb gerne einen Stuhl oder Hocker.

4. Körperübungen

Die meisten Menschen im Westen lernen Yoga über die Körperarbeit kennen. Das Praktizieren von Asanas ist anfangs ein guter Weg, um eine bewusste Verbindung mit sich selbst aufzunehmen. Manchen Yogaschulen erscheint es hierbei als wesentlich, ein Asana möglichst lange und bewegungslos, also statisch zu üben. Andere üben ausschließlich in Bewegung, also dynamisch. Hierbei werden dann verschiedene statische Haltungen in Abstimmung mit dem Atem dynamisch verbunden. Wir sind der Meinung, dass je nach Körperhaltung und Zweck der Übung eine Mischung von beiden stattfinden darf und soll. Darüber hinaus wirst du bei uns immer wieder Variationen von klassischen Asanas finden und auch Übungen, bei denen wir ab und zu über den Tellerrand von Yoga hinausblicken. Es gibt so viele schöne und sinnvolle Übungen aus anderen westlichen und östlichen Bewegungskonzepten, mit denen wir die vorgestellten Übungsprogramme hin und wieder bereichert haben.

Wir sind der Auffassung, dass es wichtig ist, den Menschen von heute einen Yoga anzubieten, der sich an den Möglichkeiten und Ressourcen des Übenden orientiert. Die Vorstellung, dass man Yoga erst »kann«, wenn man Übungen beherrscht, die ein hohes Maß an Beweglichkeit verlangen, oder Asanas übt, die optisch spektakulär wirken, teilen wir nicht. Als Lehrer arbeiten wir stilübergreifend, variantenreich und nehmen uns die Freiheit, die Körperübungen jederzeit zu variieren, um immer die passenden Mittel für unsere Schüler zur Verfügung stellen zu können. Mit diesem liberalen Yogaverständnis, das man als Viniyoga bezeichnet, verstehen wir den Yoga als Mittel, den Anliegen unserer Schüler bestmöglich zu entsprechen.

> *»Jedes Asana muss an den Menschen angepasst werden, nicht der Mensch an das Asana.«*
>
> T. Krishnamacharya (1888–1989)

In diesem Zusammenhang möchten wir deshalb gerne darauf hinweisen, dass das perfekte Nachstellen eines Übungsbildes in den Programmen nicht das Ziel der Asanapraxis ist. Entscheidend ist nicht die Form, sondern die Funktion. Nimm dir deshalb bitte die Freiheit – auch wenn die einzelnen Übungen in Ausführung und Ausrichtung genau beschrieben sind –, einzelne Übungen deinem Wohlbefinden und deinen Möglichkeiten entsprechend zu variieren. Wenn also beispielsweise bei der Übung Utkatasana auf Seite 57 deine Schultern schmerzen, dann verändere die Armposition so, dass es dir gut geht, auch wenn wir keine Variation beschrieben haben.

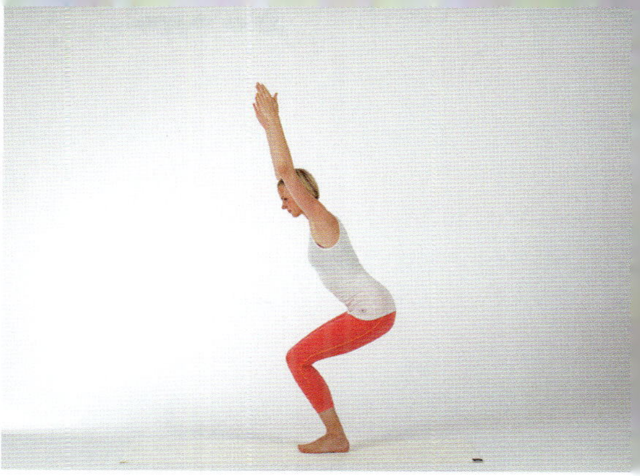

WENN BEI dieser Übung die Schultern schmerzen, dann hebt man die Arme weniger weit an.

5. Entspannung & Meditation

Das Yogasutra präsentiert eine sehr klare Meinung darüber, was Meditation ist. Mehrere Glieder beschäftigen sich mit den Stufen der Meditation, die zusammenfassend als Samyama bezeichnet werden. Patañjali erwähnt zudem, dass sie durch eine besondere mentale Aktivität gekennzeichnet sind. Hierbei wird der Geist auf eine ganz bestimmte Sache hin ausgerichtet. Dies kann eine Körperregion, der Atem, ein Gegenstand, ein Bild, ein Symbol oder ein Mantra (Japa-Meditation) sein.

Japa-Meditation

Japa bedeutet im Sanskrit flüstern oder murmeln. In einer Japa-Meditation wiederholen wir in Gedanken oder durch leises Gemurmel ein bestimmtes Mantra. Es heißt, Japa beruhige den Geist und reinige das Herz. Es entwurzelt alle Wünsche, macht frei von Anhaftung, beseitigt Täuschung und gibt höchsten Frieden. Es scheint fast, als sei eine Japa-Meditation wie ein erfrischendes spirituelles Bad.

Aber auch die Konzentration auf ein bestimmtes Gefühl, wie Ruhe oder Gelassenheit, kann im Fokus einer Meditation stehen. Traditionell findet die Meditation ohne Anleitung durch eine andere Person statt. Um sie zu erlernen, kann ein Lehrer anfangs jedoch gute Hilfe leisten. Wichtig ist, sich auf intensive Weise auf etwas auszurichten und mental damit verbunden zu bleiben. Über die Schwierigkeiten der »springenden Gedanken« und über die Notwendigkeit des kontinuierlichen Übens hast du bereits im Vorfeld erfahren. Wer regelmäßig meditiert, lernt immer mehr die Fähigkeit, etwas »sein lassen zu können«, nämlich etwas so lassen zu können, wie es in diesem Moment gerade ist oder empfunden wird.

In einigen unserer Übungsprogramme haben wir zum Abschluss eine Japa-Meditation integriert. An dieser Stelle geben wir dir praktische Hilfen.

So geht's

- Gute Zeiten für eine Japa-Meditation sind der frühe Morgen oder die Abenddämmerung.
- Setze dich nicht direkt auf den Boden, sondern auf ein Kissen, eine Decke oder einen Stuhl. Dies bewahrt deine Körperenergie.
- Sitze möglichst ruhig und bewegungslos, um deine Konzentration zu fördern.
- Sprich dein Mantra nicht zu rasch und auch nicht zu langsam. Wenn du das Mantra in Gedanken wiederholst, dann verbinde es für dich passend rhythmisch mit dem Atemfluss.
- Halte dein eigenes Interesse aufrecht und deinen Geist wach, indem du Variationen in die Art der Wiederholung bringst. Du kannst leise flüstern, murmeln und gedankliches Wiederholen abwechseln.
- Wenn du deine Meditation beendest, dann stürze dich nicht gleich wieder in die weltlichen Aktivitäten und Einflüsse, sondern bleibe noch ein bis zwei Minuten ruhig sitzen.

Die Entspannung dagegen wird meistens im Liegen geübt, und sie kann entweder fester Bestandteil einer jeden Yogapraxis sein, eine eigenständige Übungsmethode beschreiben oder als eine Vorstufe der Meditation betrachtet werden. Sie wird zu verschiedenen Zwecken eingesetzt.

Am Ende einer aktiven Yogapraxis bildet sie beispielsweise den passiven Gegenpol zur Körperarbeit und dient dem Nachspüren und Verinnerlichen des Vorangegangenen. Der Lehrer könnte in dieser Schlussphase eine Geschichte erzählen, eine Körper- oder Fantasiereise anleiten oder sanfte Atemübungen durchführen.

Als eigenständige Übungsmethode sind wohl die progressive Muskelentspannung und das Autogene Training am bekanntesten. Sie dienen hauptsächlich dazu, angestauten Stress abzubauen. Im Yogabereich übt man gerne Yoga Nidra, eine intensive und recht zügig durchgeführte Körperreise. Wird die Entspannung als Vorstufe der Meditation angesehen, lernt der Übende, unter Anleitung seinen Geist zu beruhigen und ihn zu fokussieren.

In unseren Übungsprogrammen stellen wir dir jeweils am Ende eine Entspannung beziehungsweise einfache Meditation vor. Diese Schlussphase ist ein wichtiger und nicht zu unterschätzender Teil deiner Yogapraxis. Übe sie bitte konsequent und genauso konzentriert wie alle anderen Übungsphasen.

6. Mantras

Ein Mantra bezeichnet eine Silbe, ein heiliges Wort oder einen Vers. Es sind Klangkörper einer spirituellen Kraft, die sich durch rhythmisches Rezitieren manifestieren soll. Man kann sie sprechen, flüstern, singen oder in Gedanken wiederholen. Wenn du dich für östliche Bewusstseinsmethoden interessierst, bist du sicher schon einmal bei einem Bericht im Fernsehen hängen geblieben, bei dem man eine Gruppe von Mönchen in meist roten Gewändern und am Boden sitzend beim Rezitieren solcher Verse sieht.

Ein Mantra ist ein gutes Mittel in der Meditation, um den Geist mit positiven Inhalten zu füllen, sodass er sich nicht mehr mit negativen Gedanken beschäftigen kann. Im Wesentlichen handelt es sich dabei um Merksätze, die traditionell in ihrer Ursprungssprache belassen werden. Wir stellen dir zu jedem Übungsprogramm ein solches traditionelles Mantra vor und geben dir eine Erklärung dazu. Mantras können am Anfang oder am Ende einer Übungspraxis stehen.

Dein eigener positiver Entschluss

Neben unseren Vorschlägen kannst du gerne auch ein eigenes Mantra kreieren. Formuliere hierzu einfach einen positiven Merksatz, der zu deiner momentanen Situation passt, wie zum Beispiel »Heute ist ein guter Tag« oder »Ich habe genügend Kraft für diese Aufgabe«. Wichtig ist hierbei eine wirklich friedliche und bejahende Assoziation. Du weißt ja, das Glas kann »halb voll« oder »halb leer« sein. Setze dich dann bequem auf einen Stuhl, schließe die Augen und wiederhole für einige Minuten in Gedanken dein Mantra. Du wirst sehen, es funktioniert.

7. Mudra

Ein Mudra, genauer gesagt ein Hasta-Mudra (hasta = Hand), ist eine symbolische Handstellung. Korrekt übersetzt bildet sich das Wort Mudra aus »mud« (=glücklich sein) und »ra« (=das, was gibt). Ein Mudra wäre demnach eine Handgeste, die Glück, Freude und Wohlgefühl schenkt. Das Wort »mood«, also Stimmung, ist ebenso wortverwandt.

Manche behaupten, dass erst ein Mudra den Unterschied zwischen Yoga und Gymnastik ausmacht. So streng sehen wir das nicht, jedoch kann ein Mudra tatsächlich eine inspirierende Bereicherung für deine Praxis sein.

Bei Mudras werden die Hände in eine bestimmte Position gebracht, wobei sich meistens die Fingerspitzen in irgendeiner Weise berühren. Da in den Fingerspitzen Tausende von Nervenbahnen enden, sollen diese Handsymbole tatsächlich einen besonderen Einfluss auf unser Nervensystem haben. Manche Mudras verfeinern den Atem, beruhigen den Herzschlag, unterstützen die Konzentration, zentrieren die Aufmerksamkeit oder regen das Gehör an. Ihnen werden etliche weitere Wirkungen zugeschrieben.

Wir haben für dich bei jedem Übungsprogramm ein passendes Mudra integriert. Übe es am besten so, wie beschrieben.

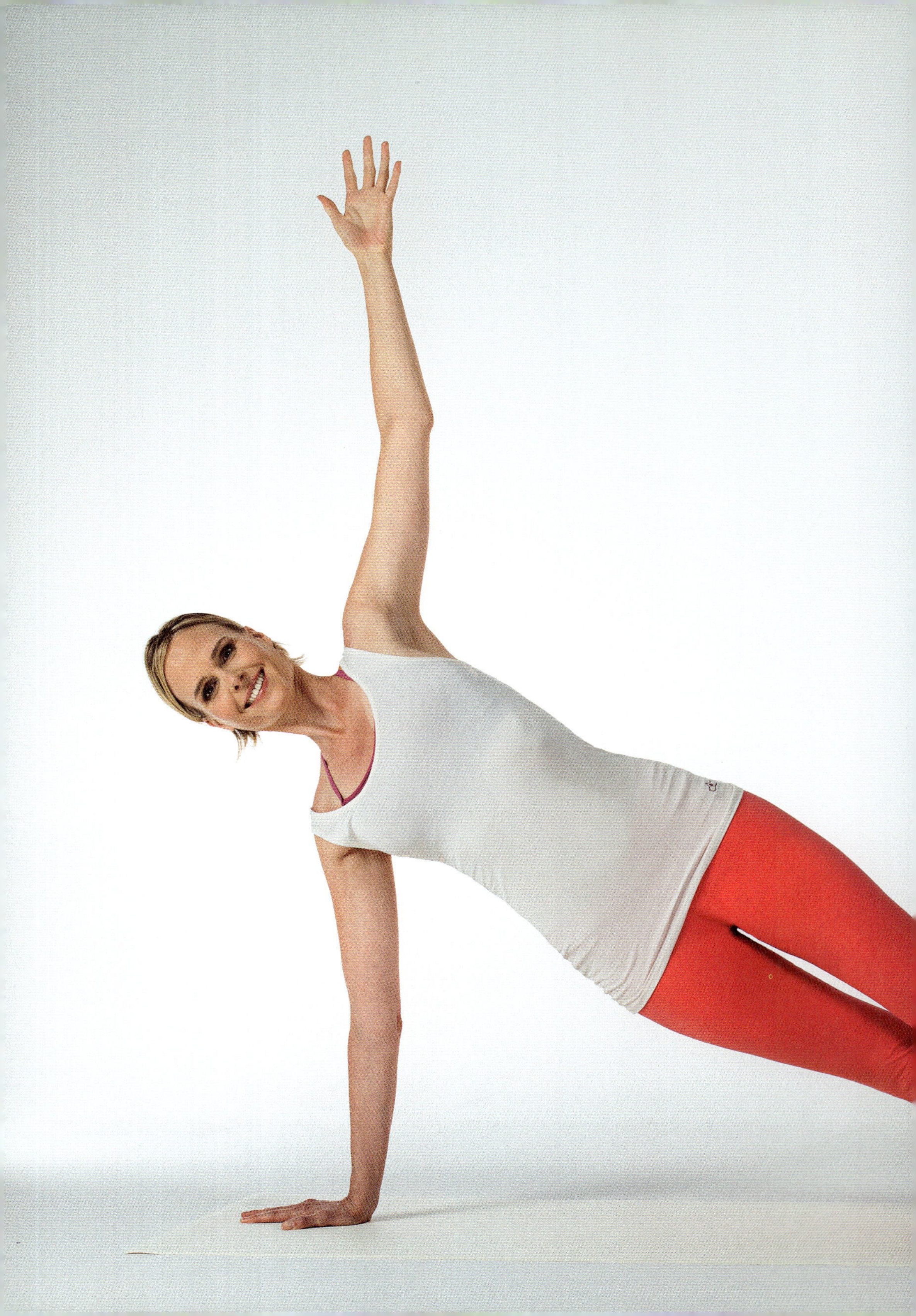

Praxis

Nun beginnt dein praktischer Übungsweg. Lass dich vom Yoga im Jetzt abholen. Tauche ein von der äusseren in deine innere Welt und erforsche deinen wahren Wesenskern. Mithilfe der unterschiedlichen Übungen wirst du Neues erfahren, weil du dich mit dir selbst auseinandersetzt. Lass dich inspirieren, folge deiner Intuition.

Nützliche Ideen zur Übungspraxis

Yoga ist wie ein guter Freund. Er kann einem immer genau das geben, was man gerade braucht.

Jeder Mensch hat individuelle Möglichkeiten der Körperarbeit. Die grundlegenden Fähigkeiten und die Bedingungen, unter denen wir üben, verändern sich ständig. Wir müssen uns also fragen, was der Yoga für uns im aktuellen Moment tun kann. Wie kann er mir in meiner aktuellen Situation und mit meiner aktuellen Stimmung behilflich sein und seine Wirkung entfalten?

Yoga passt sich an

Die Antwort darauf liegt zu einem großen Teil an der Tatsache, *wie* und *was* wir üben. Das Übungsrepertoire im Yoga ist immens. Als Yogalehrer integrieren wir in unsere Arbeit seit vielen Jahren die Idee, dass der Yoga an den Menschen angepasst werden sollte und nicht umgekehrt. Dies bringt einen großen Variantenreichtum bezüglich aller Komponenten des Yoga mit sich, und wir können sehr flexibel auf die Anliegen unserer Schüler eingehen. Egal ob Asana, Pranayama, Entspannung, Meditation oder die Mudras und Mantren, sie alle dürfen, sollen und müssen sogar ganz individuell praktiziert werden. Wir müssen uns freimachen von festgefahrenen Vorstellungen, wie eine Übung genau auszusehen hat. Ein bestimmtes Foto oder eine bestimmte Beschreibung sollte im besten Falle nur eine Richtlinie sein. Für eine Körperübung, die wir auf einem bestimmten Bild betrachten, bedeutet dies, dass wir nur einen Bruchteil von dem erkennen, was diese Übung tatsächlich ausmacht. Die Wirkungen der Yogaübungen ergeben sich nämlich nicht grundsätzlich aus ihrer Form, sondern aus ihrem Konzept und ihrer Funktion.

Yogatipps

Wie du bereits weißt, ist das ganzheitliche System Yoga keine Sache, die man mal einfach so schnell »macht«. Wir sollten uns abgewöhnen, die vielen Dinge des Lebens zu automatisieren und dadurch die Achtsamkeit dem tatsächlichen Tun gegenüber zu verlieren. Yoga ist eine gute Möglichkeit, damit anzufangen, mehr Bewusstsein und Aufmerksamkeit in unser Denken, Reden und Handeln zu legen.

Yoga beginnt im Kopf

- Damit die Asanapraxis nicht zur reinen Gymnastik wird, ist konzentriertes und bewusstes Üben notwendig.

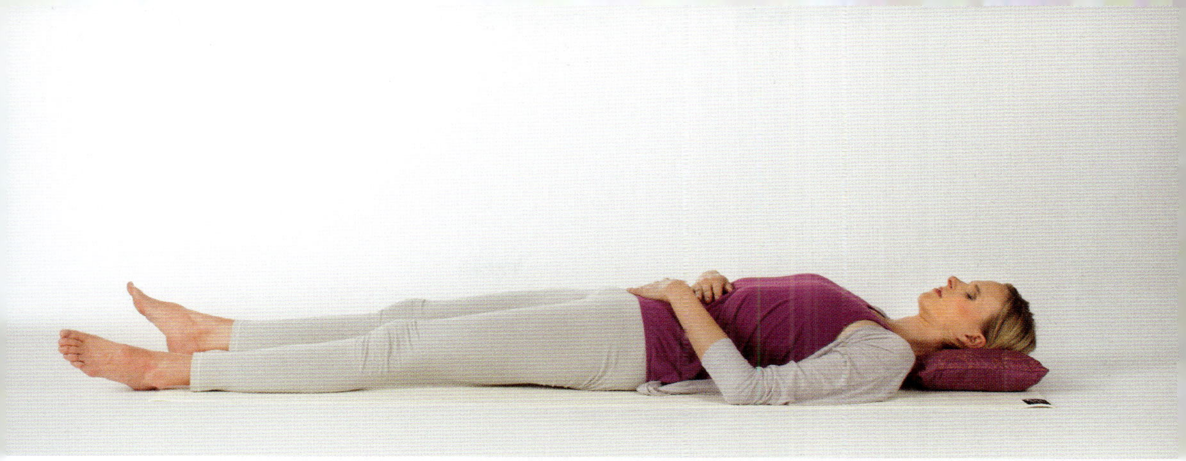

⊙ Mach dich frei vom Erfolgsstreben. Im Yoga kann man keine Urkunde oder Medaille gewinnen. Erzwinge nichts!

⊙ Stell, so gut es geht, dein Denken ein. Lass deinen Alltag bewusst zurück.

⊙ Beachte sensibel und liebevoll die natürlichen Grenzen deines Körpers.

⊙ Übe gemächlich! Hab Mut zur Entschleunigung!

Die Körperübungen

⊙ Übe stets ohne Schmerzen! Ein bisschen Ziehen während der ein oder anderen Asana ist erlaubt. Hierbei dehnen sich die Muskeln und das Fasziengewebe deines Körpers.

⊙ Gehe behutsam an deine persönlichen Grenzen, aber überschreite sie nicht. Akzeptiere deine Möglichkeiten und denke daran, dass sie täglich anders sein können.

⊙ Übe nicht unmittelbar nach einem schweren Essen! Die letzte Mahlzeit sollte mindestens zwei Stunden zurückliegen.

⊙ Wenn für die Asanapraxis keine besondere Atemtechnik vorgesehen ist, dann atme stets durch die Nase ein und aus. Dein Atem sollte ruhig, tief und kontinuierlich sein. Wenn dein Atem stockt oder angestrengt wirkt, dann ist das ein Zeichen von zu intensiven Übungen.

⊙ Nimm dir stets die Freiheit, eine bestimmte Übung so zu verändern, dass sie sich gut anfühlt. Ein Asana im Yoga sollte sich fest und gleichzeitig leicht anfühlen.

Allgemeines

⊙ Lies dir den Text zu jeder Übung zuerst in Ruhe durch, mach in Gedanken mit, und erst dann geht es an die eigentliche Praxis.

⊙ Lass deine Yogapraxis jedes Mal »neu« sein. Bleibe neugierig, auch wenn du die Übungen und Programme bereits mehrmals praktiziert hast. Wenn du ganz aufmerksam bist, wirst du merken, dass sich jede Übung, jedes Atmen, jedes Mantra immer wieder anders anfühlt.

Jedes vorgestellte Übungsprogramm folgt einem bestimmten Thema und ist in sich geschlossen. Du kannst das gleiche Programm über mehrere Wochen üben oder je nach Bedarf an einem Tag dieses und am anderen Tag jenes praktizieren. Bei der Entscheidung, welches Programm für dich heute geeignet ist, kannst du dich auf deine Intuition verlassen, oder du holst dir Inspiration aus den Informationstexten, die jedem Programm vorangestellt sind.

Frisch in den Tag

Das Licht in mir

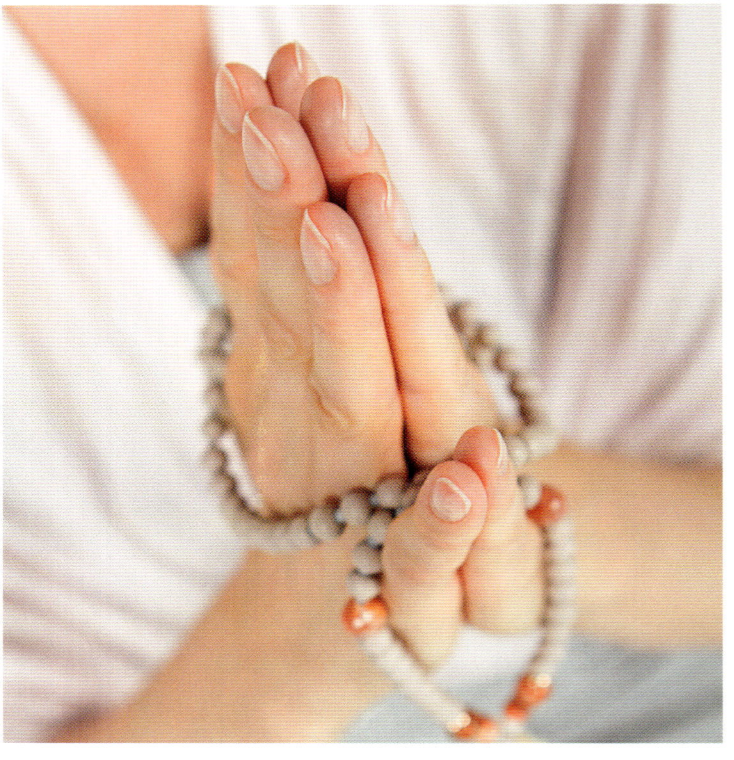

»Welcher Tag ist es?«, fragte Pooh.
»Es ist heute«, antwortet Piglet.
»Mein Lieblingstag«, sagte Pooh.

Aus Winnie Pooh

Lerche oder Eule? Ob du morgens von alleine gut aus dem Bett kommst, oder ob du eher ein Langschläfer bist, hat damit zu tun, zu welchem Chronotyp du gehörst. Dies ist genetisch festgelegt. Am besten beginnst du deinen Tag respektvoll. Gehe liebevoll mit deiner inneren Uhr und mit deinen morgendlichen Bedürfnissen um. Dadurch lernst du, deinen Alltag besser zu strukturieren, und du kannst deine Leistung, Kreativität und Produktivität deutlich fördern.

Es lohnt sich in jedem Fall, den Tag mit ein paar Yogaübungen zu beginnen. Morgens ist es noch schön ruhig, und du kannst dich herrlich auf dich selbst konzentrieren. Schon nach wenigen Minuten wirst du stolz auf dich sein, weil du deinen inneren Schweinehund überwunden hast. Im Laufe des Tages wirst du diese Minuten, die du investiert hast, immer wieder wahrnehmen und dich stabil und ausgeglichen fühlen.

Nimm dir die Zeit, dich mit allen Sinnen und Gedanken auf den Tag vorzubereiten. Unser Übungsprogramm bringt dich »Frisch in den Tag«.

Durch die dynamischen Bewegungen des Sonnengrußes, im Sanskrit Surya Namaskar genannt, kannst du deinen Körper auf wunderbare Weise wecken. Er lädt unser Sonnengeflecht mit Energie auf, macht uns richtig wach, und er hat eine positive Wirkung auf den Stoffwechsel. Er regt auf sanfte Weise den Kreislauf an und hilft bei regelmäßigem Training dabei, das Gewicht zu reduzieren. Durch die verschiedenen Positionen werden die Organe massiert, dadurch verbessert sich die Verdauung.

Der Sonnengruß ist allgemein ein schönes Warm-up im Yogaunterricht, und er wird in vielen Schulen auf der ganzen Welt in unterschiedlichen Variationen praktiziert.

Der Sonnengruß trägt zur Verjüngung und Langlebigkeit bei, indem er alle Körpersysteme harmonisiert. Er mobilisiert die Wirbelsäule, kräftigt und dehnt die Muskulatur. Das führt zu einer verbesserten Haltung, die uns eine attraktive und charismatische Ausstrahlung schenkt. Der Sonnengruß – regelmäßig ausgeführt – trägt zu einer harmonischen Körper-Geist-Seele-Verbindung bei. Das wiederum stärkt die Körperintuition und hat sehr heilende Wirkung auf das Nervensystem.

10 Minuten Yoga täglich werden deinen Blick auf den Alltag gänzlich verändern. Du wirst positiver und geduldiger durch dein Leben gehen.

Wenn du die Absicht hast,
dich zu erneuern, tu es jeden Tag.

Konfuzius

Mantra

Mantra für den Weltfrieden

LOKAH SAMASTAH SUKHINO BHAVANTU
Mögen alle Wesen in allen Welten glücklich und frei sein! Möge es allen Wesen in allen Welten wohlergehen!

Hierbei handelt es sich um ein Mangala-Mantra. Es ist ein Mantra des Wohlwollens, ein Glücksmantra, ein Segensmantra. Traditionell wird es zum Ende der Yogapraxis rezitiert. Mit diesem Mantra wünscht man Frieden und Wohlergehen für alle Anwesenden und für alle Wesen auf der ganzen Welt. Dies ist ein wichtiger Aspekt in jeder spirituellen Praxis.

Aussprache
lokaa saamaastaa-haa sukhino baavaantu

So geht's
Stell dir vor, wie dir das Mantra hilft, dein Herz zu öffnen und ein Gefühl von Freude, Verbundenheit und Liebe in dir erzeugt. Diese positive Energie breitet sich friedvoll in dir aus und strahlt weit in die Welt hinaus.

Das bringt's
- Dieses Mantra ist ein indisches Gebet für den Weltfrieden.
- Es fördert die Güte in allen Lebenssituationen und öffnet das spirituelle Herz.

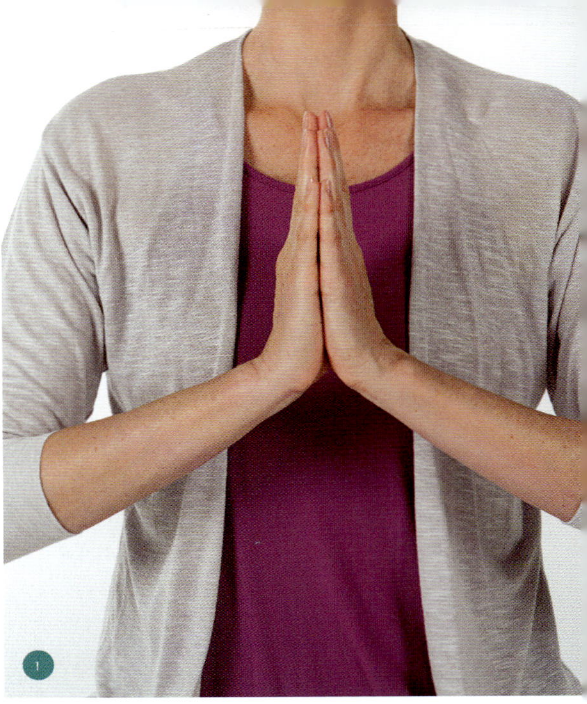

Mudra

NAMASTE-MUDRA
Mudra der Dankbarkeit

So geht's
1 | Lege beide Hände in der Gebetshaltung sanft aneinander, sodass die Finger nach oben zeigen. Die Daumen stützen das Brustbein in seiner Aufrichtung, und der Kopf neigt sich leicht zum Herzen.

Das bringt's
- Es stärkt von Herzen kommende Freude und Dankbarkeit.
- Es vertieft die Atmung und
- sorgt für innere Balance.
- Es verbindet die rechte mit der linken Körperhälfte.
- Es vereinigt Gegensätze, wie zum Beispiel schnell und langsam, hell und dunkel, männlich und weiblich und so weiter.

Atemübung

Nasenatmung

Die ausschließliche Atmung durch die Nase sollte eins der ersten Dinge sein, die wir in unserer Yogastunde erlernen.

Unser Atemmechanismus ist so konstruiert, dass wir entweder durch den Mund oder durch die Nase atmen können. Viele Menschen atmen ausschließlich durch den Mund. Spricht man sie darauf an, sagen sie meist, dass sie allein durch die Nase keine Luft bekämen. Warum ist das so? Meist ist es schlicht und einfach zur Gewohnheit geworden, durch den Mund zu atmen. Die Nase hat somit verlernt, eine wichtige Aufgabe zu erfüllen, nämlich uns mit frischer, sauberer und angefeuchteter Atemluft zu versorgen.

Die Nasenhöhlen, bleiben sie relativ ungenutzt, neigen dazu, schnell zu verstopfen. Daher ist es wichtig, sich auch um die Nase zu kümmern. Sei es in Form von Nasenspülungen (Jalneti), wie am Ende des Übungsprogrammes beschrieben, der Verwendung von Nasenöl oder schlichtweg als regelmäßiges Nasenputzen. Atmen wir durch die Nase, können die feinen Nasenhaare die Luft filtern und anwärmen. So können Staub oder Fremdstoffe nicht in die Lunge gelangen. Dringen doch mal Minipartikel in unsere Nase ein, bekommen wir einen Niesreiz und werfen den Eindringling somit wieder heraus.

So geht's

2| Setze dich aufrecht und bequem an einen stillen, gut gelüfteten Ort. Schließe deine

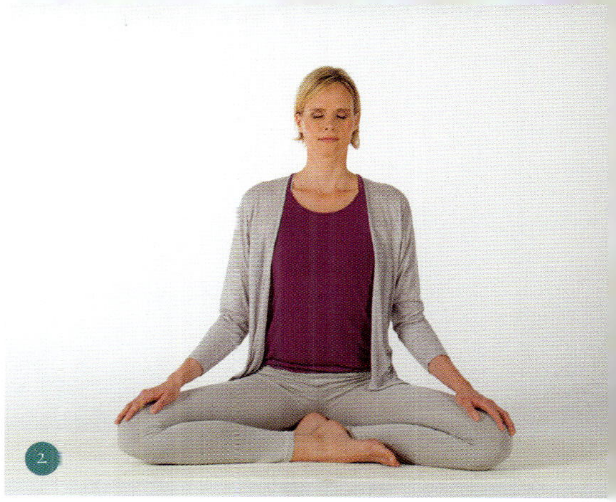

Augen und entspanne deine Gesichtsmuskeln mit einem sanften Lächeln. Nimm diese Sitzhaltung für einen Moment bewusst wahr. Lege dann deine Aufmerksamkeit auf deine Atmung.

Atme nun 10 Mal ganz bewusst und gleichmäßig durch deine Nase ein und wieder aus.

Wenn du dich mit dieser Atemtechnik vertraut gemacht hast, dann übernimm sie in den Sonnengruß, den wir auf den Seiten 44 bis 47 beschreiben. Deine Atmung ist auch immer Maßstab für dich, ob du noch in deinem für dich persönlich angemessenen Tempo übst. Du solltest immer tief und gleichmäßig atmen können. Falls du das Gefühl hast, dass dir die Luft wegbleibt, passe das Tempo deiner Bewegungen entsprechend an.

Das bringt's

- Die Nasenatmung reinigt die Atemluft,
- wärmt die Atemluft vor und
- feuchtet die Atemluft an.
- Sie ist Teil der Immunabwehr.
- Über die Nase gelangt die Energie direkt ins Gehirn. Dadurch erfrischt die Nasenatmung den Geist und sorgt für einen regelrechten Energiekick.

Übungsprogramm

ANKOMMEN ZUM ANKOMMEN ÜBE DAS FESTSTEHENDE RITUAL, WIE ES AUF SEITE 28 BESCHRIEBEN IST.

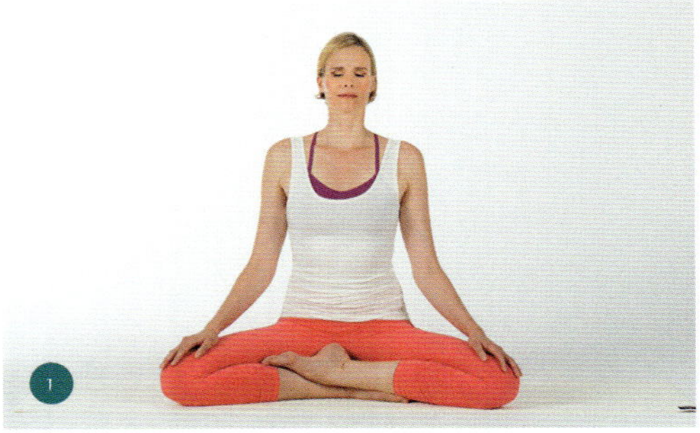

1

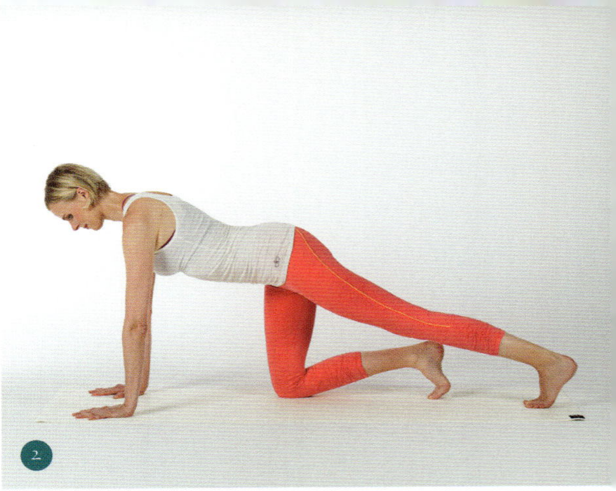

2

KÖRPERÜBUNGEN ZU BEGINN MÖCHTEN WIR DIR DREI EINFACHE UND AUF DEN SONNENGRUSS VORBEREITENDE ÜBUNGEN VORSTELLEN.

EINSTIMMUNGSPHASE

Sukhasana
Schneidersitz mit Nasenatmung

1| Setze dich aufrecht in den Schneidersitz. Wenn du möchtest, verwende gerne eine Sitzunterlage oder einen Stuhl, damit du deine Hüftgelenke besser entspannen kannst. Du solltest bequem sitzen, damit sich dein Geist von keiner Unbequemlichkeit ablenken lässt. Lege dann die Aufmerksamkeit auf deine Atmung und übe die Nasenatmung, wie sie auf Seite 41 beschrieben ist.

ÜBUNGSHINWEIS Übernimm diese Atemtechnik nun in die folgende Übungspraxis. Konzentriere dich vor allem beim Sonnengruß (ab Seite 44) darauf, tief und ruhig durch deine Nase ein- und auszuatmen. Verbinde die Abfolge der Asanas mit deinem Atemfluss.

Eka Pada Chakravakasana
Vierfüßlerstand mit einem gestreckten Bein

2| Nach dem Schneidersitz ist die folgende Übung sehr angenehm.

Gehe in den Vierfüßlerstand. Die Handballen sind senkrecht unter den Schultern platziert, die Finger sind weit aufgefächert. Die Knie sind hüftbreit geöffnet und unter der Hüfte platziert. Der Blick geht zwischen deine Hände, die Schultern ziehen weg von den Ohren in Richtung Hosentaschen, der Nacken befindet sich in Verlängerung der Wirbelsäule. Strecke nun das linke Bein nach hinten aus. Stell die Zehen auf und schiebe die linke Ferse von dir weg. Dehne auf diese Weise deine Beinrückseite. Je mehr du die Ferse von dir wegschiebst, desto stärker wird die Dehnung.

Halte diese Dehnung für 5–8 tiefe und ruhige Atemzüge und übe dann mit dem anderen Bein.

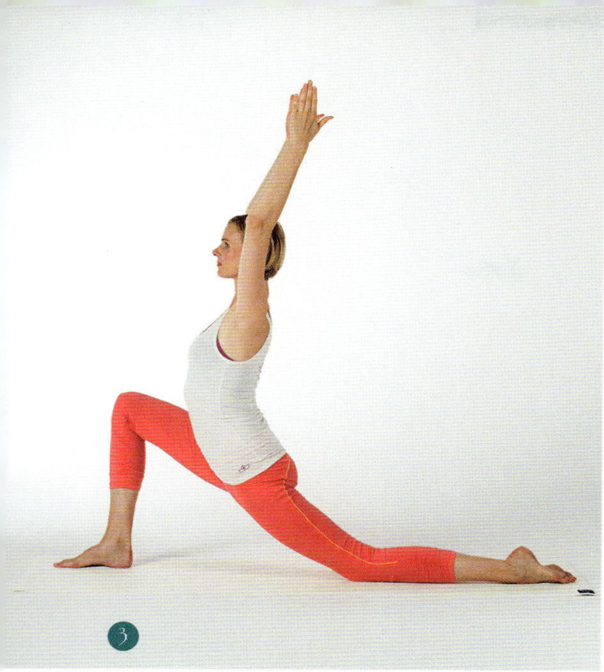

3

ANJANEYASANA
Ausfallschritt

3| In einem weiten Ausfallschritt stellst du den rechten Fuß vorne auf. Das Knie sollte dabei nicht über die Zehenspitzen ragen. Lege das linke Knie auf der Matte ab. Bei Bedarf verwende eine gefaltete Decke als Unterlage. Lege das linke Knie so weit hinten ab, dass du eine leichte Dehnung in deinem Oberschenkel und in der linken Leistengegend spürst. Hebe dann beide Arme über vorne nach oben, wobei die Schultern weg von den Ohren in Richtung Boden ziehen. Deine Arme sind bis in die Fingerspitzen aktiv gestreckt.

Halte diese Dehnung für 5–8 tiefe und ruhige Atemzüge und übe den Ausfallschritt dann mit dem linken Bein vorne.

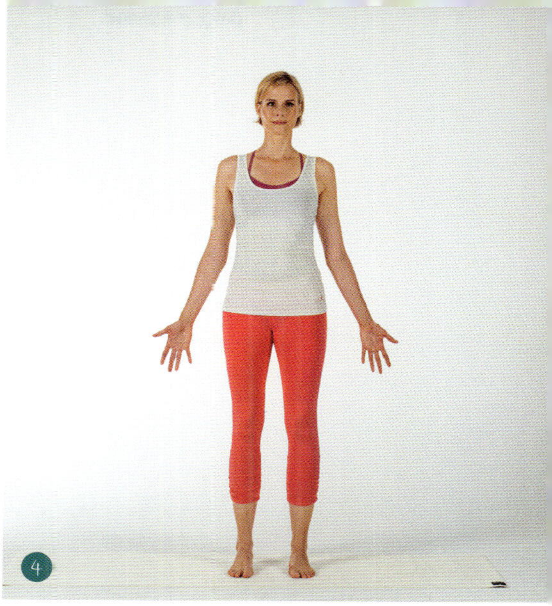

4

TADASANA
Berghaltung

4| Stell die Füße hüftbreit und parallel nebeneinander. Strecke die Zehen lang auf der Matte aus. Drücke die Fersen und Fußaußenkanten kraftvoll in die Matte, bis du merkst, dass sich die Beine von innen heraus strecken. Das Gewicht ist gleichmäßig auf beide Beine verteilt. Beginne das Aufrichten des gesamten Körpers im Fußgewölbe. Die Muskeln des Beckenbodens sind aktiviert.

Lass nun deine Wirbelsäule, im unteren Rücken beginnend, Wirbel für Wirbel nach oben in Richtung Himmel wachsen. Hebe dein Brustbein leicht an. Lass deine Schultern entspannt nach hinten, unten und außen sinken. Dehne dich gleichmäßig aus der Halswirbelsäule heraus und strebe mit dem Scheitel nach oben, ohne den Kopf dabei in den Nacken zu legen. Dein Unterkiefer und deine Gesichtszüge sind entspannt.

Übe für 5–8 tiefe und ruhige Atemzüge.

Surya Namaskar

Der Sonnengruß

JE NACHDEM, WIE VIEL ZEIT DU HAST UND WAS GERADE DEIN BEDÜRFNIS IST, ÜBE DEN SONNENGRUSS IN DEINEM ATEMTEMPO MIT 4–10 DURCHGÄNGEN.

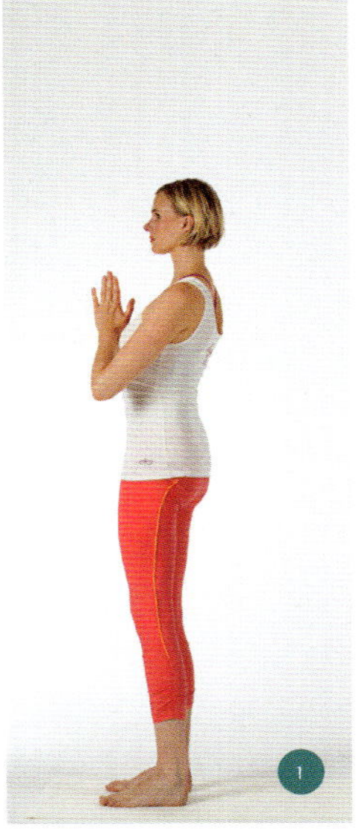

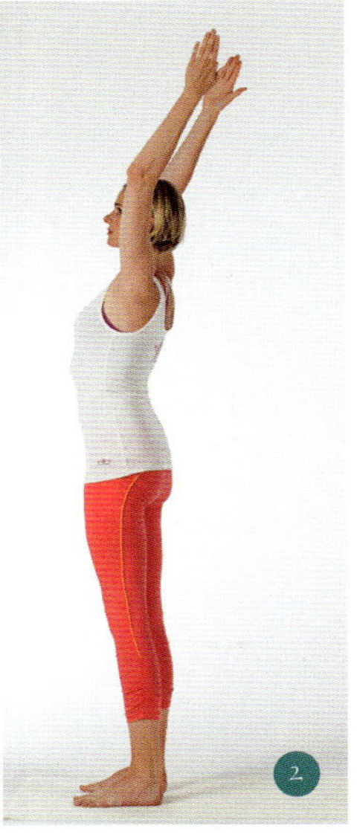

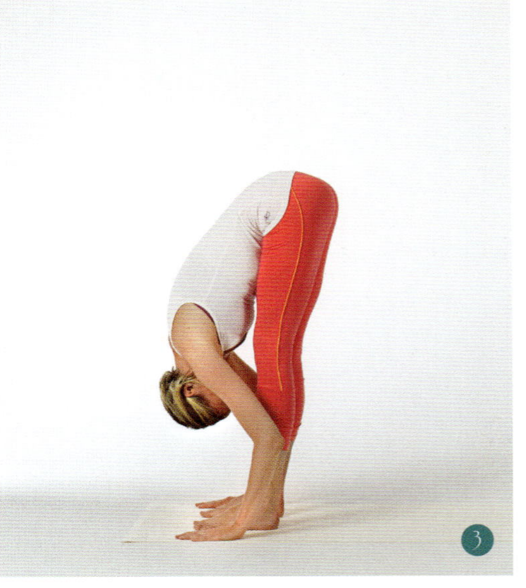

Namaskarasana
Anfangshaltung

1| Stehe aufrecht, die Hände sind im Namaste-Mudra vor deiner Brust. Atme einmal ruhig und entspannt durch die Nase ein und aus.

Urdhva Hastasana

2| Mit dem nächsten Einatmen hebe die Arme über die Seiten nach oben und strecke dich lang. Wenn es sich gut für dich im Nacken anfühlt, dann schaue zu den Händen. Verspürst du dagegen eher eine Verspannung, dann richte den Blick geradeaus.

Uttanasana

3| Mit leicht angewinkelten Knien beugst du den Oberkörper beim Ausatmen nach vorne unten, entspanne den Hals-Nacken-Bereich und stell die Hände auf dem Boden ab. Bist du beweglich genug, dann strecke sanft deine Beine.

Anjaneyasana

4| Mit dem Einatmen bringe das rechte Bein mit einem großen Ausfallschritt zurück und strecke das Bein kraftvoll durch. Halte deine Wirbelsäule lang.

Adho Mukha Svanasana

5| Bringe das linke Bein beim Ausatmen ebenfalls zurück. Drücke beide Hände gleichmäßig fest in den Boden, strecke die Arme kraftvoll aus und drehe die Oberarme im Schultergelenk leicht auswärts.

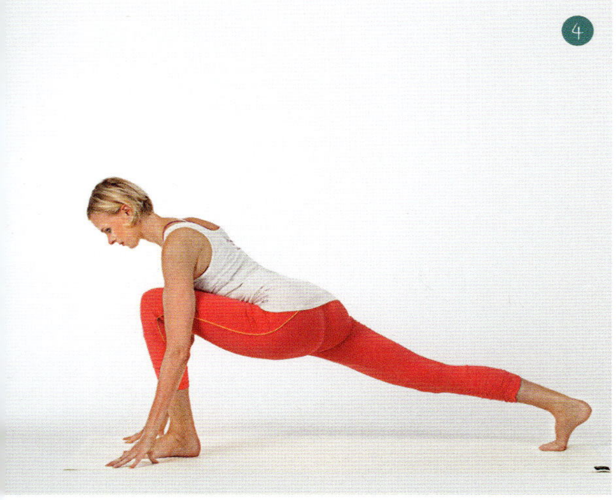

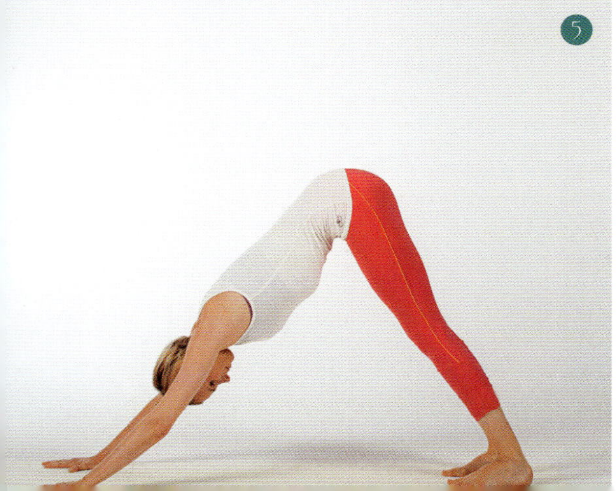

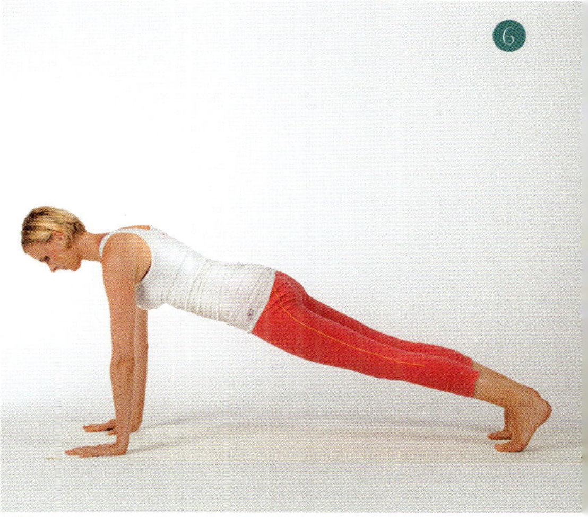

Phalakasana

6| Mit der nächsten Einatmung bringe die Schultern über deine Handgelenke. Schiebe dich mit den Händen vom Boden weg und drücke dich aus den Schultern heraus nach oben. Ziehe deinen Bauchnabel in Richtung Wirbelsäule. Achte darauf, dass du im Becken nicht durchhängst.

Bringe deine Knie auf den Boden und lege dich nun ausatmend mit dem ganzen Körper flach auf den Boden ab. Deine Füße sind gestreckt.

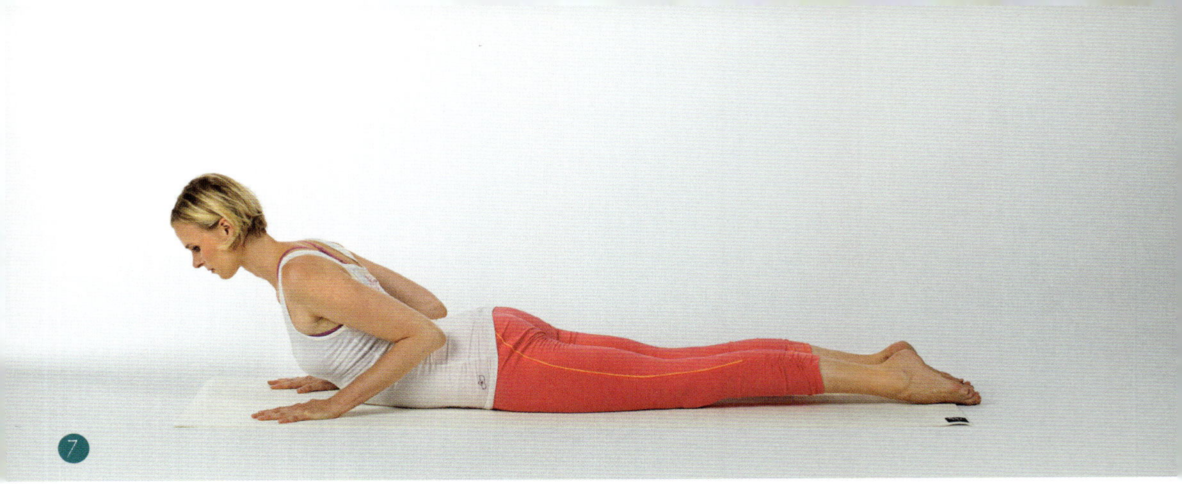

7

Bhujangasana

7| Beim Einatmen ziehe deine Schultern von den Ohren weg und hebe dein Brustbein einige Zentimeter vom Boden ab. Versuche, diese Bewegung vor allem mittels deiner Rückenkraft durchzuführen und weniger, indem du mit den Händen gegen den Boden drückst.

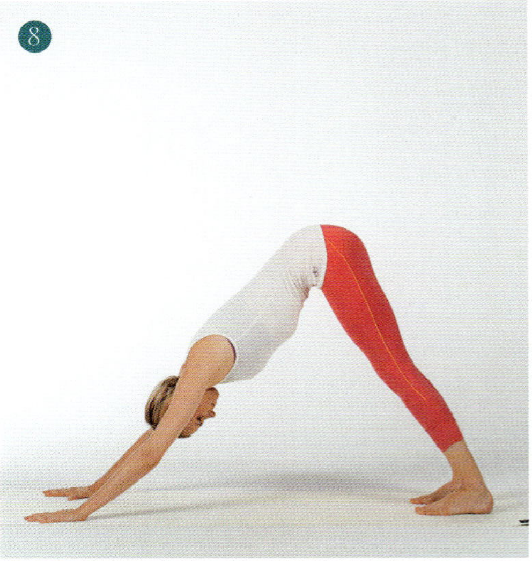

8

Adho Mukha Svanasana

8| Mit dem folgenden Ausatmen drücke dich zuerst in den Vierfüßlerstand und dann weiter in den »Nach unten schauenden Hund«.

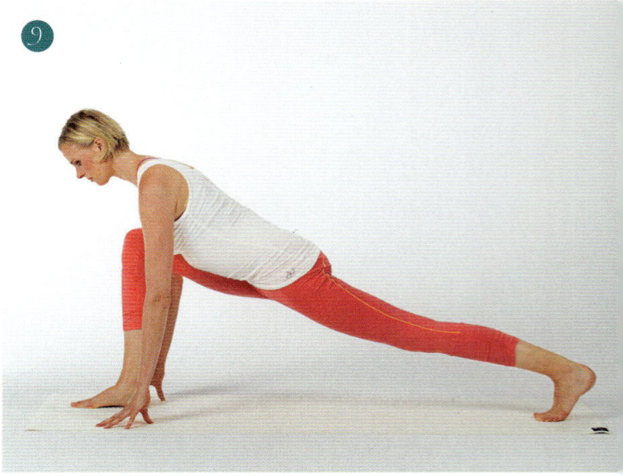

9

Anjaneyasana

9| Mit dem kommenden Einatmen machst du einen großen Schritt mit dem rechten Bein nach vorne. Das linke Bein ist im Kniegelenk fest durchgestreckt. Deine Wirbelsäule ist lang.

Uttanasana

10| Beim Ausatmen mach einen großen Schritt nach vorne in die stehende Vorwärtsbeuge. Lass deine Knie bei Bedarf leicht angewinkelt, entspanne den Kopf und stell die Hände vor den Füßen auf dem Boden ab.

Urdhva Hastasana

11| Hebe den Oberkörper beim nächsten Einatmen mit geradem Rücken und leicht gebeugten Knien nach oben, strecke im Stand den gesamten Körper und die Arme in den Himmel. Richte deinen Blick leicht nach oben beziehungsweise nach vorne.

Namaskarasana
Endhaltung

12| Lass ausatmend die Hände vor dein Herz sinken. Stehe aufrecht, die Füße hüftbreit.

Dies war der Sonnengruß mit der »rechten« Seite. Übe im Anschluss die andere Seite, indem du beim ersten Ausfallschritt (Bild 4, Seite 45) das linke Bein nach hinten nimmst. Beide Seiten ergeben einen kompletten Durchgang.

Nach deinem letzten Durchgang bleibe einige Atemzüge in der Endhaltung stehen. Spüre, wie sich dein Atem und der Rhythmus deines Herzens beruhigen.

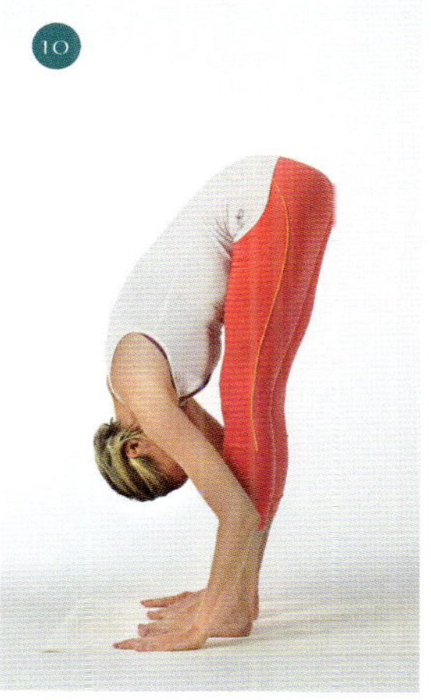

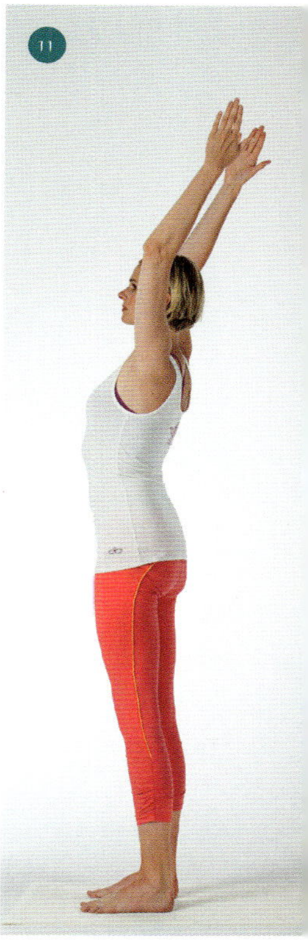

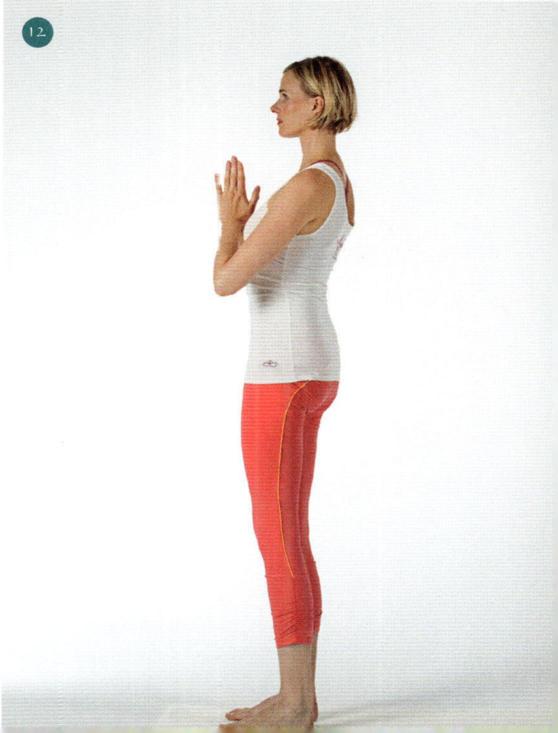

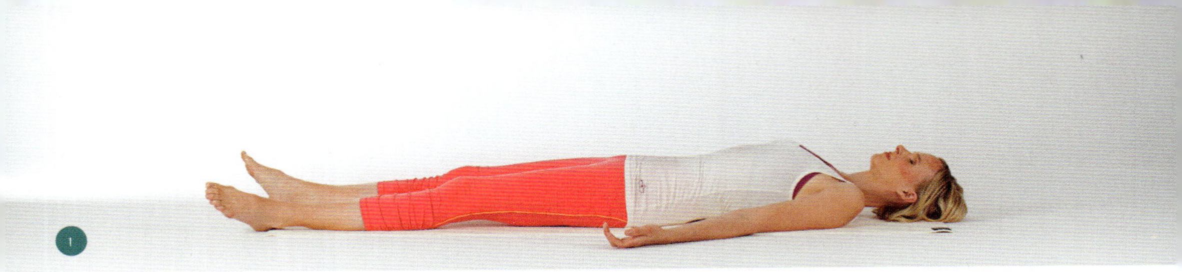

ENTSPANNUNG

SHAVASANA
Ruhehaltung in Rückenlage

1| Lege dich in Rückenlage auf deine Matte. Gerne kannst du dich mit einer leichten Wolldecke zudecken. Probiere aus, ob das Liegen mit einer Kopfunterlage angenehmer ist.

Lass die Beine entspannt aus den Hüftgelenken zur Seite sinken. Lege die Arme so neben dem Körper ab, dass du möglichst alle Spannungen in den Schultern loslassen kannst.

Schließe deine Augen und ziehe dich mit deiner Wahrnehmung ganz in deinen Körper zurück.

Atme ruhig und tief ein und aus und erlaube dir, mit jeder Ausatmung etwas tiefer auf deine Unterlage zu sinken.

Verweile in dieser Entspannungsposition mehrere Minuten bis zu einer Viertelstunde.

ÜBUNGSHINWEIS Nach der Praxis kurz zur Ruhe kommen! Shavasana, wie die Endentspannung auf Sanskrit heißt, ist mit der wichtigste Teil einer Yogastunde. Die Endentspannung wirkt sich positiv auf unser Nervensystem aus und die neuen Informationen, die man während der Yogastunde gelernt hat, können nun nachwirken.

MEDITATION

SUKHASANA
Schneidersitz mit Mudra und Mantra

2| Setze dich aufrecht und bequem auf deine Yogamatte oder auf einen Stuhl. Schließe deine Augen und entspanne deine Gesichtsmuskeln mit einem sanften Lächeln. Bringe nun die Handflächen vor deiner Brust aneinander und rezitiere das Mantra (Seite 40).

Bleibe 5–10 Minuten in dieser meditativen Stimmung. Um die Meditation zu verlassen, bewege langsam deine Finger und Zehen und bringe deine Aufmerksamkeit wieder zurück in den Raum. Atme tief ein und aus und öffne deine Augen.

! Meditieren soll vor allem Freude machen. Gehe entspannt an deine Meditationsübungen heran und genieße sie. Meditiere regelmäßig, am besten jeden Tag.

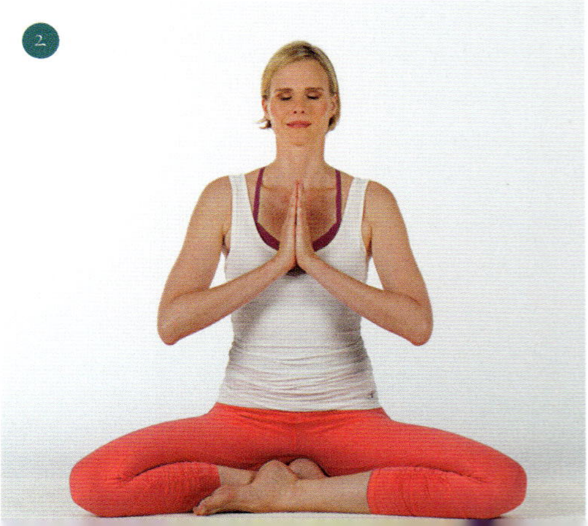

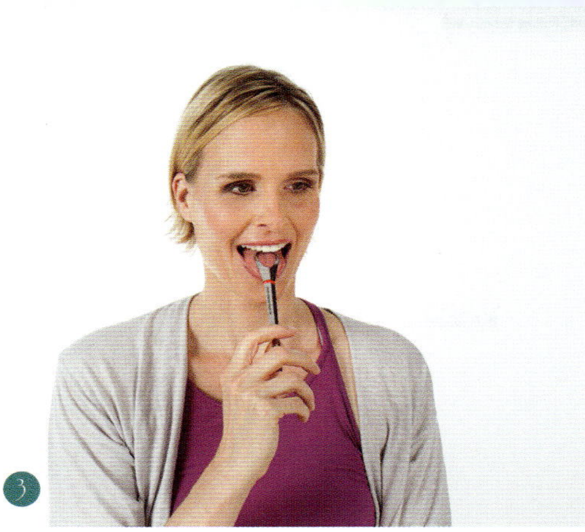

3

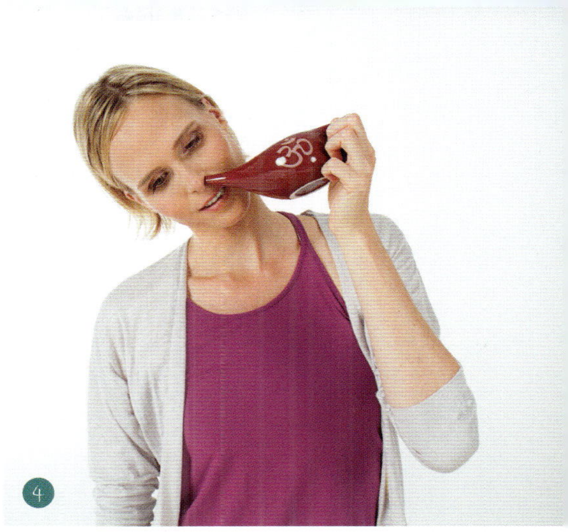

4

IDEEN FÜR DEN MORGEN

JIVA SODHANA
Zungenreinigung

Mit Jiva Shodhana befreist du die Zunge von Keimen und Bakterien. So unterstützt du die optimale Pflege deiner Mundgesundheit und verhinderst, dass das Körpersystem belastet werden könnte. Wir empfehlen den »Tongue Sweeper«-Zungenreiniger, da dieser durch die abgerundeten Arbeitsenden eine schonende und gründliche Reinigung der Zunge sichert.

So geht's

3 | Bei dieser Reinigung wird mit einem metallenen Zungenreiniger die Oberfläche der Zunge vorsichtig von hinten nach vorne laufend, sieben- bis 14-mal, von ihrem Belag befreit.

Das bringt's

- Stimuliert das Verdauungsfeuer, Agni.
- Beseitigt Bakterien und Keime.
- Schützt vor Mundgeruch.
- Aktiviert die Speicheldrüse.
- Vorbeugung gegen Mund- und Halsentzündungen

JALNETI
Nasenspülung

Die Nasenspülung ist eine traditionelle und auch medizinisch hochwirksame Methode zur Reinigung der Nasenhöhlen. Die Nasengänge werden dabei mit handwarmem Salzwasser gespült. Ein geeignetes Kännchen sowie das Nasenspülsalz erhältst du in gut sortierten Apotheken.

So geht's

4 | Du füllst ein Neti-Kännchen mit lauwarmem Wasser und löst darin ein Päckchen Nasenspülsalz auf. Dann lässt du die Hälfte des Salzwassers durch ein Nasenloch rinnen. Der Kopf wird dafür schräg über das Waschbecken gehalten. Du wartest so lange, bis das Wasser aus dem anderen Nasenloch wieder herausgeflossen ist. Danach die Seite wechseln. Atme dabei gleichmäßig und ruhig durch den Mund.

Das bringt's

- Vorbeugende und therapeutische Behandlung von Schnupfen, Infektionen der oberen Luftwege und Allergien.
- Gute Vorbereitung für Atemübungen

Transformation & Veränderung

Die Kraft der Wandlung

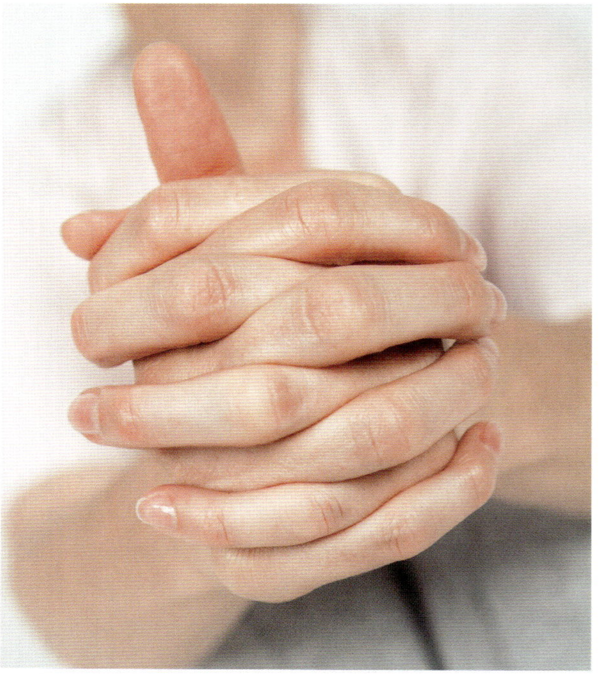

Es gibt nur eine Zeit, in der es wesentlich ist, aufzuwachen.
Diese Zeit ist jetzt.

Buddha

Um etwas zu verändern, müssen wir uns erst der Zusammenhänge bewusst werden, die uns bisher davon abgehalten haben, das Leben zu leben, das wir uns tatsächlich wünschen. Indem wir unsere Gedanken beobachten, können wir diese Zusammenhänge durchschauen und uns selbst reflektieren.

Ein Gedanke ist schnell gedacht. Ein Gedanke kommt und wird von einem neuen Gedanken abgelöst. Wir denken ständig, ohne dass wir aktiv etwas dafür tun. Viele denken einfach so vor sich hin. Sie lassen ihren Kopf denken, was er will, ohne zu wissen, welche Auswirkungen das auf ihr Leben hat.

Doch das Denken ist die erste Anlaufstelle, wenn man etwas verändern möchte. Denn hinter den Gedanken steckt eine enorme Kraft. Das Umkehren eines negativen Gedankens in einen positiven ist ein wichtiger Anfang. Der nächste Schritt ist das Einprägen und Bestätigen dieses positiven Gedankens, von dem man sich selbst überzeugt, verinnerlicht und an den man auch glauben kann. Somit können wir unsere Gedanken und unser Verhalten bewusst beeinflussen. Das hat wiederum Auswirkung auf unsere Gefühle und somit einen großen Anteil daran, was wir für möglich halten und uns selbst zutrauen. Auch die Werturteile, die wir über uns gebildet haben, können wir uns so wieder bewusst machen.

Dieses Bewusstsein gibt uns die Möglichkeit, die Glaubenssätze zu überdenken und neu zu wählen. Dadurch können wir unser Leben in andere Bahnen lenken, es verändern und so beeinflussen, wie wir es uns wünschen.

Die Kraft der Gedanken funktioniert immer, egal ob man Gutes oder Schlechtes denkt. Daher sollte man sich der Macht der Gedanken bewusst werden und weise wählen, worauf man seine Aufmerksamkeit und Energie richtet.

Was bei dieser Bewusstwerdung hilft, ist das Sein im Hier und Jetzt, um das ständige Hintergrundrauschen des Denkens zu unterbrechen. Dabei kann unsere Mantra-Meditation auf Seite 61 unterstützen. Das Übungsprogramm hilft dir außerdem, dieses Bewusstwerden auf sanfte Weise zu fördern: mit Drehhaltungen, die dich im Körper wie im Geist flexibel halten, und Asanas, die deine Durchsetzungskraft fördern und bei Veränderungen unterstützen. Das Shiva-Mantra spendet Kraft und macht dir den Wandel bewusst. Die Kreislauf-Atmung wirkt aktivierend und schenkt Klarheit und Lebenskraft.

Achte auf deine Gedanken,
sie werden zu deinen Worten.
Achte auf deine Worte,
sie werden zu deinen Taten.
Achte auf deine Taten,
sie formen deinen Weg.

Mantra

Shiva-Mantra

OM NAMAH SHIVAYA

Dieses Mantra wird für unterschiedliche Zwecke verwendet. Wörtlich bedeutet es »Ehre sei Shiva«. Mit diesem Mantra verehren wir unser göttliches Selbst. Es wohnt in jedem Herzen eines jeden Wesens.

Shiva ist einer der drei höchsten Götter des Hinduismus. Er verkörpert das Prinzip des ewigen Wandels und der Zerstörung. In dieser Form wird er als eine der wesentlichen Kräfte verehrt, durch die sich das Leben immer wieder zu erneuern vermag. Würde er nicht mehr tun, als alles einem Wandel zu unterwerfen und schließlich zu zerstören, käme der dynamische Strom des Lebens zum Erliegen und letztendlich wäre Entwicklung nicht mehr möglich.

Aussprache

Aum naamaah schivaajaa

So geht's

Stell dir vor, wie alles Lebendige sich ständig wandelt. Das, was erstarrt, verbraucht und überholt ist, vergeht und Neues entsteht. Visualisiere die befreiende Kraft der Veränderung. Sie bewirkt, dass jeder Tag ein neuer Tag ist und dass du darin immer wieder ganz neu beginnen kannst.

Das bringt's

- Spendet Kraft und schenkt Hoffnung.
- Macht den Wandel des Lebens bewusst.

Mudra

LINGA-MUDRA

Mudra der Durchsetzungskraft

So geht's

1| Falte die Hände und verschränke dann die Finger. Strecke den Daumen, der unten liegt und umschließe ihn mit Daumen und Zeigefinger der anderen Hand. Halte die Hände vor dem Brustkorb.

Das bringt's

- Stärkt die Durchsetzungskraft.
- Wärmt den Körper.
- Lindert Erkrankungen der Bronchien.

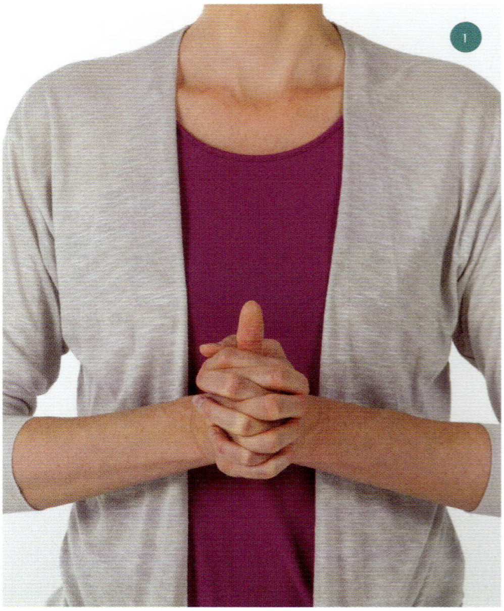

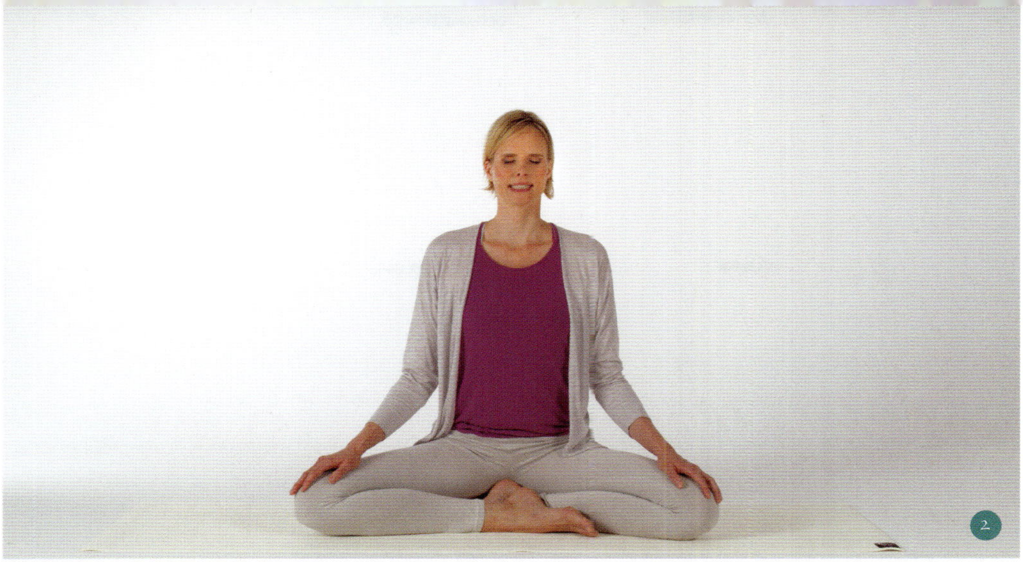

Atemübung

Kreislauf-Atmung »zischende Schlange«

Atmung und Blutkreislauf hängen enger miteinander zusammen, als es auf den ersten Blick erscheint. Im sogenannten Herz-Lungen-Kreislauf ist eine enge Teamarbeit von Herz und Lunge gefragt, obgleich das Herz-Kreislauf-System und der Lungenkreislauf grundsätzlich zwei eigenständige Mechanismen sind. Das Herz könnte als Nahtstelle beider Kreisläufe bezeichnet werden. Durch die Atmung gelangt Sauerstoff in die Lunge. Dort diffundiert er in den Alveolen (Lungenbläschen) ins Blut, wird an Hämoglobin in den roten Blutkörperchen gebunden und über die Lungenvenen zum Herzen transportiert. Letztendlich verteilt er sich über den Körperkreislauf im ganzen Körper.

Diese Atemübung hilft dir dabei, zurück zu einer natürlichen Atmung zu finden. Prana heißt Energie, Ayama bedeutet Kontrolle. Du lernst, deinen Atem bewusst wahrzunehmen und zu steuern und deine Lebensenergie zu aktivieren und zum Fließen zu bringen.

So geht's

2| Stehe aufrecht oder setze dich bequem an einen stillen, gut gelüfteten Ort. Schließe deine Augen und entspanne deine Gesichtsmuskeln mit einem sanften Lächeln. Nimm diese Sitzhaltung für einen Moment bewusst wahr. Lege dann deine Aufmerksamkeit auf deine Atmung. Atme bewusst und tief in deinen Brustkorb hinein. Weite deinen Brustkorb sanft mit deinem Einatmen, halte den Atem für einen Augenblick an und atme dann sehr langgezogen und zischend auf »ssssss« aus.

Wiederhole diese Übung 10–15 Atemzüge. Lass anschließend deinen Atem wieder fließen, wie er mag, und spüre für einige Minuten nach.

Das bringt's

- Regt den Kreislauf an.
- Steigert den Blutdruck.
- Macht wach und klar.
- Aktiviert und schenkt Lebenskraft.

Übungsprogramm

ANKOMMEN ÜBE NUN DAS RITUAL DES ANKOMMENS, WIE AUF SEITE 28 BESCHRIEBEN.

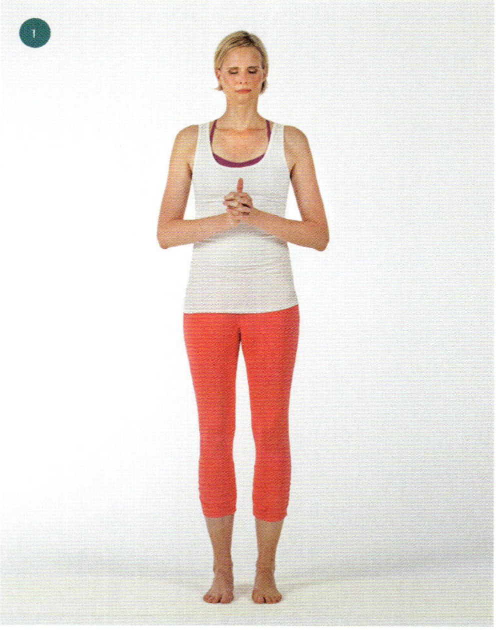

EINSTIMMUNGSPHASE

Tadasana
Berghaltung mit Linga-Mudra & Kreislauf-Atmung

1| Komm auf deiner Matte in einen aufrechten Stand und erde deine Füße. Entspanne deine Schultern und atme ruhig. Nimm deine Hände vor die Brust in das Linga Mudra (Seite 52). Konzentriere dich auf deine Atmung. Atme bewusst tief ein und aus und beginne dann mit der Kreislaufatmung (Seite 53).

KÖRPERÜBUNGEN

Tiryaka Tadasana
Die sich wiegende Palme

2| Stell deine Füße etwas weiter als hüftbreit auseinander. Verschränke die Finger ineinander und hebe die Arme mit der Einatmung über den Kopf. Die Schultern ziehen weg von den Ohren in Richtung Boden.

Dein Bauchnabel zieht sanft in Richtung Wirbelsäule und sorgt so für eine stabile Körpermitte.

Atme aus und neige dich nach rechts, einatmend kommst du zurück zur Mitte. Mit der nächsten Ausatmung nach links neigen.

Wiederhole diese Bewegung 8 Mal nach rechts und links in deinem Atemtempo.

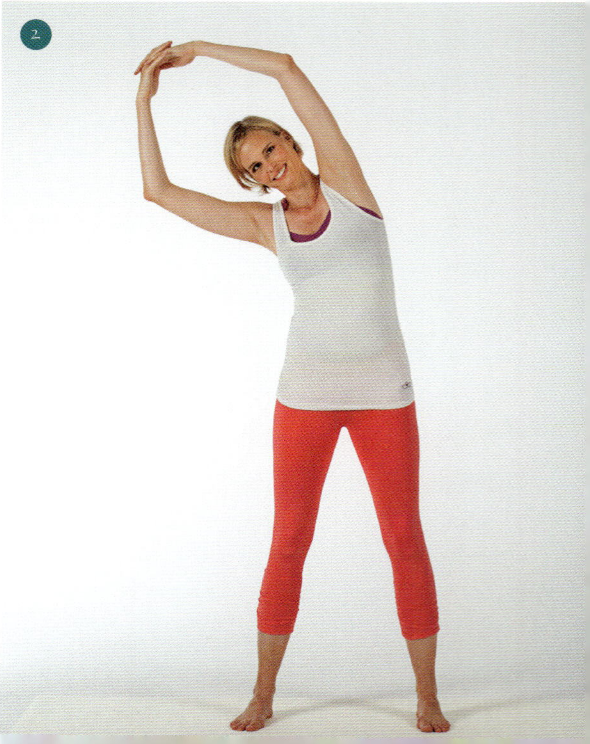

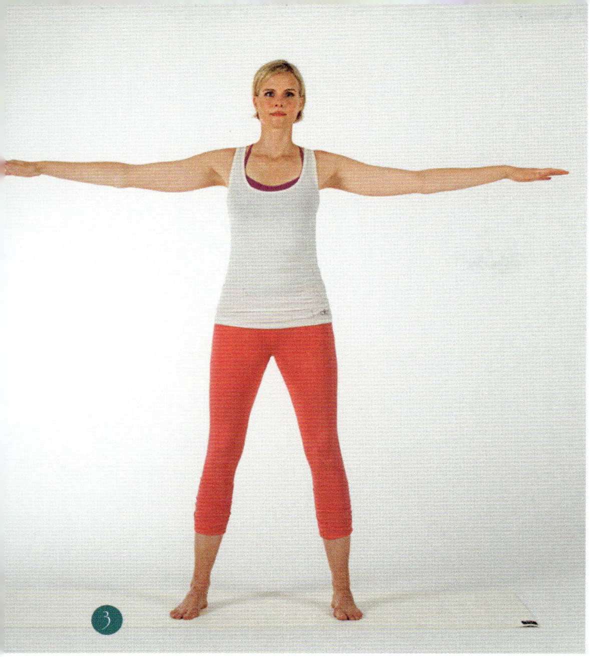

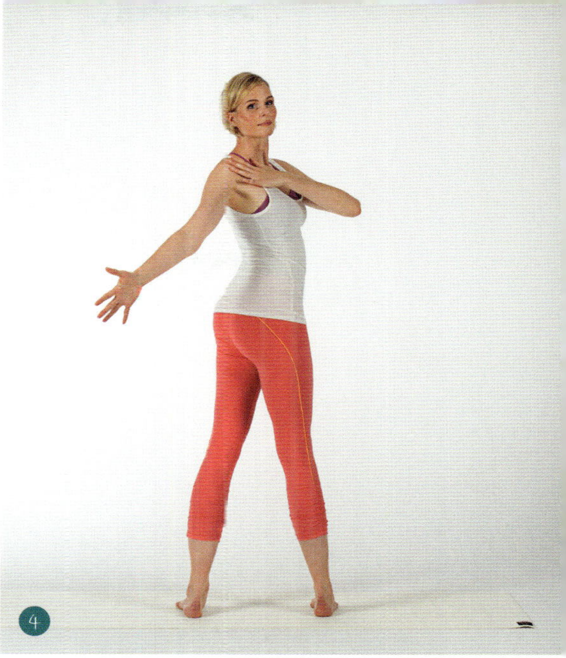

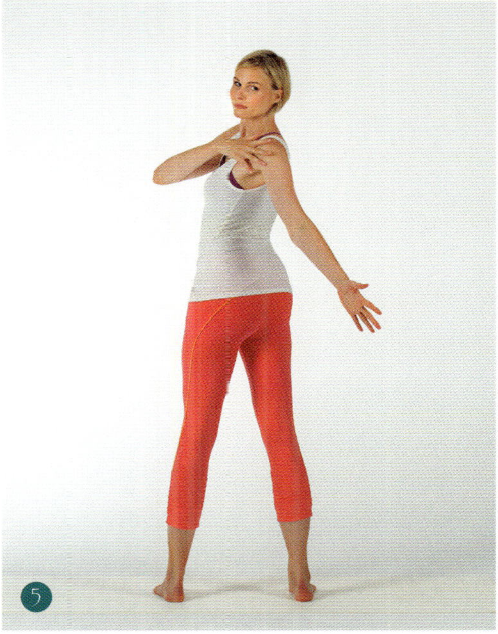

Kati Chakrasana
Drehung der Taille

3| Stehe weiterhin aufrecht und strecke die Arme seitlich in Schulterhöhe aus. Die Füße haben einen stabilen Stand auf dem Boden.

4| Atme aus und drehe dabei deinen Körper nach rechts. Der rechte Arm schwingt dabei um die Taille, und die linke Hand macht eine Bewegung auf die rechte Schulter. Der Kopf dreht mit nach rechts. Mit der Einatmung kommst du zurück zur Mitte.

5| Mit der Ausatmung drehst du dich auf die gleiche Art und Weise nach links.

Wiederhole die Bewegung 8 Mal dynamisch in deinem Atemtempo und lass dabei die Arme richtig schwingen.

DEIN WARM-UP Je nachdem, wie viel Zeit du hast und was gerade dein Bedürfnis ist, übe nun den Sonnengruß in deinem Atemtempo 5–10 Mal. Die Beschreibung findest du auf den Seiten 44 bis 47.

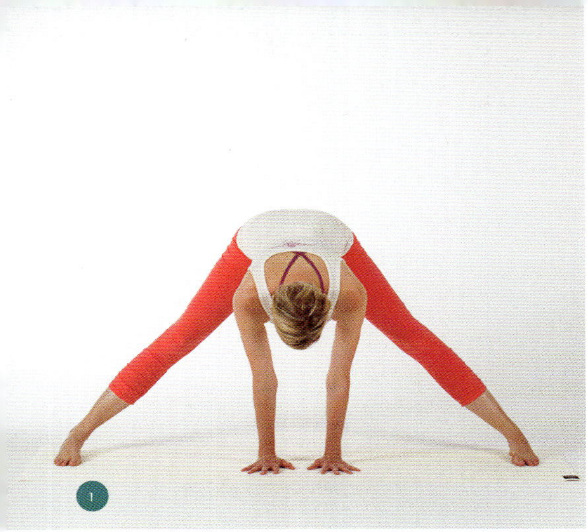

1

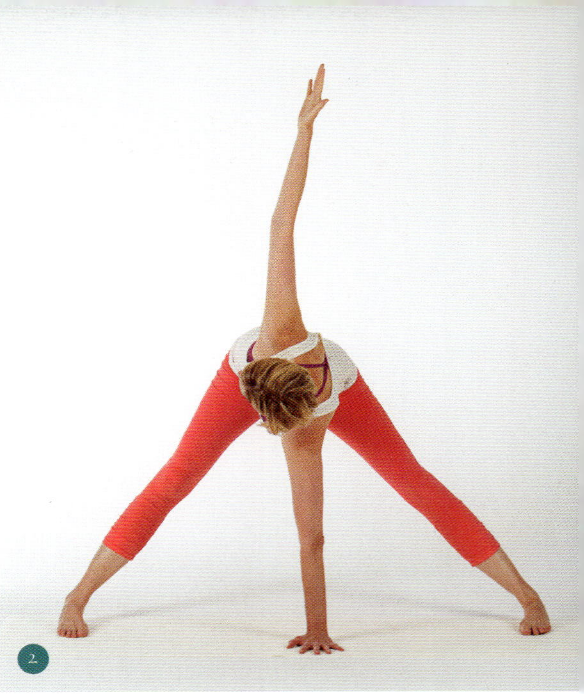

2

Prasarita Padottanasana
Vorwärtsbeuge in der Grätsche

1| Beginne im Stand. Gehe dann in eine weite Grätsche. Richte die Außenkanten der Füße gerade nach vorne aus. Erde deine Füße in den Außenkanten, in den Fersen und den Zehen. Spanne deine Oberschenkel an und hebe damit die Kniescheiben aktiv nach oben. Die Schienbeine und Oberschenkel werden nach hinten gedrückt, der Rücken ist verlängert.

Beuge dich nun mit langer Wirbelsäule nach vorne und platziere die Hände unter den Schultern auf dem Boden. Halte deine Fersen auf einer Linie. Dehne die Wirbelsäule lang. Die Schultern ziehen weg von den Ohren, der Nacken ist entspannt und in Verlängerung der Wirbelsäule. Halte die Länge des Rumpfes und hebe deine Sitzbeinknochen so hoch wie möglich an.

Verweile für 4–8 Atemzüge in dieser Position und übe sogleich die folgende Asana.

Parivritta Prasarita Padottanasana
Gedrehte Vorbeuge in der Grätsche

2| Stell nun die linke Hand unter deinem Herz auf dem Boden ab und hebe deinen rechten Arm gestreckt über die rechte Seite weit nach oben. Ziehe dich aus deiner eigenen Muskelkraft in die Länge. Der Kopf dreht ebenfalls nach rechts, aber nur so weit, wie es sich gut in deinem Nacken anfühlt.

Halte die Übung für 4–8 Atemzüge. Dann senke den linken Arm mit dem Ausatmen und übe die andere Seite.

ÜBUNGSHINWEIS Halte deine Beine in den Knien stabil und achte auf eine lange Wirbelsäule.

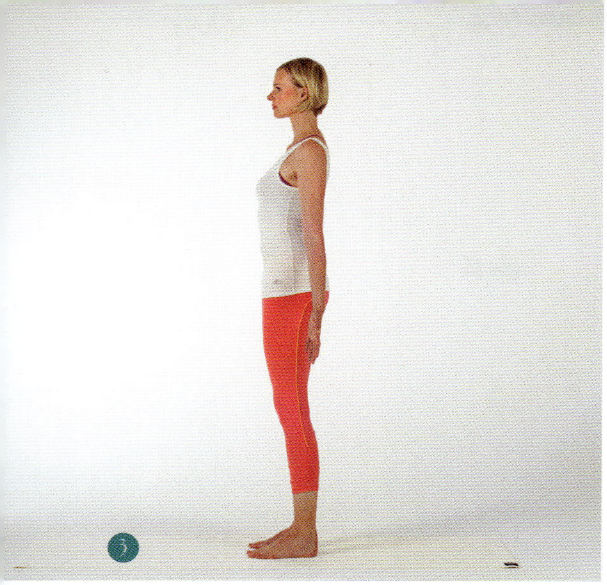

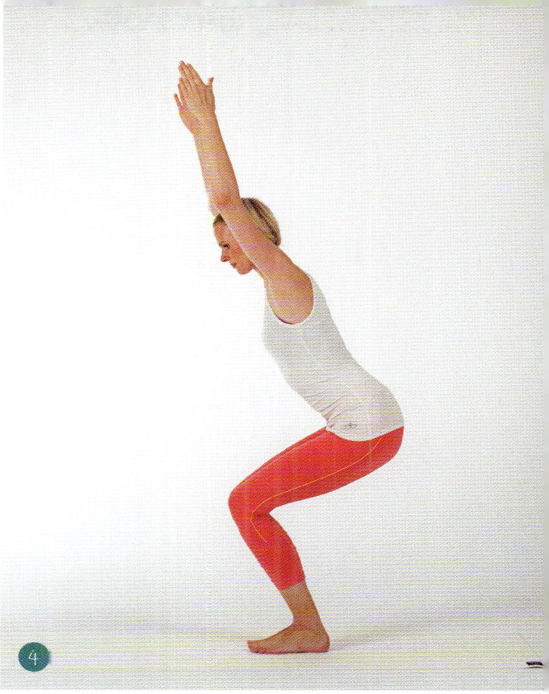

Tadasana
Berghaltung

3| Stell die Füße leicht geöffnet und parallel nebeneinander. Strecke die Zehen lang und drücke die Fersen und Fußaußenkanten kraftvoll in die Matte, bis du merkst, dass sich die Beine von innen herausstrecken.

Die Muskeln des Beckenbodens sind aktiviert. Die Oberschenkel drehen leicht auswärts. Das Schambein strebt in Richtung Bauchnabel, das Steißbein leicht in Richtung Boden, sodass sich das Becken aufrichtet.

Wachse aus dem unteren Rücken Wirbel für Wirbel in Richtung Himmel. Hebe dein Brustbein etwas an. Lass deine Schultern entspannt nach hinten, unten und außen sinken. Dehne dich aus der Halswirbelsäule heraus und strebe mit dem Scheitel nach oben. Dein Unterkiefer und deine Gesichtszüge sind entspannt.

Halte diese Übung für 4–8 Atemzüge.

Utkatasana
Kraftvolle Haltung

4| Schließe deine Füße. Verteile das Gewicht gleichmäßig auf beide Beine. Entspanne die Schultern. Hebe deine gestreckten Arme über vorne nach oben, die Arme sind schulterbreit geöffnet, die Handflächen zeigen zueinander. Ziehe die Schultern weg von den Ohren.

Beuge dann die Knie und senke deine Hüfte nach hinten ab. Die Knie sollten dabei in etwa über den Zehenspitzen oder Knöcheln sein. Dein Gewicht liegt nun vermehrt auf den Fersen. Deine Wirbelsäule dehnt in die Länge. Richte deinen Blick nach vorne.

Verweile so für 4–8 Atemzüge und übe sogleich die folgende gedrehte Variante.

ÜBUNGSHINWEIS Achte auf eine stabile Körpermitte und einen langen Rücken.

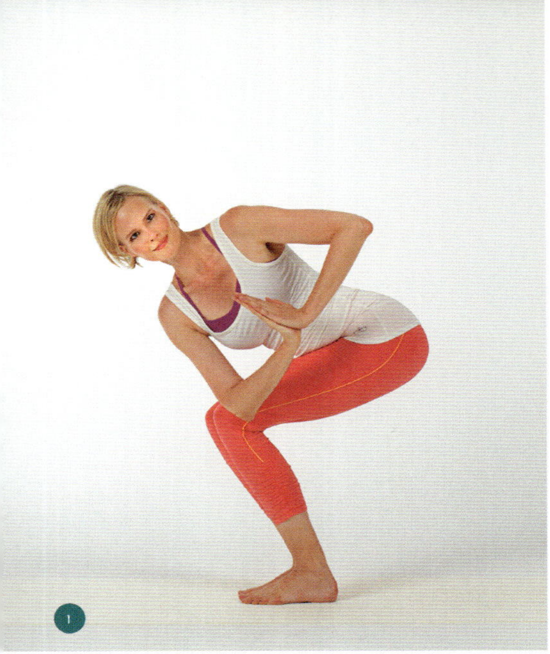

Parivritta Utkatasana
Gedrehte kraftvolle Haltung

1| Führe die Hände vor der Mitte deiner Brust in der Gebetshaltung zusammen. Atme tief ein, um die Wirbelsäule zu strecken, und hebe deinen Brustkorb leicht an. Während du ausatmest, drehe dich nach links und platziere den rechten Ellenbogen an der Außenseite deines linken Oberschenkels. Richte deinen Blick geradeaus. Dein Nacken ist lang, die Schultern ziehen weg von den Ohren. Dehne deine Wirbelsäule bei jedem Einatmen in die Länge, bei jedem Ausatmen drehe dich behutsam etwas weiter.

Halte diese Übung für 4–8 Atemzüge und übe dann die andere Seite.

ÜBUNGSHINWEIS Achte darauf, dass deine Knie auf gleicher Ebene bleiben und sich nicht gegeneinander verschieben.

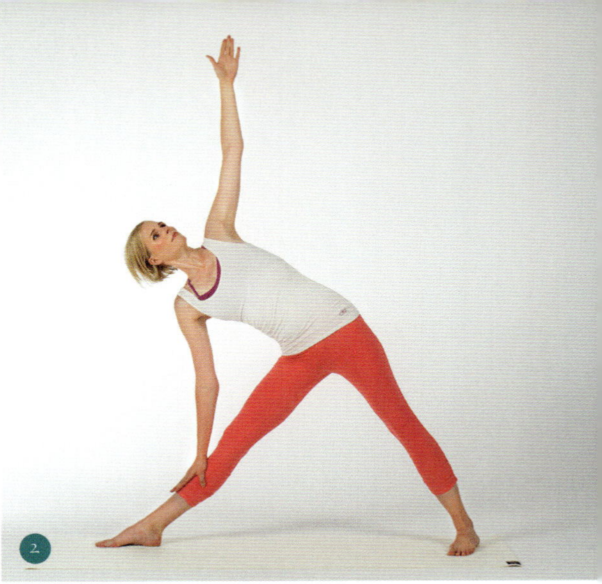

Utthita Trikonasana
Gestrecktes Dreieck

2| Stell dich an den Anfang deiner Yogamatte und mach mit dem linken Fuß einen großen Schritt nach hinten. Die Füße sind nun ziemlich genau eine Beinlänge voneinander entfernt.

Drehe den linken Fuß um ca. 90 Grad auf, die Fersen bleiben in einer Linie. Hebe die gestreckten Arme auf Schulterhöhe. Neige den Rumpf ausatmend nach rechts über dein Bein und führe die rechte Hand auf dein Schienbein. Atme tief ein und schaffe Länge in deinem Körper.

Strecke nun einatmend den linken Arm senkrecht nach oben. Die linke und rechte Schulter bilden eine Linie. Halte deinen Rücken lang und deine Körpermitte stabil. Die Beine sind gestreckt und die Füße gut geerdet.

Halte diese Übung für 4–8 Atemzüge. Übe auch die andere Seite.

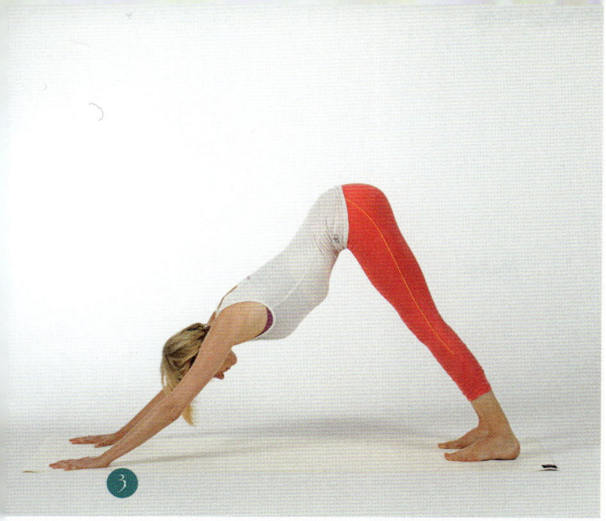

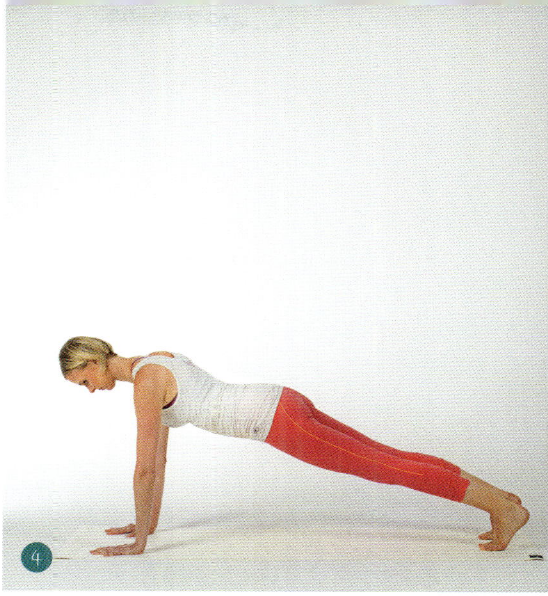

Adho Mukha Svanasana
Nach unten schauender Hund

3| Beginne im Vierfüßlerstand – die Knie sind hüftbreit und die Hände schulterbreit geöffnet. Die Hüfte befindet sich über den Knien und die Schultern über den Handgelenken. Deine Finger sind breit aufgefächert und drücken sanft in die Matte, damit sich das Gewicht gut verteilt. Der Kopf bleibt in der Verlängerung deiner Wirbelsäule.

Bringe nun deine Hände eine Handlänge nach vorne. Stell deine Zehenspitzen auf und hebe ausatmend deine Hüfte an. Deine Knie dürfen leicht gebeugt bleiben, wenn es angenehmer in der Rückseite deiner Beine ist. Deine Arme sind gestreckt, deine gespreizten Finger drücken gleichmäßig in den Boden. Der Unterbauch zieht in Richtung Oberschenkel, deine Sitzbeinhöcker strahlen wie zwei Scheinwerfer in den Himmel. Dein Rücken ist lang, dein Nacken ist entspannt. Deine Fersen sinken nach unten in Richtung Boden.

Bleibe 5–10 Atemzüge in dieser Haltung.

Phalakasana
Bretthaltung

4| Beginne im Vierfüßlerstand. Strecke dann dein rechtes Bein nach hinten aus. Stell die Zehenspitzen deines rechten Fußes auf und drücke diese fest in den Boden. Halte deine Körpermitte stabil und strecke dann dein linkes Bein nach hinten aus, ohne das Becken zu heben. Die Füße befinden sich hüftbreit auseinander. Die Oberschenkel sind fest und drehen etwas nach innen und oben in Richtung Decke. Das Schambein zieht sanft in Richtung Nasenspitze. Der Nacken befindet sich in Verlängerung der Wirbelsäule. Ziehe den Bauchnabel leicht nach innen und drücke dich kraftvoll aus den Schultern heraus. Die Fersen schieben nach hinten, weg von dir.

Halte diese Position 5–10 Atemzüge.

ÜBUNGSHINWEIS Halte deine Körpermitte stabil und versuche, den kompletten Körper in einer festen und geraden Linie, wie ein Brett, zu stabilisieren.

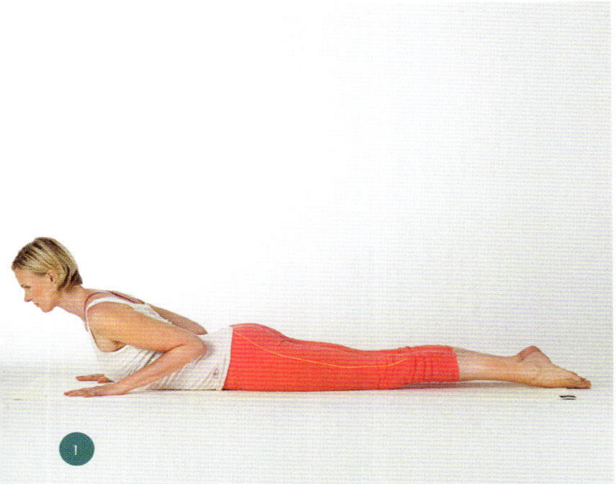

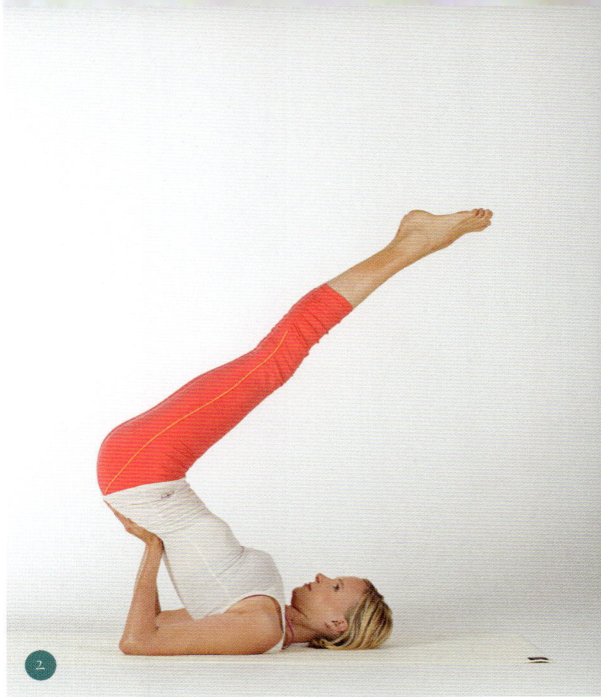

Bhujangasana
Kobra

1| Lege dich auf den Bauch. Lege deine Stirn vorerst auf der Matte ab. Deine Beine sind lang und hüftbreit geöffnet. Deine Fußrücken und dein Schambein drücken sanft in die Matte. Deine Handflächen stehen auf Schulterhöhe, die Ellbogen sind nah am Körper. Ziehe die Schulterblätter am Rücken zueinander und deine Schultern weg von den Ohren in Richtung Hosentaschen.

Spanne deine Oberschenkel und dein Gesäß an, gleichzeitig zieht dein Bauchnabel in Richtung Wirbelsäule. Deine Beckenbodenmuskeln sind aktiviert. Hebe nun einatmend den Brustkorb nur mit Kraft deines Rückens nach oben. Die Arme sollten lediglich eine leicht unterstützende Funktion dabei haben.

Halte diese Übung für 4–8 Atemzüge.

Salamba Sarvangasana
Unterstützter Schulterstand

2| Beginne in Rückenlage. Die Beine sind aufgestellt. Ziehe dann die Knie in Richtung Brustkorb, hebe dein Becken vom Boden ab und strecke die Beine nach oben. Unterstütze links und rechts den oberen Beckenrand mit den Händen. Beine und Oberkörper bilden einen Winkel von ca. 45 Grad.

Bleibe in dieser Haltung 5-10 Atemzüge. Zum Auflösen der Haltung löse die Hände vom Becken und rolle den Rücken behutsam, Wirbel für Wirbel, auf den Boden ab.

Für einige Atemzüge in der Rückenlage nachspüren. Nach dem Ablegen ist es angenehm, mit herangezogenen Knien etwas zu verweilen.

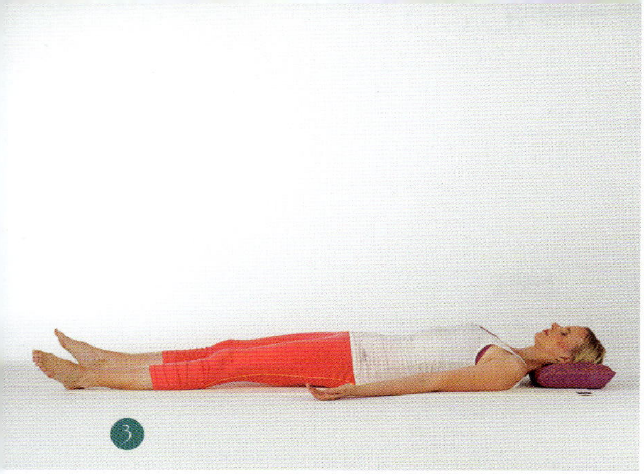

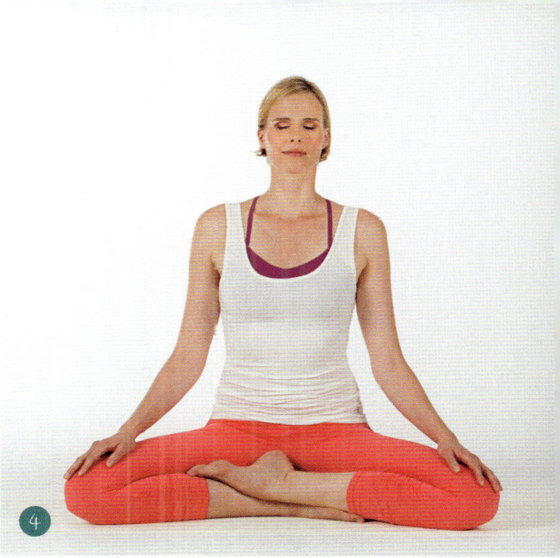

ENTSPANNUNG

SHAVASANA
Totenstellung

3| Übe deine Entspannung in einer bequemen Rückenlage. Wenn es angenehmer für dich ist, dann erhöhe deinen Kopf mit einer Unterlage und verwende eine leichte Decke zum Zudecken.

Lass die Beine entspannt aus den Hüftgelenken zur Seite sinken. Lege die Arme so neben dem Körper ab, dass du möglichst alle Spannungen in den Schultern loslassen kannst.

Ziehe die Schultern und die Schulterblätter sanft nach unten. Schließe die Augen und lass dich in deinen Körper fallen. Fokussiere deinen Geist und atme tief und langsam ein und aus. Erlaube dir, mit jeder Ausatmung etwas tiefer auf deine Unterlage zu sinken. Entspanne und komm zur Ruhe.

Verweile in Shavasana mehrere Minuten bis zu einer Viertelstunde.

MEDITATION

SUKHASANA
Schneidersitz
mit Shiva-Mantra

4| Setze dich nun wieder aufrecht und bequem auf deine Yogamatte oder einen Stuhl. Schließe deine Augen, entspanne deine Gesichtszüge und beginne damit, das Mantra (Seite 52) zu wiederholen. Mach dir dessen Bedeutung noch einmal bewusst. Es kann dir dabei helfen, tiefer in deine Meditation einzutauchen.

Führe diese Meditation 5–10 Minuten durch.

Um die Meditation zu verlassen, bewege deine Finger- und Zehenspitzen und bringe deine Aufmerksamkeit langsam in den Raum zurück. Atme tief ein und aus und öffne deine Augen.

! Stell dir für deine Meditation einen Wecker, dann kannst du dich ganz auf das Wiederholen des Mantras konzentrieren.

Konzentration & Ziele erreichen

Hoffnung und Zuversicht

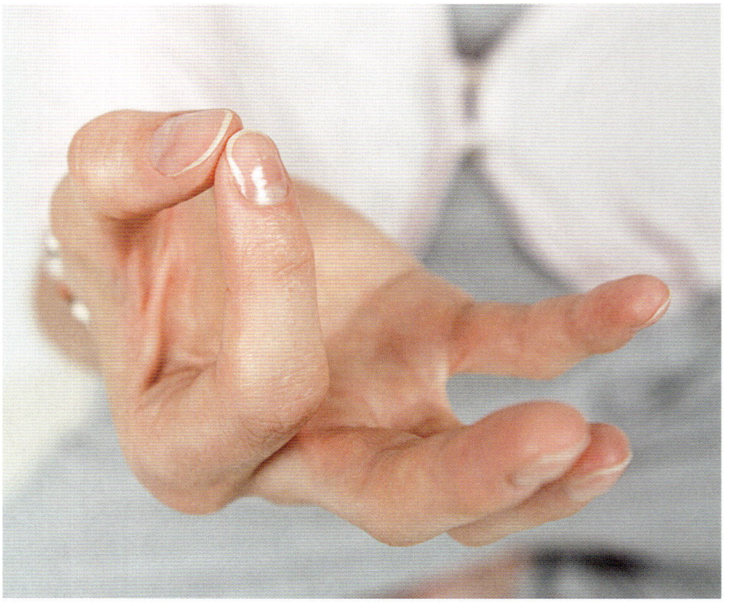

Bleib dran!
Bleib dran – und Klarheit wird kommen!
Bleib dran – und Erleichterung wird kommen!
Bleib dran – und Erfolg wird sich einstellen!

Yogi Bhajan

Konzentration ist die »Bündelung von Aufmerksamkeit«. Konzentration hält den Geist für eine lange Zeit auf eine Form, ein Objekt oder einen Gegenstand fokussiert. Die Fokussierung auf ein einziges Objekt ist nicht einfach, da sich unser Geist schnell ablenken lässt. Den Begriff »monkey mind« kennst du ja bereits. Hinzu kommt, dass wir in der modernen Gesellschaft Konzepte von Effizienz entwickelt haben, die von uns verlangen, jederzeit schnell auf Reize zu reagieren. So lassen wir uns ständig von dem ablenken, was wir gerade tun.

Unser Gehirn kann aber wesentlich effizienter arbeiten, und wir erzielen insgesamt bessere Resultate, wenn wir eins nach dem anderen machen und uns dabei auf das konzentrieren, was wir gerade – in diesem Moment – tun. Diese Konzentration unterstützt uns darin, unseren Geist zu beruhigen und Stress entgegenzuwirken. Um solch eine innere Ausrichtung zu finden, müssen wir Prioritäten setzen. Hierfür müssen wir erkennen, was wirklich wichtig ist, und wir müssen das Wesentliche vom Unwesentlichen unterscheiden.

Dazu sagt Patañjali, dass das Wesentliche auch immer langfristig wichtig ist, das Unwesentliche dagegen nicht.

Unser Übungsprogramm unterstützt dich dabei, dein Leben neu zu definieren und Prioritäten zu setzen.

Das Durga-Mantra sorgt für Hoffnung und Zuversicht und gibt dir die Kraft, dich deinen Problemen zu stellen und den dunklen, destruktiven Kräften in deinem Leben mit großer Gelassenheit zu begegnen.

Das Gyan-Mudra schenkt dir Ruhe, Klarheit und fördert deine Konzentration. Dieses Mudra nimmst du mit in deine Asana-Praxis und wendest sie in verschiedenen Positionen an.

Die Gleichgewichtshaltungen schulen deine Balancefähigkeit, kräftigen die Fußsohlen- und die Wadenmuskulatur. Die Qualität der tiefliegenden Stützmuskulatur wird allgemein verbessert. Die Haltungen fördern gleichzeitig deine Konzentration und helfen dir, deine Ziele zu erreichen.

Die Ujjayi-Atemübung schenkt dir Energie, da sie dein Atemvolumen vergrößert und deine Lebenskraft weckt. Ihr Merkmal – der sanfte Reibelaut – entsteht dadurch, dass die Muskeln der Stimmritze im Inneren des Kehlraums sich bis auf ca. ein Fünftel schließen. Die Luft muss jetzt durch diese winzige Öffnung, und dazu braucht man die Kraft der Atemmuskeln.

Gleichzeitig lernst du, dich zu konzentrieren und dir wirklich zu lauschen. Somit kannst du die Schwingung deines Atems auf das Feinste wahrnehmen. Dadurch klärt sich dein Geist und ein wichtiger Schritt auf deinem Übungsweg wird markiert.

Mantra

Durga-Mantra

OM SHRI DURGAYAI NAMAHA
OM – ich verneige mich vor Durga, der Großen Göttin, die alle Dämonen besiegt.

Dieses Mantra ist ein typisches Japa-Mantra, was bedeutet, dass es über einen bestimmten Zeitraum laut oder leise wiederholt wird, um mit dieser Botschaft den Geist zu durchtränken.

Durga ist die Große Göttin, in der alle Kraft der männlichen Götter zusammenfließt. Sie wird immer dann angerufen, wenn die dunklen Kräfte, also unsere Ängste, Sorgen, oder Zweifel, übermäßig werden und uns negativ beeinflussen. Durga bleibt stets ungerührt, gesammelt und lässt sich nie zu Wut, Zorn oder Groll hinreißen.

Aussprache
Aum schri durgaaje naamaahaa

So geht's
Verbinde dich imaginär mit dem Bild der Großen Göttin Durga. Stell dir vor, wie du ruhig, friedvoll und gelassen allen kräftezehrenden und destruktiven Kräften begegnen kannst.

Das bringt's
- Sorgt für Zuversicht und Hoffnung.
- Fördert innere Ruhe.
- Schenkt Kraft und unterstützt Entschlossenheit.

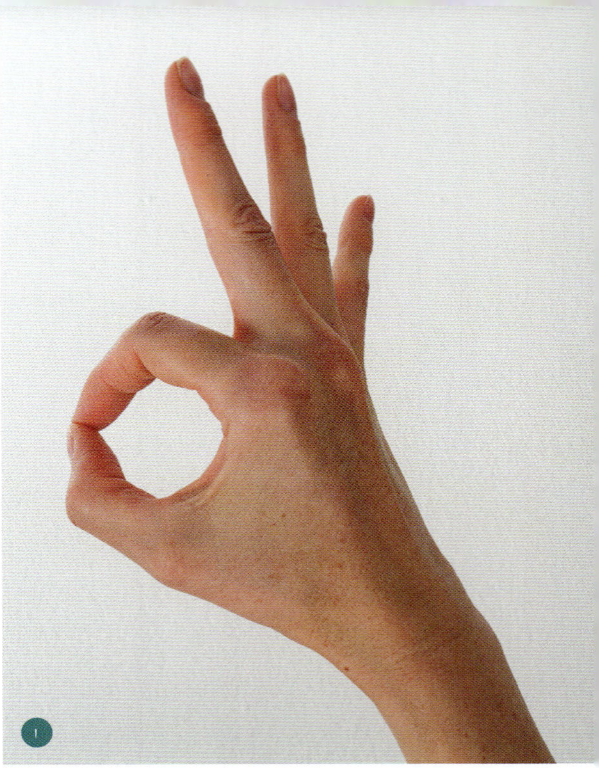
1

Mudra

GYAN-MUDRA
Mudra der Ruhe und Klarheit

So geht's
1 | Führe die Spitzen von Daumen und Zeigefinger einer Hand zusammen, sodass sie sich ganz natürlich und entspannt berühren. Die restlichen drei Finger sind locker und dabei leicht gestreckt.

Das bringt's
- Fördert die Konzentration (auch während des Übens von Asanas).
- Hilft bei Schlafstörungen, Nervosität, hohem Blutdruck und Depression.
- Unterstützt bei der Entwöhnung, wenn das Verlangen (etwa nach einer Zigarette oder Schokolade) zu groß wird.

Atemübung

Ujjayi

Die Atemübung mit Reibelaut nennt sich im Yoga Ujjayi-Atmung oder »die siegreiche Atmung«. Die Ujjayi-Atmung ist eine sehr effektive Technik zur Atemverlängerung. Wir stellen dir eine Einstiegsvariante dieser Übung vor.

So geht's

2| Setz dich aufrecht und bequem an einen stillen, gut gelüfteten Ort. Schließe deine Augen und entspanne deine Gesichtsmuskeln mit einem sanften Lächeln. Nimm diese Sitzhaltung für einen Moment bewusst wahr.

Lege dann deine Aufmerksamkeit auf deine Atmung. Atme einige Male mit geflüstertem Hauchlaut »haaaa« durch den offenen Mund aus, als würdest du einen Spiegel anhauchen.

3| Übe nun mit geschlossenem Mund weiter. Atme durch die Nase in den Brustkorb ein. Ziehe hierbei den Unterbauch leicht nach innen. Atme mit Hauchlaut aus und entspanne die Bauchdecke.

Spüre den entstehenden sanften Reibelaut mehr und mehr in deiner Kehle und deiner Brust. Verringere den hörbaren Reibelaut und lass diese Atmung immer sanfter werden. Atme mit dieser Technik 2 bis 5 Minuten.

Ist das Atmen zu anstrengend? Dann mach eine Pause und gähne, wenn du möchtest.

Anschließend lass deinen Kehlkopf wieder entspannt und die Stimmbänder locker. Atme noch für einen Moment ganz natürlich und nimm dir ein wenig Zeit zum Nachspüren.

Das bringt's

- Vergrößert die Atemkraft und das Atemvolumen.
- Verlängert die Atmung und trainiert das Zwerchfell.
- Erfrischt und schenkt Energie.
- Macht den Geist klar.

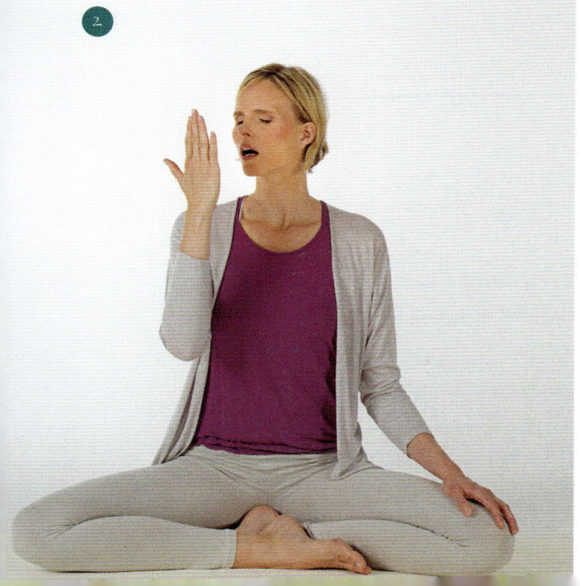

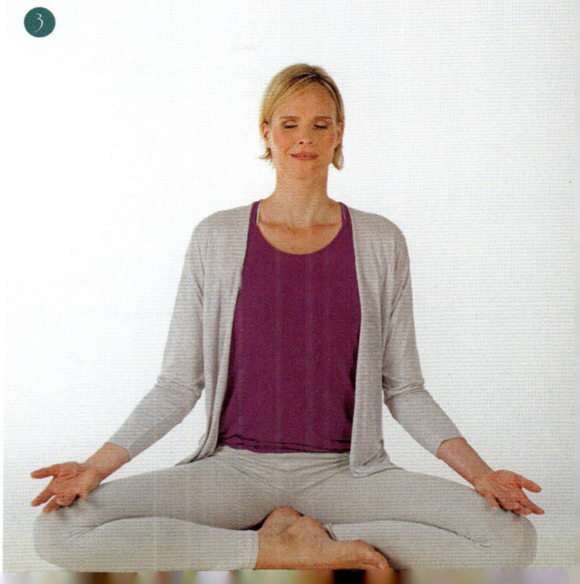

Übungsprogramm

ANKOMMEN ZUM ANKOMMEN ÜBE DAS FESTSTEHENDE RITUAL, WIE ES AUF SEITE 28 BESCHRIEBEN IST.

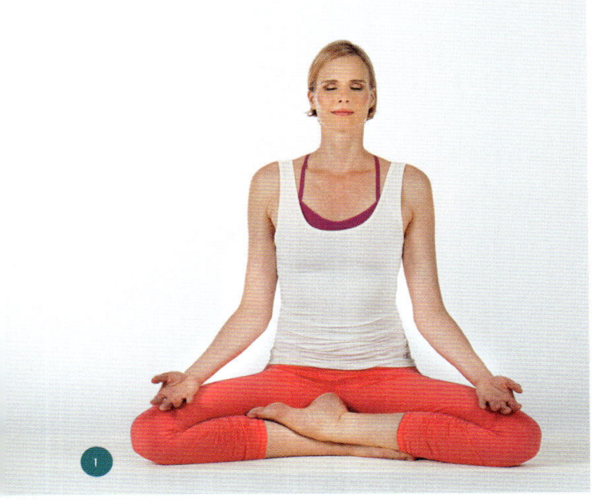

1

EINSTIMMUNGSPHASE

Sukhasana
Schneidersitz mit Ujjayi-Atmung

1| Setze dich aufrecht auf deine Yogamatte in den Schneidersitz. Wenn du möchtest, verwende gerne eine Sitzunterlage. Du solltest bequem sitzen, um dich auf deine Atemübung konzentrieren zu können. Schließe für einen Moment deine Augen und entspanne deine Gesichtsmuskeln mit einem sanften Lächeln. Lege zunächst für einige Momente deine Aufmerksamkeit auf deine natürliche Atmung. Dann übe die Ujjayi-Atmung, wie auf Seite 65 beschrieben.

ÜBUNGSHINWEIS Integriere diese kraftvolle Atemtechnik nun in die folgende Übungspraxis. Konzentriere dich darauf, die Abfolge der Asanas mit deinem Atemfluss zu verbinden.

KÖRPERÜBUNGEN

Füsse massieren

2| Schenke deinen Füßen zu Beginn dieses Übungsprogramms eine aktivierende Massage. Diese wird dich darin unterstützen, in den Stehhaltungen mehr Stabilität zu bekommen.

Bei der Fußmassage darfst du ruhig fester zugreifen, ein starker Druck wirkt gerade an den reflexzonenreichen Fußsohlen stimulierend. Gehe auf dein persönliches Empfinden ein und spüre, was dir gut tut.

Greife auch zwischen deine Zehen, bewege sie in alle Richtungen und ziehe jeden einzelnen vorsichtig in die Länge.

Achte darauf, nicht nur Fußballen, Hacke und Zehen, sondern auch das sogenannte Gewölbe an der Fußsohle, die Fußoberseite und dein Fußgelenk miteinzubeziehen.

! Verwende keine Creme vor den Körperübungen, da du sonst auf der Matte ins Rutschen kommst.

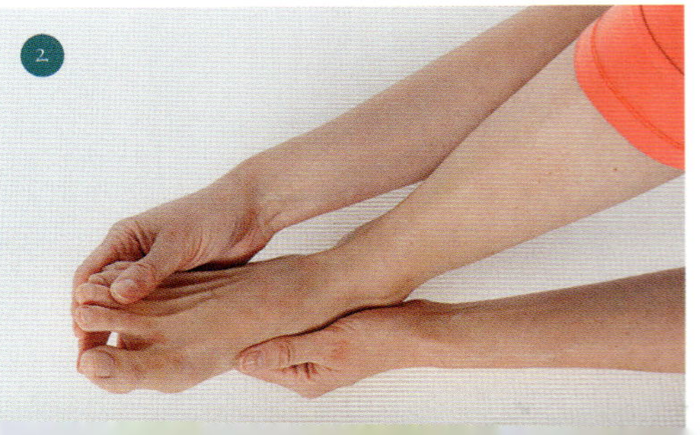

2

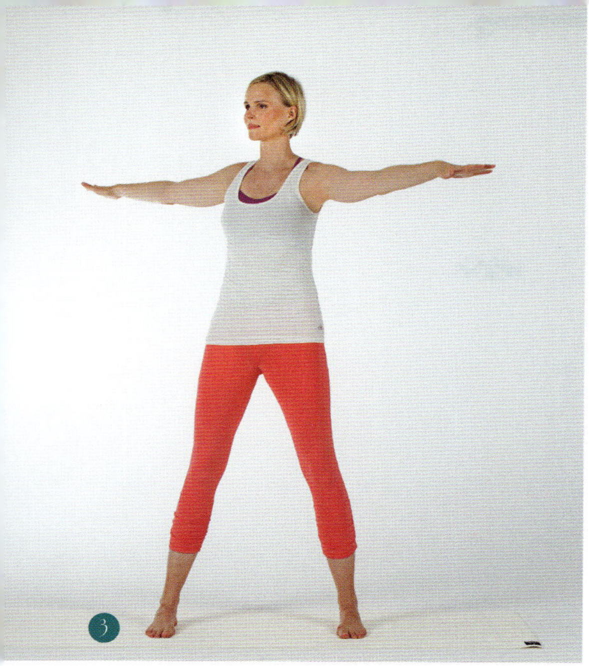

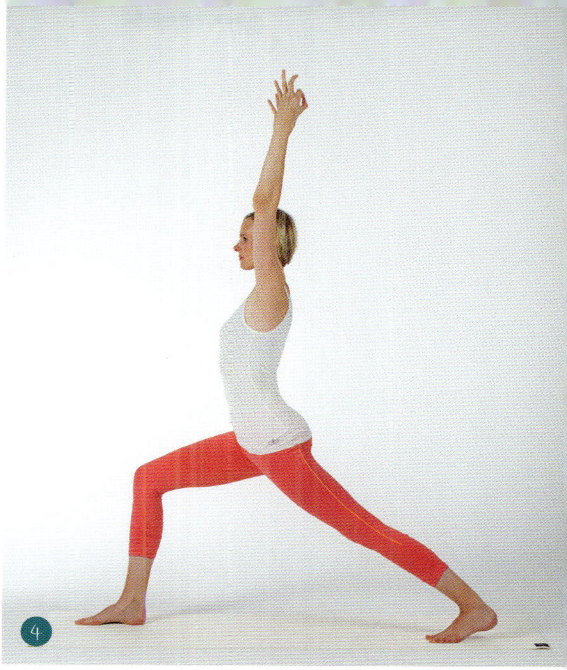

Parivritta Tadasana
Gedrehter Berg

3 | Komm zum Stehen und strecke die Arme seitlich in Schulterhöhe aus. Die Füße stehen weit auseinander und haben einen stabilen Stand auf dem Boden. Atme aus und drehe dabei deinen Körper nach rechts. Dein Blick folgt der rechten Hand. Mit der Einatmung komm zurück zur Mitte. Mit der nächsten Ausatmung nach links drehen.

Wiederhole die Bewegung 8 Mal dynamisch in deinem Atemtempo und lass dabei die Arme aktiv zur Seite ausgestreckt.

DEIN WARM-UP Je nachdem, wie viel Zeit du hast und was gerade dein Bedürfnis ist, übe nun den Sonnengruß in deinem Atemtempo 5–10 Mal. Die Beschreibung findest du auf den Seiten 44 bis 47.

Virabhadrasana I
Kriegerhaltung I

4 | Stell dich an den Anfang deiner Yogamatte und mach mit dem linken Fuß einen großen Schritt nach hinten. Die Füße sind hierbei mindestens eine Beinlänge voneinander entfernt. Die rechte Ferse drückt in die Matte. Beuge das rechte Knie, bis der Oberschenkel parallel zum Boden steht. Senke das Steißbein. Achte darauf, dass dein Rücken lang bleibt und die Schultern entspannt nach unten sinken. Hebe die gestreckten Arme schulterbreit nach oben, die Handflächen zeigen zueinander. Halte deinen Nacken lang und richte den Blick nach vorne. Die Beine sind kraftvoll und die Füße gut geerdet.

Halte diese Übung für 5–8 tiefe Atemzüge und übe dann die andere Seite.

ÜBUNGSHINWEIS Integriere hier das Gyan-Mudra!

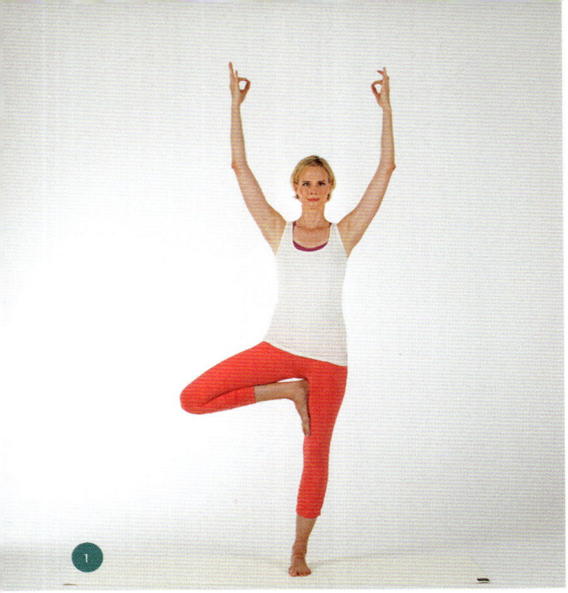

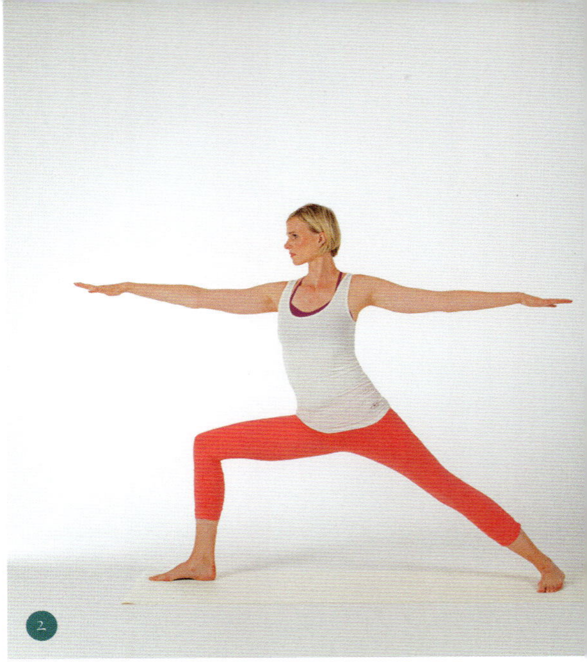

Vrikshasana
Baum

1| Stehe zunächst mit beiden Füßen auf deiner Matte. Verwurzele dich mit dem linken Fuß im Boden. Hebe nun den rechten Fuß, umfasse ihn mit der rechten Hand und führe ihn auf die Innenseite des linken Oberschenkels. Dieser Fuß drückt gegen deinen Oberschenkel und andersrum. Das Knie zeigt nach rechts außen. Strecke deine Arme nach oben und halte sie etwas mehr als schulterbreit auseinander. Dabei sind die Arme und Handflächen nach innen gedreht und die Schultern ziehen weg von den Ohren in Richtung Boden. Deine Körpermitte ist stabil.

Halte diese Übung für 4–8 tiefe Atemzüge und übe dann die andere Seite.

ÜBUNGSHINWEIS Integriere hier das Gyan-Mudra!

Virabhadrasana II
Kriegerhaltung II

2| Stell dich an den Anfang deiner Yogamatte. Mach nun mit dem linken Fuß einen großen Schritt nach hinten, sodass du in einem großen Ausfallschritt stehst. Das rechte Kniegelenk bildet einen 90-Grad-Winkel. Das linke Bein ist aktiv nach hinten ausgestreckt, der Fuß ist etwas ausgedreht, die Fußaußenkante drückt in die Matte. Hebe nun deine Arme so weit an, dass sie in einer Linie und parallel zum Boden ausgerichtet sind. Die Handflächen zeigen nach unten. Ziehe die Schultern entspannt in Richtung Boden. Deine Körpermitte ist stabil und dein Becken aufgerichtet.

Halte diese Übung für 4–8 tiefe Atemzüge und übe dann die andere Seite.

ÜBUNGSHINWEIS Auch bei dieser Übung kannst du das Gyan-Mudra integrieren!

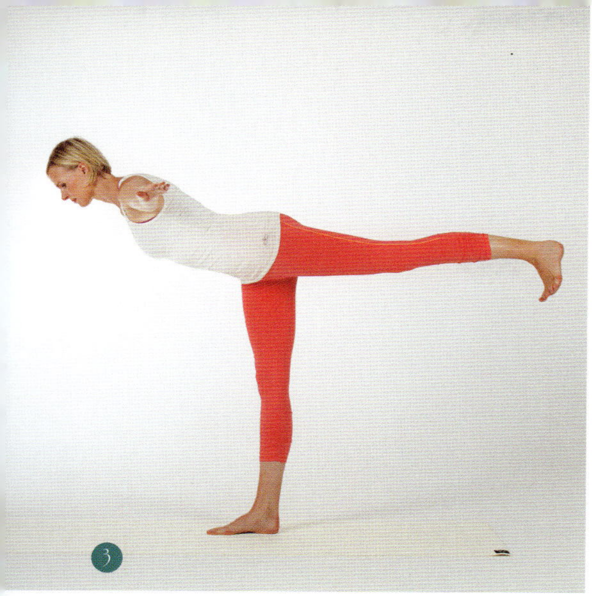

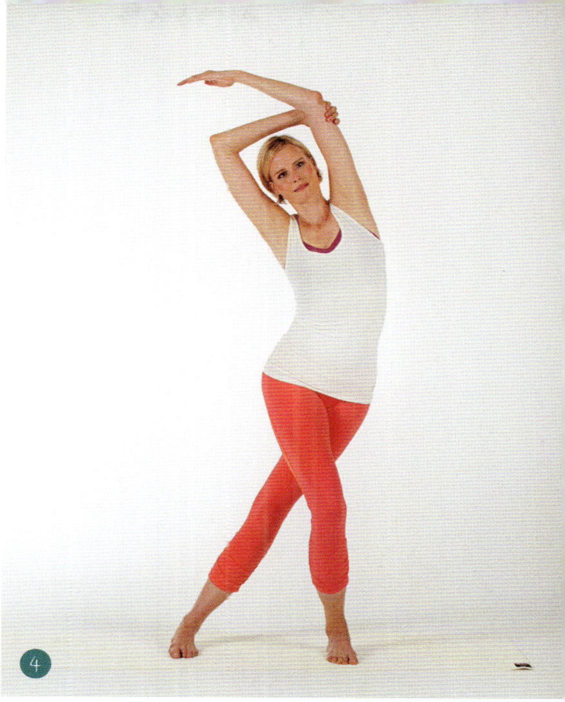

Virabhadrasana III
Kriegerhaltung III

3| Komm auf deiner Matte in einen aufrechten Stand und verwurzele dich mit dem rechten Fuß im Boden. Mach zunächst einen etwas kleineren Schritt mit dem linken Fuß nach hinten. Dabei kannst du dich mit den Händen in der Hüfte stabilisieren. Lehne dich nach vorn und strecke deine Arme schulterbreit zur Seite aus. Der Blick ist nach unten gerichtet. Hebe nun das hintere Bein, achtsam balancierend, so weit an, bis es sich parallel zum Boden befindet. Die Zehen zeigen nach unten. Führe nun den Oberköper parallel zum Boden nach vorne, sodass du von der Seite wie ein großes »T« aussiehst. Deine Körpermitte ist aktiviert. Dein Standbein ist gestreckt und fest, aber das Knie nicht ganz durchgedrückt. Der Blick ist nach unten gerichtet, der Nacken ist lang.

Halte diese Übung für 4–8 tiefe Atemzüge und übe dann die andere Seite.

Dehnung der lateralen Faszienlinie

4| Komm auf deiner Matte in einen aufrechten Stand. Kreuze nun das rechte Bein über das linke. Das rechte Bein ist dabei gebeugt, das linke Bein zur Seite ausgestreckt. Greife dann mit der rechten Hand an den linken Ellbogen. Neige dich nach rechts und dehne deine linke Körperseite in die Länge.

Halte diese Übung für 4–8 tiefe Atemzüge und übe dann die andere Seite.

Wenn man auf ein Ziel zugeht, ist es äußerst wichtig, auf den Weg zu achten. Denn der Weg lehrt uns am besten, an das Ziel zu gelangen, und er bereichert uns, während wir ihn zurücklegen.

Paulo Coelho

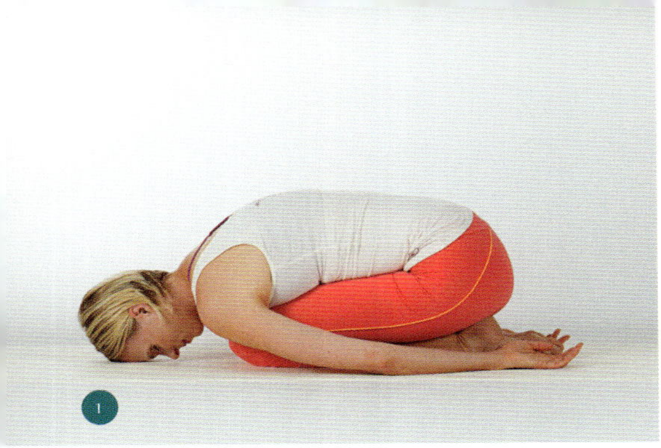

1

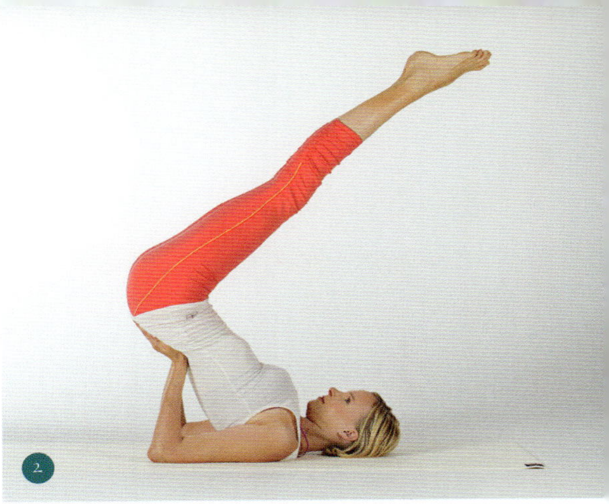

2

Balasana
Kindeshaltung

1| Gehe nach den vorangegangenen Stehhaltungen in die Kindeshaltung, um dich für einen Moment auszuruhen und nachzuspüren.

Lege dazu langsam deinen Bauch auf den Oberschenkeln ab und senke die Stirn auf den Boden. Die Arme liegen seitlich neben dem Körper, die Handflächen zeigen nach oben. Alternativ kannst du deine Hände unter die Stirn legen. Probiere aus, welche Variante im Nacken angenehmer für dich ist.

Entspanne deine Schultern, deinen Nacken und deinen Oberkörper. Lass dich mit jeder Ausatmung schwerer auf die Oberschenkel sinken.

Bleibe in dieser Haltung für 5–10 Atemzüge.

ÜBUNGSHINWEIS Achte besonders in den Ruhephasen zwischen zwei Yogaübungen auf die inneren, feinen Nachwirkungen der vorangegangenen, äußerlichen Stimulierungen und Impulse.

Salamba Sarvangasana
Unterstützter Schulterstand

2| Lege dich zunächst auf den Rücken, deine Arme liegen gestreckt neben dem Körper, die Handflächen zeigen zum Boden. Hebe die Beine und komm in eine kleine Kerzenstellung. Die Arme sind schulterbreit angewinkelt und stützen den unteren Rücken. Deine Beine sind gestreckt. Das Gewicht ruht auf deinen Schultern.

Bleibe in dieser Haltung für 5–10 Atemzüge.

! Alternativ kannst du in Rückenlage die Beine an einer Wand hochlegen. Diese leichtere Variante eignet sich gut bei Nackenbeschwerden, Bluthochdruck oder während der Menstruation.

Apanasana
Knie an Brust

3| Lege dich mit dem Rücken flach auf den Boden. Winkle deine Beine an und ziehe sie ausatmend mit beiden Händen zum Brustkorb heran.

Verweile in dieser Haltung etwa 1–2 Minuten.

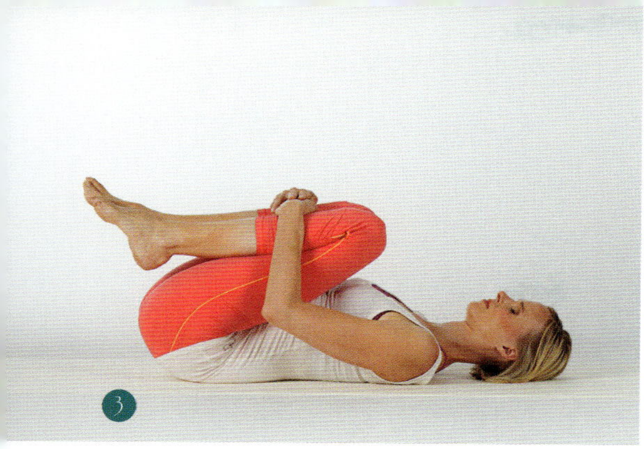

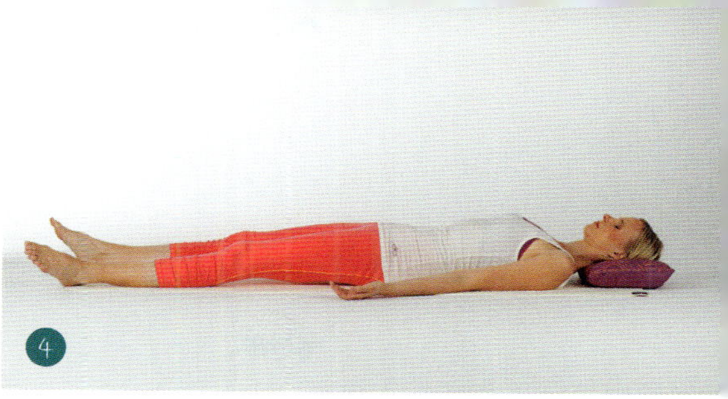

WIRKUNG Apanasana ist eine schöne Ausgleichsposition. Sie dehnt und entspannt vor allem den unteren Rücken. Eine Wohltat nach den vorausgegangenen Stehhaltungen.

ENTSPANNUNG

SHAVASANA
Totenstellung

4| Komm auf deiner Yogamatte in eine entspannte Rückenlage und decke dich bei Bedarf zu.

Lass die Beine zur Seite sinken. Lege die Arme so neben dem Körper ab, dass du alle Spannungen in den Schultern loslassen kannst. Schließe die Augen und erlaube dir, mit jeder Ausatmung etwas tiefer auf deine Unterlage zu sinken.

IMAGINATION »Es gibt jetzt nichts mehr für mich zu tun. Die Anstrengungen der Yogahaltungen waren nur für diesen Augenblick meiner Entspannung gedacht.«

Verweile so mehrere Minuten bis zu einer Viertelstunde.

MEDITATION

SUKHASANA
Schneidersitz
mit dem Durga-Mantra
OM SHRI DURGAYE NAMAHA

5| Setze dich wieder aufrecht auf deine Yogamatte in einen bequemen Sitz und beginne mit dem Mantra, wie auf Seite 64 beschrieben.

Nimm dir hierfür mindestens 5 Minuten oder länger Zeit.

Verlass die Meditation nicht zu schnell. Bewege die Finger und die Zehen, strecke und räkle dich, atme einige Male tief ein und aus. Erst dann gehst du wieder deinen alltäglichen Aufgaben nach.

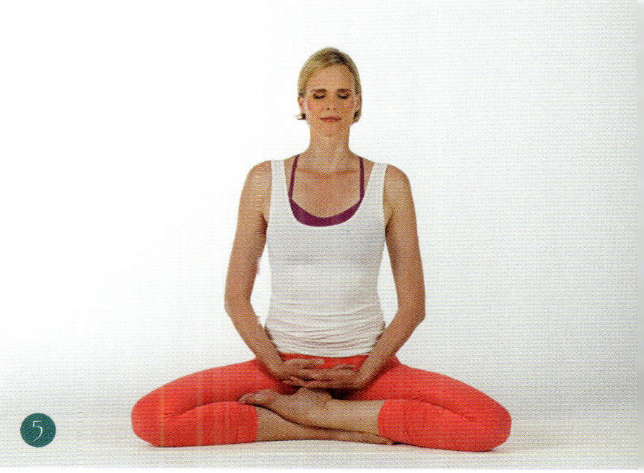

Balance & Ausgeglichenheit

Reichtum des Lebens

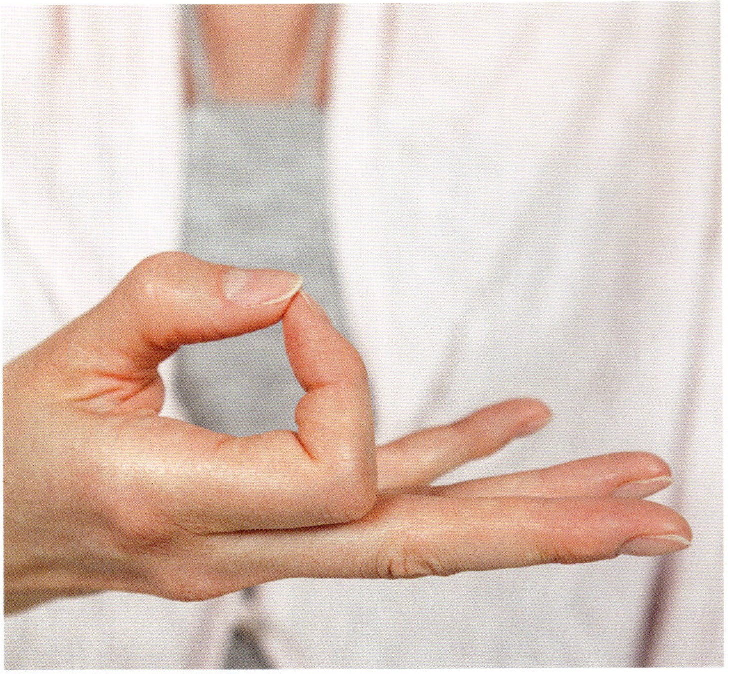

Jenseits ist Fülle, diesseits ist Fülle, aus der Fülle kommt die Fülle hervor.
Nimmt man die Fülle aus der Fülle, so bleibt nichts als Fülle.

Katha-Upanishad

Ständig bemühen wir uns, die Balance zwischen Beruf und Familie, zwischen Kindern und Partner, zwischen Hausarbeit und Muße zu finden. Man kann sagen, das ganze menschliche Leben ist eine Art Balanceakt.

Oft fühlen wir uns dann doch überfordert und gestresst. Dabei wünschen wir uns Ausgeglichenheit. Es ist ganz normal, dass es Zeiten der Anstrengung und ebenfalls Zeiten der Entspannung gibt. Nur wenn die Erholung zu kurz kommt und man keine Zeit mehr zum Rückzug findet, fühlen wir uns meist unausgeglichen. Wie schaffen wir es also, wieder eine gewisse Balance zu finden, die für uns wichtig ist?

Als Erstes können wir uns dessen bewusst werden, dass schon alles da ist, was wir brauchen. Und dass auch alles im richtigen Moment kommt. Wir dürfen darauf vertrauen, dass das Leben gut für uns sorgt. Indem du zum Beispiel gerade dieses Buch liest, bekommst du eine kleine Hilfestellung, um wieder in deine Balance zu finden.

Die Asanas geben dir die Gelegenheit, auf der Yogamatte in aller Ruhe und mit hoher Achtsamkeit ganz bewusst auszuprobieren, was dir im Moment gut tut. Wenn sich der Fokus deines Übens darauf richtet, immer wieder aufs Neue zu erkunden, was gerade stimmig ist, wirst du dir dadurch einen hohen Grad an Achtsamkeit aneignen. Und genau damit bist du gegen die gegensätzlichen Kräfte des Alltags gerüstet. Dadurch kannst du für dich – aus dem Reichtum des Lebens – wählen, was dich dabei unterstützt, wieder in deine Mitte zu finden und in ihr zu verweilen. So findest du in deine Balance und in deine Ausgeglichenheit.

Deine Balancierfähigkeit wird mit den Übungen dieses Programms unterstützt. Das Mantra schenkt Gelassenheit, das Purn-Gyan-Mudra stärkt dein körperliches und seelisches Gleichgewicht, und das Nadi Sodana-Pranayama wirkt ausgleichend und entspannt den ganzen Körper.

Mag dir dies und das gescheh'n,
lerne still darüber zu steh'n,
sieh dir selber schweigend zu,
bis das wilde Herz in Ruh.

Christian Morgenstern

Mantra

OM MANI PADME HUM
Om, Juwel im Lotus

Das Mantra verstärkt sowohl das Mitgefühl, als auch das Verständnis und die Klarheit.

Zu den sechs Silben gibt es zahlreiche Interpretationen. Dies ist Ausdruck davon, dass vielen Sanskrit-Silben eine weite, wenn nicht allumfassende Bedeutung zugeschrieben wird, die sich nur schwer in konkrete Worte fassen lässt. *Om* ist dabei der vielschichtigste Laut überhaupt. Er steht sowohl für Gott, für das Sein und für den kosmischen Urlaut. *Mani* wird mit Juwel oder Kostbarkeit übersetzt, *Padma* mit Lotus. *Hum* ist eine Art Bekräftigung, bedeutet aber auch Weisheit.

Wörtlich übersetzt lautet das Mantra: »Om, Juwel im Lotus«, oder »Om im Juwelen-Lotus«.

Aussprache
Aum maani peme hung

So geht's
Konzentriere dich auf dein Herz und stell dir vor, wie es sich mit goldenem Licht füllt. Diese Energie, deine Herzenswärme, schicke in Gedanken an jene Menschen in deinem Leben, die dir wichtig sind.

Das bringt's
- Es ist »das« Symbol für den Weg der Erleuchtung.
- Stärkt das Mitgefühl für sich und andere.
- Schenkt Gelassenheit.

Mudra

PURN-GYAN-MUDRA
Mudra des inneren Gleichgewichts

So geht's
1| Setze dich in den Lotussitz oder Schneidersitz. Führe die Spitzen von Daumen und Zeigefinger beider Hände zusammen, die restlichen drei Finger sind locker gestreckt. Führe nun die rechte Hand auf die Höhe deines Herzens und drehe die Hand so, dass die Handflächen nach innen, oben oder außen zeigen. Die linke Hand ruht innen auf dem linken Knie, die Finger zeigen dabei nach unten. Wenn du die Handfläche der rechten Hand so drehst, dass sie zum Körper zeigt und am Brustkorb lehnt, kannst du deine Schultern entlasten.

Das bringt's
- Stärkt das körperliche und seelische Gleichgewicht.
- Unterstützt die mentalen Kräfte.
- Fördert die Fähigkeit zur Hingabe.

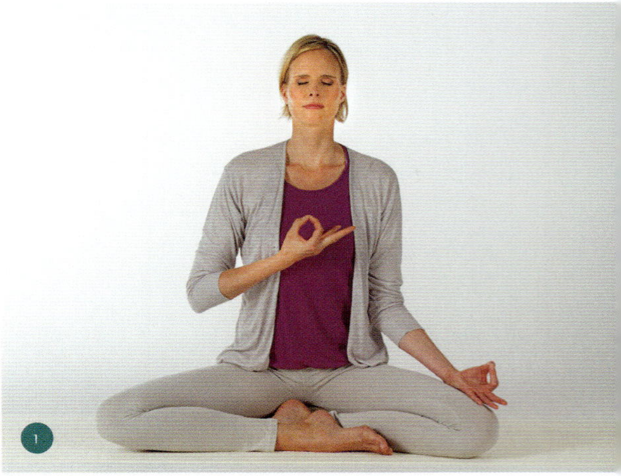

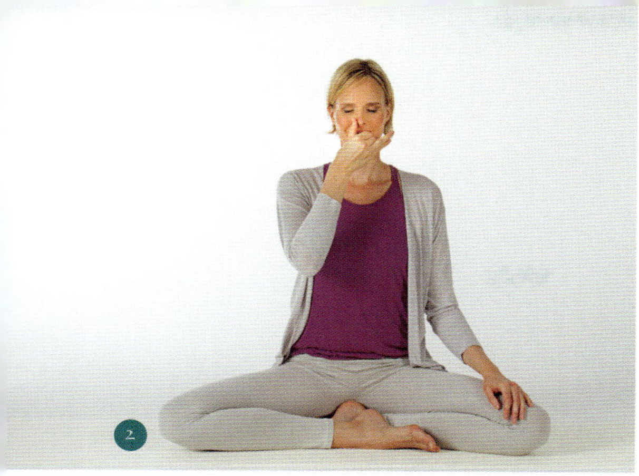

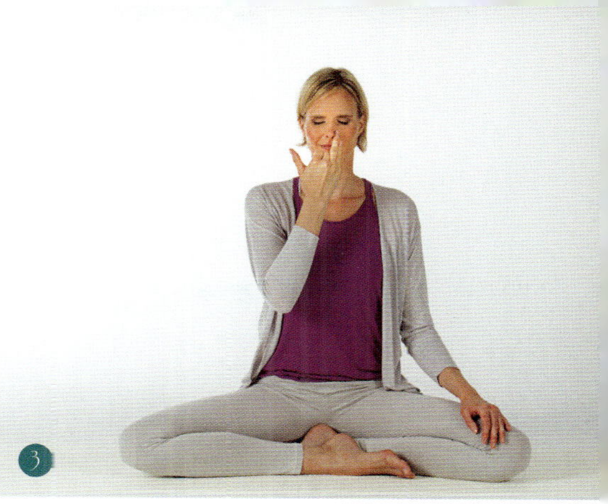

Atemübung

Nadi Sodhana

Die Wechselatmung

Das rechte Nasenloch steht für die Sonnenenergie in uns, männlich und kraftvoll. Das linke Nasenloch für die Mondenergie, weiblich und nach innen gerichtet. Die Wechselatmung schafft einen Ausgleich der Polaritäten.

So geht's

Sitze bequem und schließe deine Augen.

Zur Vorbereitung der rechten Übungshand legst du den Zeige- und Mittelfinger am Daumenballen an. Die anderen Finger bleiben ausgestreckt.

2| Atme einmal durch beide Nasenlöcher vollständig ein und aus. Schließe mit dem Daumen das rechte Nasenloch. Atme tief und langsam durch das linke Nasenloch ein.

3| Schließe nun mit dem rechten Ringfinger auch das linke Nasenloch. Verharre kurz in der Atemfülle. Löse den rechten Daumen vom rechten Nasenloch und atme aus. Verharre kurz in der Atemleere. Atme durch das rechte Nasenloch wieder ein. Das linke Nasenloch ist noch immer geschlossen.

Schließe nun wieder das rechte Nasenloch mit dem rechten Daumen. Verharre kurz in der Atemfülle. Löse den rechten Ringfinger vom linken Nasenloch und atme aus. Wiederhole diesen Zyklus 10–20 Mal.

Anschließend lass deinen Atem wieder natürlich fließen und spüre für einige Minuten nach.

Das bringt's

- Hilft die Nasendurchgänge zu öffnen.
- Wirkt vorbeugend gegen Erkältungskrankheiten.
- Hilft bei Allergien und Asthma.
- Dient der Reinigung der Energiebahnen im Körper (Nadis).
- Verbessert die Zellatmung.
- Wirkt ausgleichend und entspannt den ganzen Körper.
- Wirkt harmonisierend auf alle Körpersysteme.

PRANAYAMA Nadi Sodhana ist ein typisches, häufig durchgeführtes Pranayama im Yogaunterricht.

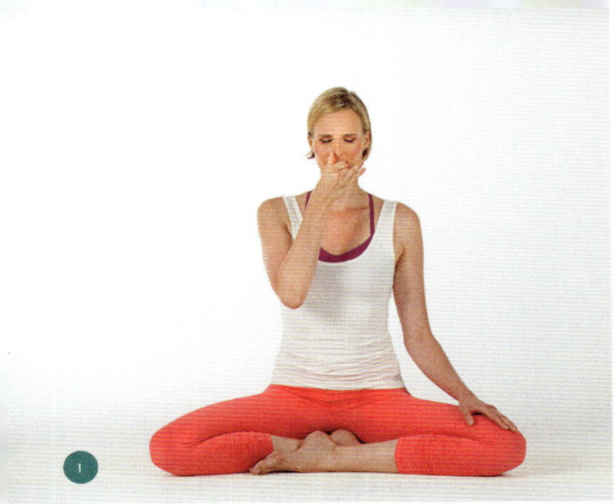

1

Übungsprogramm

Ankommen Zum Ankommen übe das feststehende Ritual, wie es auf Seite 28 beschrieben ist.

Einstimmungsphase

Sukhasana
Schneidersitz
mit Nadi Sodhana-Pranayama

1| Setze dich aufrecht auf deine Yogamatte in den Schneidersitz. Wenn du möchtest, gerne auf eine Sitzunterlage. Du solltest bequem sitzen, um dich auf dein Pranayama konzentrieren zu können. Schließe für einen Moment deine Augen und entspanne deine Gesichtsmuskeln mit einem sanften Lächeln. Lege dann deine Aufmerksamkeit auf deine Atmung. Übe nun das Nadi Sodhana-Pranayama, wie auf Seite 75 beschrieben.

»Die regelmäßige Praxis von Pranayama verringert die Blockaden, die uns an einer klaren Wahrnehmung hindern.«
Yogasutra 2.52

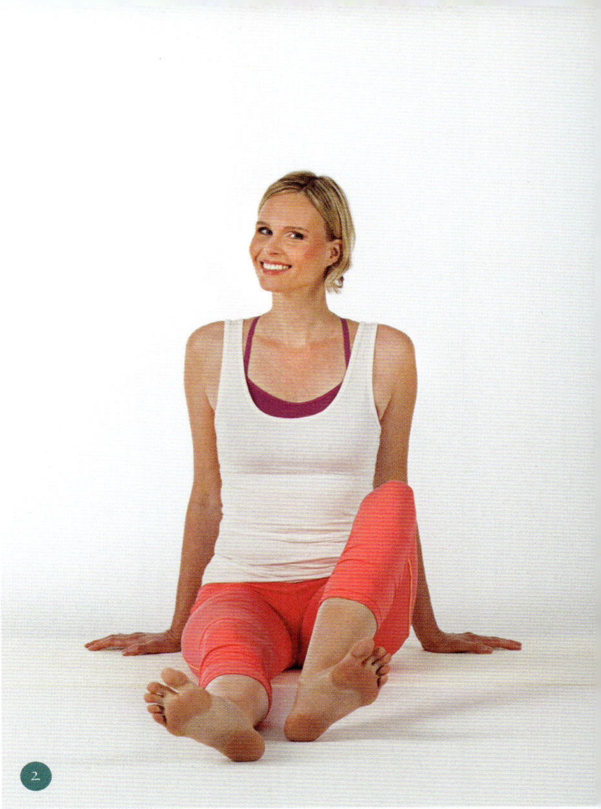

2

Körperübungen

Aktivierung der Füße 1
Fußgelenke mobilisieren

2| Strecke nun die Beine aus und bewege deine Fußgelenke und Füße für ca. 1 Minute in die verschiedensten Richtungen. Spüre in deine Füße hinein und mach diejenigen Bewegungen, die dir gut tun.

Gerne kannst du auch verschiedene Bewegungen mit den ganzen Beinen machen. Lass dich hierbei einfach von deiner Intuition und Experimentierfreudigkeit leiten.

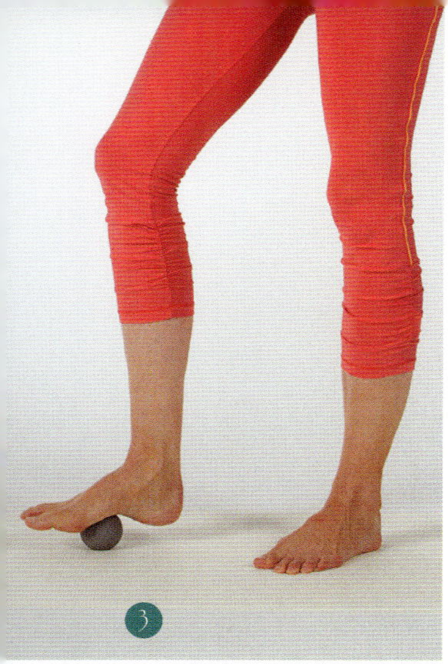

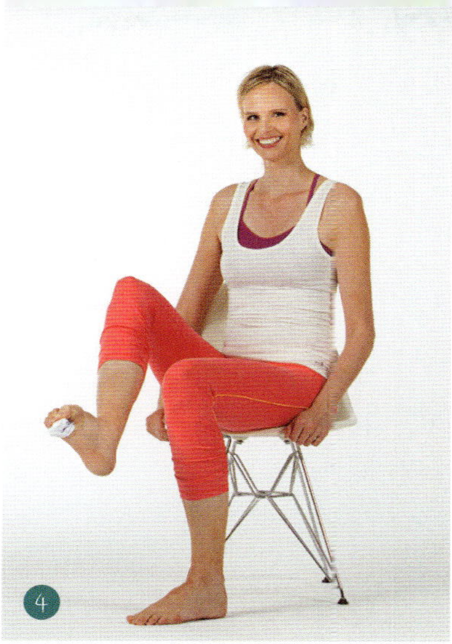

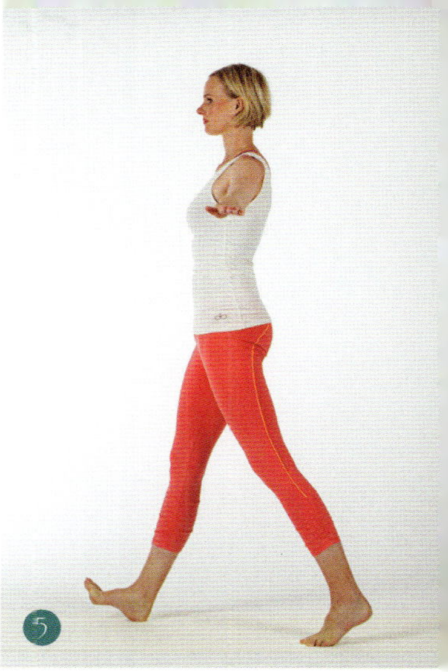

AKTIVIERUNG DER FÜSSE II
Plantarfaszie ausrollen

3| Im Stehen oder Sitzen legst du einen Tennis- oder Golfball unter deinen rechten Fuß und fängst an, deinen ganzen Fuß auszurollen. Von den Zehen über das Fußgewölbe zur Ferse, die Fußinnen- und die Fußaußenseiten. Gib so viel Druck auf den Ball, wie es sich angenehm für dich anfühlt.

Nimm dir für jeden Fuß 2–3 Minuten Zeit.

AKTIVIERUNG DER FÜSSE III
Zehenkralle

4| Setze dich auf einen Stuhl und zerknülle ein Blatt Papier mit den Füßen. Greife dann mit den rechten Zehen das Papierknäuel, hebe es hoch und lege es nach links wieder ab. Dann greife mit den linken Zehen danach und lege es nach rechts, und so weiter.

Wiederhole diese Übung etwa 10–15 Mal.

TADASANA
Berghaltung in Balance

5| Komm in einen bequemen, hüftbreiten Stand. Gehe dann in eine natürliche Schrittstellung, wobei der rechte Fuß vorne und der linke hinten ist. Hebe die hintere Ferse an und komm auf deinen Zehenballen zum Stehen. Dann hebst du die vorderen Zehen an und kommst auf deiner Ferse zum Stehen. Die Arme streckst du auf Schulterhöhe zur Seite aus, sie helfen dir dabei, das Gleichgewicht zu halten.

Balanciere in dieser Position 5–10 Atemzüge und übe dann die andere Seite.

DEIN WARM-UP Je nachdem, wie viel Zeit du hast und was gerade dein Bedürfnis ist, übe nun den Sonnengruß in deinem Atemtempo 5–10 Mal. Die Beschreibung findest du auf den Seiten 44 bis 47.

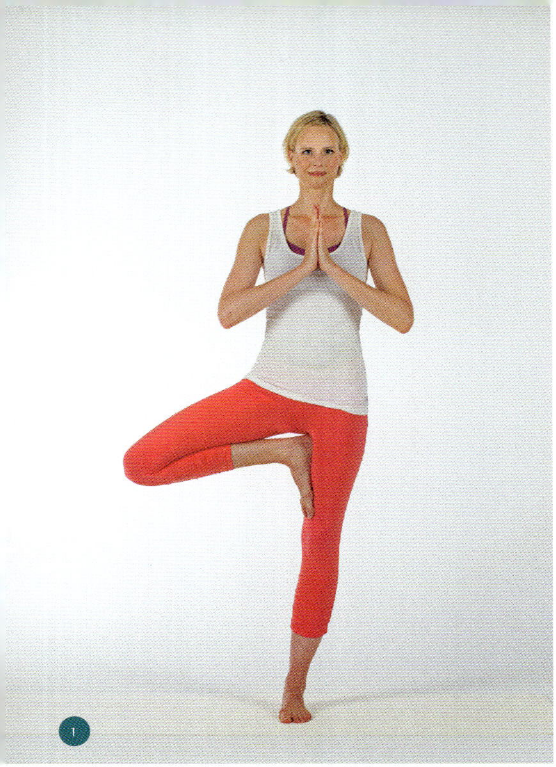

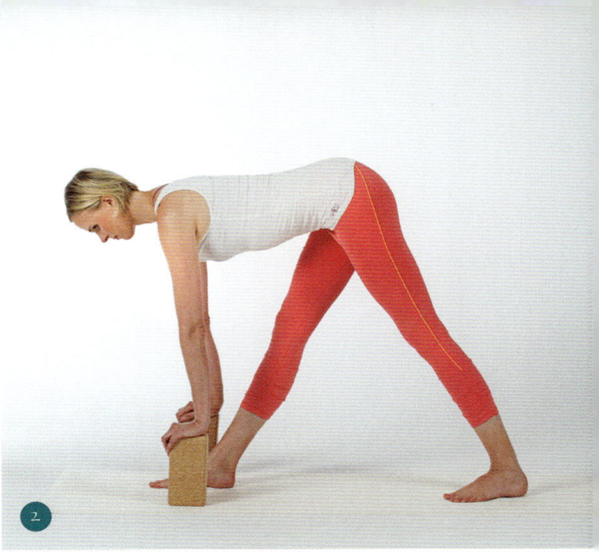

Vrikshasana
Baum

1| Beginne im aufrechten Stand und halte die Füße dicht nebeneinander. Verwurzele dich mit dem linken Fuß im Boden. Hebe nun den rechten Fuß, umfasse ihn mit der rechten Hand und führe ihn auf die Innenseite des linken Oberschenkels bis ganz oben. Dein Fuß drückt gegen deinen Oberschenkel und andersrum. Das Knie zeigt nach rechts außen. Lege nun deine Handflächen vor der Brust aneinander, die Schultern ziehen weg von den Ohren in Richtung Boden. Deine Körpermitte ist stabil.

Halte diese Übung für 4–8 tiefe Atemzüge und übe dann die andere Seite.

Parsvottanasana
Flankenstreckung

2| Stell dich an den Anfang deiner Yogamatte. Mach dann einen großen Schritt mit dem linken Fuß nach hinten und drücke die Ferse in die Matte. Die Füße stehen leicht versetzt und parallel zur langen Mattenkante. Beuge dich mit geraden Rücken nach vorne und lege die Hände auf den Blöcken ab. Dehne deine Wirbelsäule in die Länge. Dein Nacken ist in Verlängerung der Wirbelsäule, der Blick ist zum Boden gerichtet. Strecke beide Beine fest durch. Ziehe die rechte Hüfte leicht nach hinten, um das Becken gerade auszurichten.

Halte diese Übung für 4–8 tiefe Atemzüge und übe dann die andere Seite.

ÜBUNGSHINWEIS Passe deine Schrittweite individuell an, damit du die Wirbelsäule im Lendenbereich gut strecken kannst.

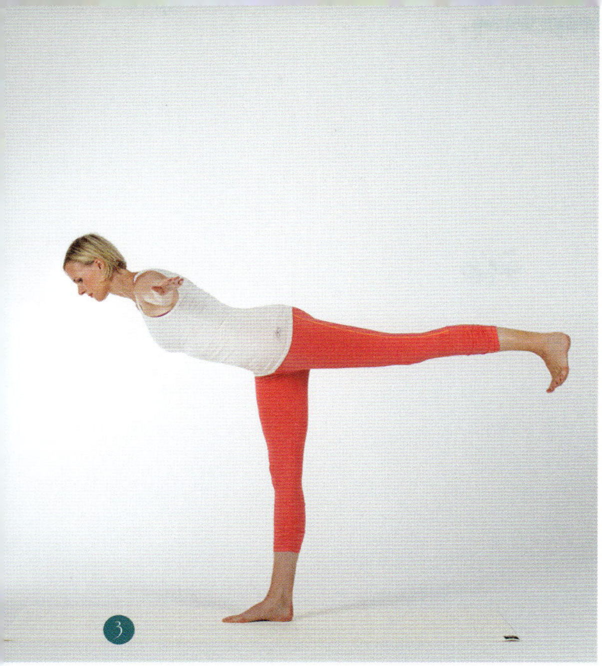

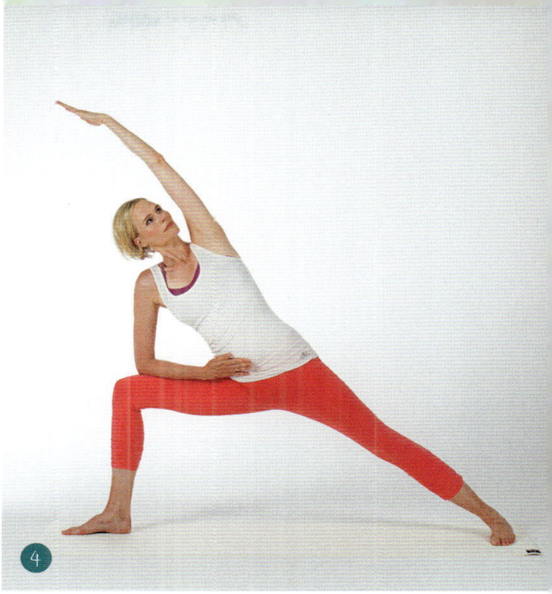

Virabhadrasana III
Kriegerhaltung III

3| Komm auf deiner Matte in einen aufrechten Stand und verwurzele dich mit dem rechten Fuß im Boden. Nun mach einen großen Schritt mit dem linken Fuß nach hinten. Dabei kannst du dich mit den Händen in der Hüfte stabilisieren. Lehne dich nach vorn und strecke deine Arme schulterbreit zur Seite aus. Der Blick ist nach unten gerichtet. Hebe nun das hintere Bein langsam so weit an, bis es sich parallel zum Boden befindet. Achte auf deine Balance. Die Zehen zeigen nach unten. Senke den Oberköper parallel zum Boden nach vorne, sodass du von der Seite wie ein großes »T« aussiehst. Deine Körpermitte ist aktiviert. Dein Standbein ist bei Bedarf leicht gebeugt. Der Blick ist nach unten gerichtet, der Nacken ist lang.

Halte diese Übung für 4–8 tiefe Atemzüge und übe dann die andere Seite.

Utthita Parsvakonasana
Gestreckte seitliche Winkelhaltung

4| Stell dich an den Anfang deiner Yogamatte. Mach nun mit dem linken Bein einen großen Schritt nach hinten, sodass du in einem tiefen und großen Ausfallschritt stehst. Das rechte Bein ist 90 Grad angewinkelt, das Knie ist senkrecht über der Ferse. Das linke Bein ist lang nach hinten ausgetreckt und der Fuß am Boden etwas ausgedreht. Die Fußaußenkante drückt in die Matte.

Lege dann deinen rechten Ellbogen auf deinem rechten Oberschenkel ab. Strecke den linken Arm über den Kopf in die Länge. Ziehe die Schulterblätter in Richtung Hosentaschen. Dein Nacken ist in Verlängerung der Wirbelsäule. Deine Körpermitte ist stabil. Die Beine sind aktiv, und die Füße sind gut geerdet. Nutze jedes Einatmen, um deine Wirbelsäule zu verlängern.

Halte diese Übung für 4–8 tiefe Atemzüge und übe dann die andere Seite.

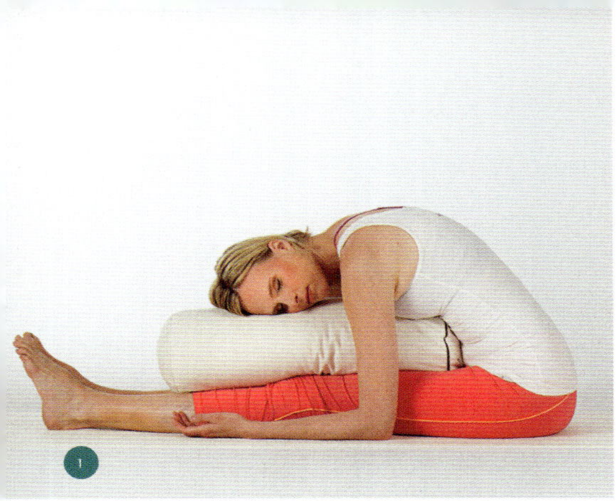

Paschimottanasana
Sitzende Vorwärtsbeuge

1 | Setze dich auf deine Yogamatte, die Beine sind geschlossen und nach vorne ausgestreckt. Richte dich zunächst auf und stabilisiere deine Hüfte. Strecke mit dem Einatmen deine Arme nach oben und dehne deine Wirbelsäule in die Länge. Lehne dich dann ausatmend aus der Hüfte heraus nach vorne und lege deinen Oberkörper auf der Decke oder dem Polster ab, welches du auf den Oberschenkeln als Unterstützung liegen hast.

Baue dir bei Bedarf eine höhere Ablage für deinen Oberkörper, sodass du gut entspannen kannst. Atme ruhig und lass dich immer schwerer auf die Unterlage sinken.

Verweile in dieser Haltung 8–10 Atemzüge

WIRKUNG Die Vorwärtsbeuge im Sitzen regt die Bauchorgane an und wirkt harmonisierend auf die Verdauung. Sehnen und Muskeln der Beinrückseiten werden flexibel und die Wirbelsäule elastisch. Die Übung ist besonders wirksam, wenn sie lange gehalten wird. Sie entwickelt Geduld, Hingabe und die Fähigkeit, loszulassen.

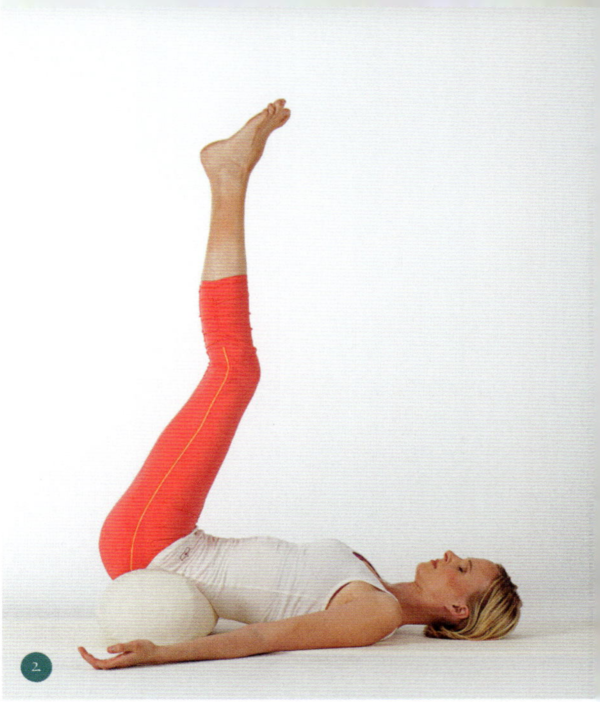

Salamba Sarvangasana
Unterstützter Schulterstand

2 | Lege dich auf den Rücken, deine Arme liegen gestreckt neben dem Körper, die Handflächen zeigen zum Boden. Unter deinem Becken platzierst du eine gerollte Decke oder ein Polster. Die Arme liegen vollkommen entspannt auf dem Boden. Die Handflächen sind nach oben gedreht, sodass deine Schultern besser loslassen können.

Gerne kannst du in dieser Position deine Beine leicht angewinkelt halten und auch deine Augen schließen.

Verweile in dieser Haltung 8–10 Atemzüge.

! Als Alternative, wenn du zum Beispiel keine geeignete Unterlage hast, kannst du deine nach oben gestreckten Beine auch locker an eine Wand anlehnen.

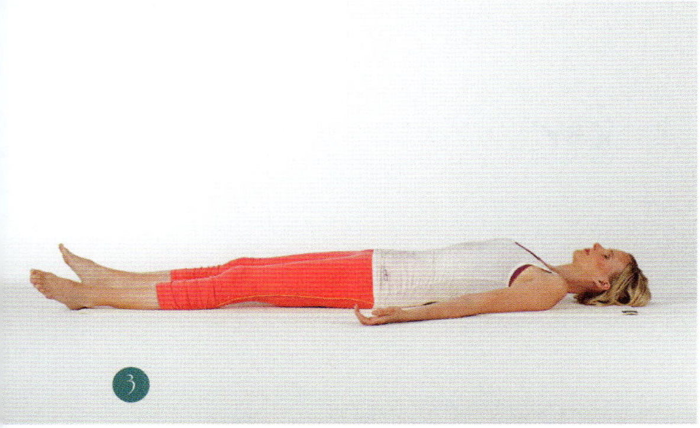

3

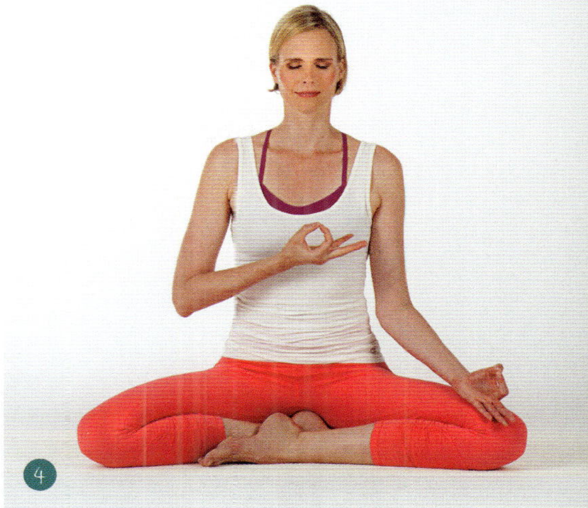

4

ENTSPANNUNG

SHAVASANA
Totenstellung

3| Für die Phase der Entspannung legst du dich auf den Rücken. Verwende gerne eine Kopfunterlage und eine Decke zum Zudecken.

Lass die Beine entspannt aus den Hüftgelenken zur Seite sinken. Lege die Arme so neben dem Körper ab, dass du möglichst alle Spannungen in den Schultern loslassen kannst.

Schließe die Augen und lass dich in deinen Körper fallen. Fokussiere deinen Geist auf deine Atmung, atme tief und langsam ein und aus. Erlaube dir, mit jeder Ausatmung etwas tiefer auf deine Unterlage zu sinken. Entspanne und komm zur Ruhe.

Verweile so mehrere Minuten bis zu einer Viertelstunde. Bevor du für die Meditation zum Sitzen kommst, drehe dich zunächst für einige Momente auf eine Seite und komm dann in den Schneidersitz.

JAPA MEDITATION

SUKHASANA
Schneidersitz
mit dem Mantra
OM MANI PADME HUM

4| Setze dich in einen bequemen und aufrechten Sitz auf deine Yogamatte oder einen Stuhl. Bringe deine Hände in das Purn-Gyan-Mudra und beginne, wenn du so weit bist, mit dem Mantra (siehe Seite 74).

Nimm dir 10–20 Minuten für diese Meditation Zeit.

Nach dieser Zeit beendest du deine Meditation sanft, indem du deinen Körper bewegst, ein paar tiefe Atemzüge nimmst und anschließend deine Augen öffnest.

Gelassenheit & Selbstvertrauen

Selbstliebe und konstruktive Kräfte fördern

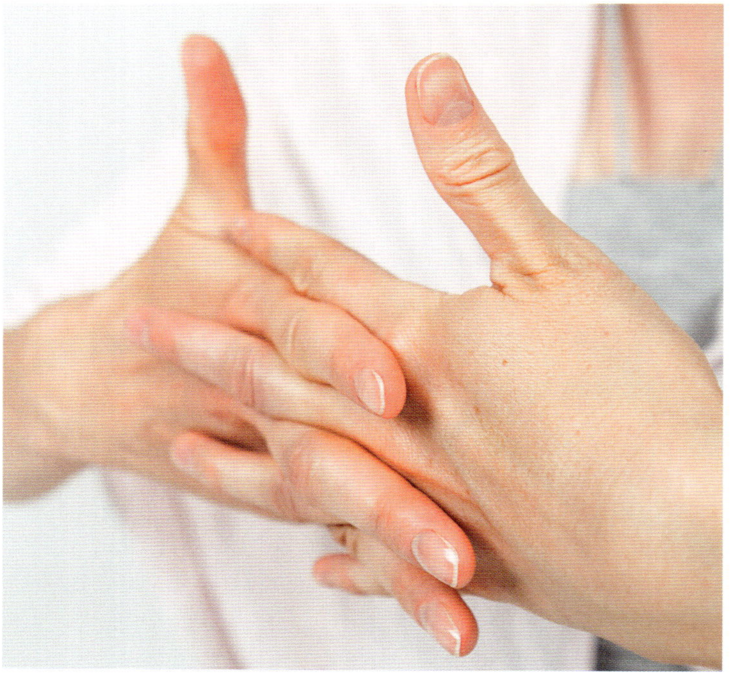

Solange dein Mitgefühl dich selbst nicht einschließt,
ist es nicht vollständig.

Buddha

Der achtsame Umgang mit uns selbst strahlt über in die Beziehungen zu unseren Mitmenschen und zeigt sich im Kontakt zur Außenwelt. Selbstliebe und Selbstfürsorge sind nicht egoistisch. Ganz im Gegenteil. Sich gut um sich selbst zu kümmern, ist die Grundlage, um aus dem Vollen zu schöpfen und seinen Beitrag zum Wohle anderer zu leisten.

Solange wir versuchen, unsere eigenen emotionalen Löcher mit Aufmerksamkeit von außen zu füllen, werden wir nicht die innere Zufriedenheit erlangen, die wir uns wünschen.

Wir alle sind einzigartig und haben der Welt etwas ganz Besonderes zu bieten. Erst wenn wir lernen, echte Liebe für uns selbst zu empfinden, können wir auch andere von Herzen lieben und deren Leben mehr und mehr bereichern, denn das ist letztendlich das Wichtigste, das wir tun können.

Natürlich ist es etwas anderes, diese Worte hier zu lesen und sie dann tatsächlich zu leben. Wir kennen diesen Kritiker in uns, der sich meistens dann zu Wort meldet, wenn wir es gar nicht gebrauchen können. Doch es ist nie zu spät, Gedankenmuster infrage zu stellen und zu verändern. Fange klein an, Schritt für Schritt, in deinem Tempo. Mach dir bewusst, dass du nicht immer funktionieren musst. Bleibe geduldig. Akzeptiere, dass ein Selbstliebe-Programm ein Prozess ist, und sei auch dann nett zu dir, wenn es mal nicht so gut funktioniert.

Unser Übungsprogramm unterstützt dich dabei, kleine Akte der Selbstliebe zu integrieren und zu beobachten, wie sich diese auf dein Leben auswirken. Das vorgestellte Mantra unterstützt dich auf dem Weg zu dir selbst. Das Vajrapradama-Mudra schenkt dir Vertrauen in deine Kraft. Mit der Atemübung kannst du dein Sonnengeflecht wieder aufladen, das dir dabei hilft, deine Selbstliebe zu fördern. Die Asanas stärken dein Selbstvertrauen, machen dich flexibel und schenken dir Gelassenheit.

In kleinen Schritten zu mehr Achtsamkeit & Selbstliebe

- Setze dir die Intention, netter zu dir zu sein.
- Sei dir selbst ein guter Freund.
- Stell deine Bedürfnisse in deinem Leben an die erste Stelle.
- Weigere dich, dich selbst zu kritisieren oder dich klein zu machen. Dennoch übe dich in offener und ehrlicher Selbstreflexion.
- Hab Verständnis für deine Fehler und Schwächen.
- Spreche dir selbst Mut zu.
- Lobe dich für die kleinsten Fortschritte auf deinem Weg zu mehr Selbstliebe.
- Verwöhne dich selbst, zum Beispiel mit einem leckeren Essen, einem Wellnesstag oder mit deiner Yogapraxis.
- Plane jede Woche ein paar Stunden ein, in denen du dir Zeit für dich selbst gönnst.
- Umgebe dich mit Menschen, die dir gut tun.

Mantra

AHAM PREMA
Ich bin Liebe.

Alles, was du zum Glücklichsein brauchst, ist schon längst in unsäglicher Fülle in dir vorhanden. Es ist das Wissen, dass dein Kern, der dich ausmacht, von göttlicher Natur ist. In der indischen Philosophie wird dies *Atman* genannt und beschreibt deine innerste Essenz, die unzerstörbare ewige Seele, die aus Liebe geboren ist und für immer Liebe darstellt.

Aussprache
Aham prema

So geht's
Du kannst es immer singen oder rezitieren, wenn du dich ein wenig mutlos oder unruhig fühlst. Wenn du das Gefühl hast, deine Verbundenheit mit deinem innersten, tiefsten, reinsten Ich gerade nicht zu spüren, dann rezitiere Aham Prema für mehrere Minuten.

Das bringt's
- Unterstützt auf dem Weg zu sich selbst.
- Es nährt die Zellen, den Körper und den Geist.
- Es erinnert an unsere wahre Essenz.
- Stärkt das Selbstbewusstsein.
- Fördert die Selbstliebe.

Auf vollkommene Art und Weise liebe und achte ich mich, so wie ich bin. Gerade jetzt.

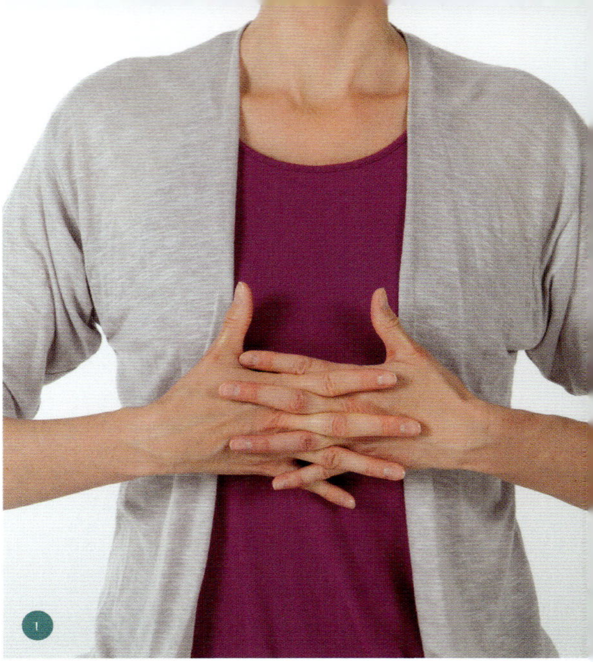

Mudra

VAJRAPRADAMA-MUDRA
Mudra der Zuversicht und Lebensfreude

So geht's
1 | Verzahne die gestreckten Finger wie bei einem gewebten Muster. Lege die Hände flach auf dein Brustbein oder halte sie einen Zentimeter davor. Die Daumen zeigen möglichst senkrecht nach oben. Die Schultern sind entspannt.

Das bringt's
- Öffnet das Herz-Chakra und stärkt das Urvertrauen.
- Stärkt den Lungenmeridian und die Thymusdrüse.
- Macht innerlich stark und harmonisiert das Nervensystem.
- Hilft bei Depressionen.

Atemübung

Aufladung des Sonnengeflechts

Das Sonnengeflecht ist ein etwa faustgroßes Nervenknäuel, das sich zwischen Wirbelsäule und Bauchnabel befindet. Es hat sehr viel mit unseren Emotionen zu tun. Vor allem ist es so etwas wie unsere Körperbatterie, die immer wieder neu gespeist werden muss. Mit unserer Atemkraft können wir dort, über das gewöhnliche Maß hinaus, Energie ansammeln.

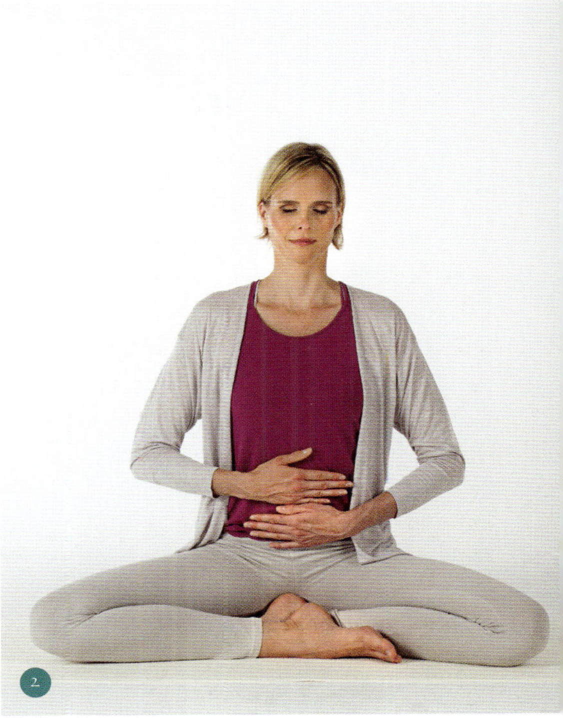

So geht's

2 | Setze dich aufrecht und bequem an einen stillen, gut gelüfteten Ort. Schließe deine Augen und entspanne deine Gesichtsmuskeln mit einem sanften Lächeln. Nimm diese Sitzhaltung für einen Moment bewusst wahr.

Lege nun deine Aufmerksamkeit auf deine Atmung. Lege beide Hände in der Gegend des Nabels versetzt auf deinen Bauch. Stell dir nun dein Sonnengeflecht vor. Lass dein Einatmen kommen, wenn du ganz gefüllt bist, lenke diesen mit deinem Ausatmen wie einen hell leuchtenden Pranastrom aus der Lunge über die Schultern durch die Arme, Hände und Fingerspitzen in das Sonnengeflecht.

Du kannst diese Übung bis zu 10 Minuten ausdehnen, bis vor deinem geistigen Auge ein vergrößerter und sanft strahlender Lichtball in der Mitte deines Körpers entsteht. Atme stetig, ruhig und tief ein und immer vollkommen aus.

Anschließend lässt du deinen Atem frei fließen und spürst für einige Momente nach.

Das bringt's

- Wirkt aktivierend auf den Körper.
- Schenkt dir Energie.
- Unterstütz dich auf dem Weg zu dir selbst.
- Fördert deine Selbstliebe.

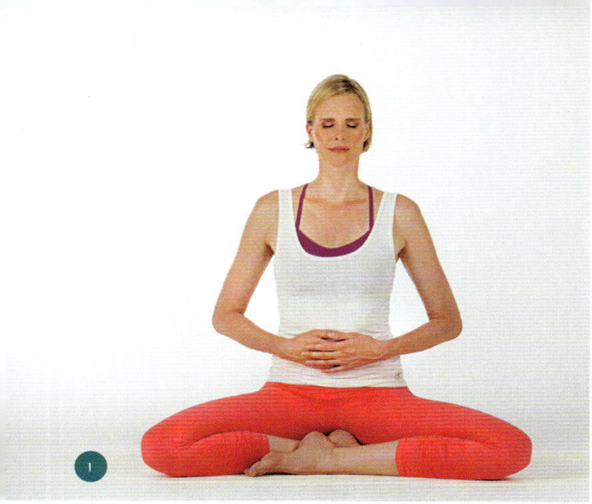

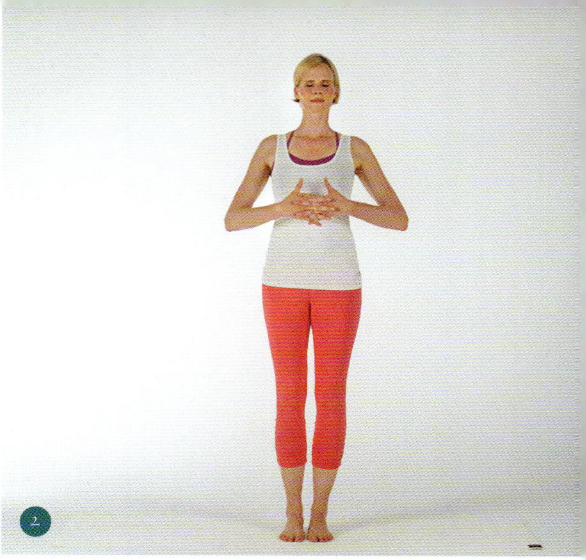

Übungsprogramm

ANKOMMEN ZUM ANKOMMEN ÜBE DAS FESTSTEHENDE RITUAL, WIE ES AUF SEITE 28 BESCHRIEBEN IST.

EINSTIMMUNGSPHASE

Sukhasana
Schneidersitz mit Atemübung Sonnengeflecht

1 | Setze dich mit gerader Wirbelsäule in den Schneidersitz. Wenn du möchtest, verwende eine Sitzunterlage. Schließe für einen Moment deine Augen und entspanne deine Gesichtsmuskeln.

Lege deine Aufmerksamkeit zunächst für einige Momente auf deine natürliche Atmung und beginne dann mit dem Pranyama, wie auf Seite 85 beschrieben.

DEIN WARM-UP Je nachdem, wie viel Zeit du hast und was gerade dein Bedürfnis ist, übe nun den Sonnengruß in deinem Atemtempo 5–10 Mal. Die Beschreibung findest du auf den Seiten 44 bis 47.

KÖRPERÜBUNGEN

Tadasana
Berghaltung mit Vajrapradama-Mudra

2 | Stell die Füße eng nebeneinander und strecke die Zehen lang. Drücke die Füße kraftvoll in die Matte, bis du merkst, dass sich die Beine von innen heraus strecken. Das Gewicht ist gleichmäßig verteilt. Die Muskeln des Beckenbodens sind aktiviert.

Wachse aus dem unteren Rücken, Wirbel für Wirbel nach oben. Hebe dein Brustbein etwas an. Dehne dich aus der Halswirbelsäule heraus und strebe mit dem Scheitel in Richtung Himmel. Dein Unterkiefer und deine Gesichtszüge sind entspannt. Lass deine Schultern entspannt nach hinten, unten und außen sinken. Bringe nun deine Hände in das Mudra (Seite 84). Mach dir dessen Wirkung noch einmal bewusst und nimm die Energie mit in deine Übungspraxis.

Halte diese Übung für 5–10 Atemzüge.

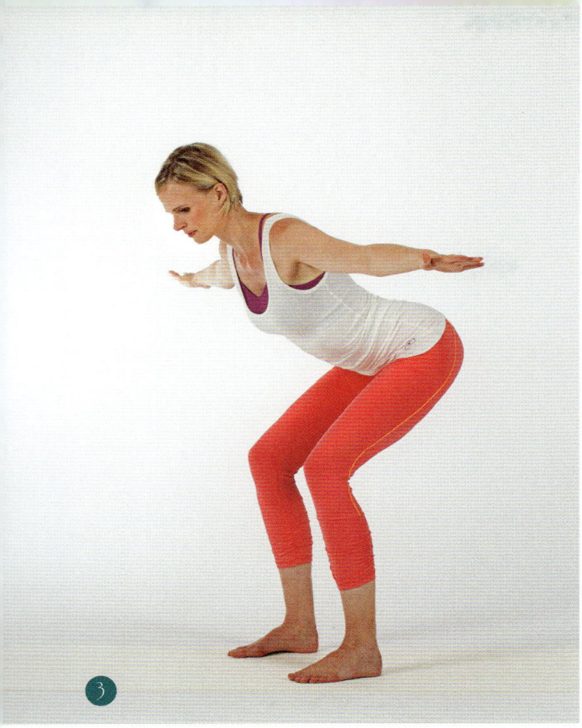

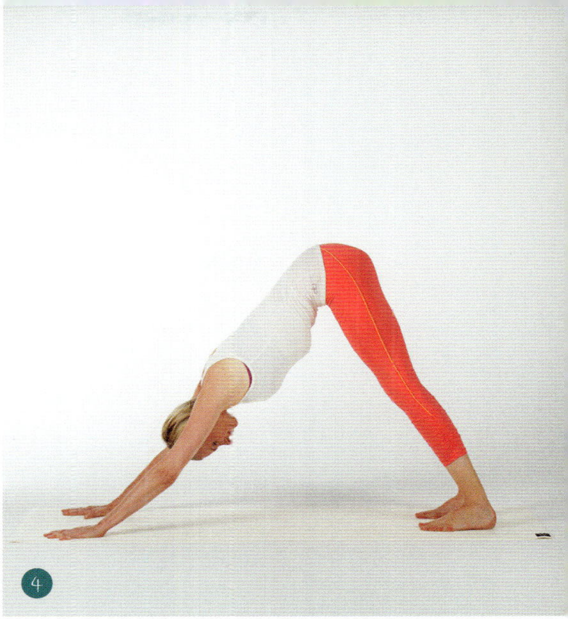

Utkatasana
Kraftvolle Haltung

3| Stehe mit schulterbreit geöffneten Füßen, beuge dann deine Knie, neige den Rumpf mit langer Wirbelsäule nach vorne. Verteile das Gewicht gleichmäßig auf beide Füße. Hebe deine gestreckten Arme seitlich an, Verlängere die Arme aktiv aus den Schultern heraus bis zu den Fingerspitzen. Ziehe deine Schultern weg von den Ohren. Spanne die Bauchmuskeln an. Führe deine Hüfte so weit nach hinten, dass das Körpergewicht hauptsächlich auf den Fersen liegt. Halte deine Wirbelsäule lang.

Halte diese Übung für 2–4 Atemzüge.

ÜBUNGSHINWEIS Achte auf eine stabile Körpermitte und einen langen Rücken.

Adho Mukha Svanasana
Nach unten schauender Hund

4| Beginne im Vierfüßlerstand. Die Knie sind hüftbreit und die Hände schulterbreit geöffnet. Deine Finger sind breit aufgefächert und drücken sanft in die Matte. Der Kopf bleibt in der Verlängerung deiner Wirbelsäule.

Bringe nun deine Hände eine Handlänge nach vorne. Stell deine Zehenspitzen auf und hebe deine Hüfte so weit an, bis die Beine fast komplett gestreckt sind. Deine Arme sind lang und fest, deine gespreizten Finger drücken gleichmäßig in den Boden. Dein Unterbauch zieht in Richtung Oberschenkel, deine Sitzbeinhöcker strahlen wie zwei Scheinwerfer in den Himmel. Dein Rücken ist lang, dein Nacken ist entspannt. Deine Fersen ziehen sanft nach unten in Richtung Boden.

Bleibe in dieser Haltung 5–10 Atemzüge.

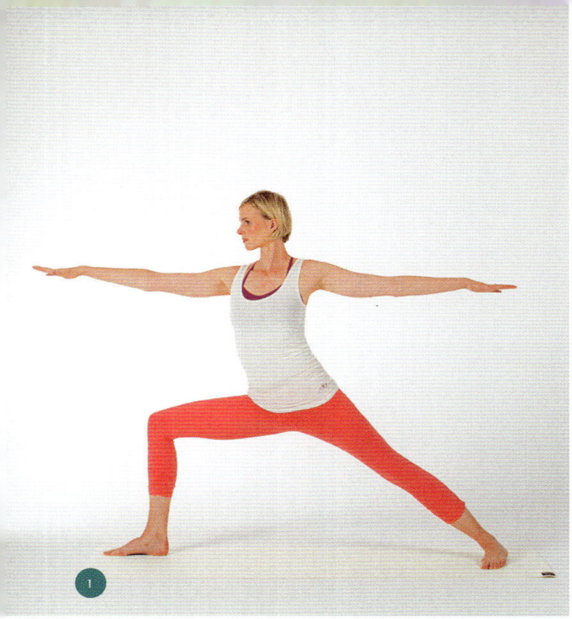

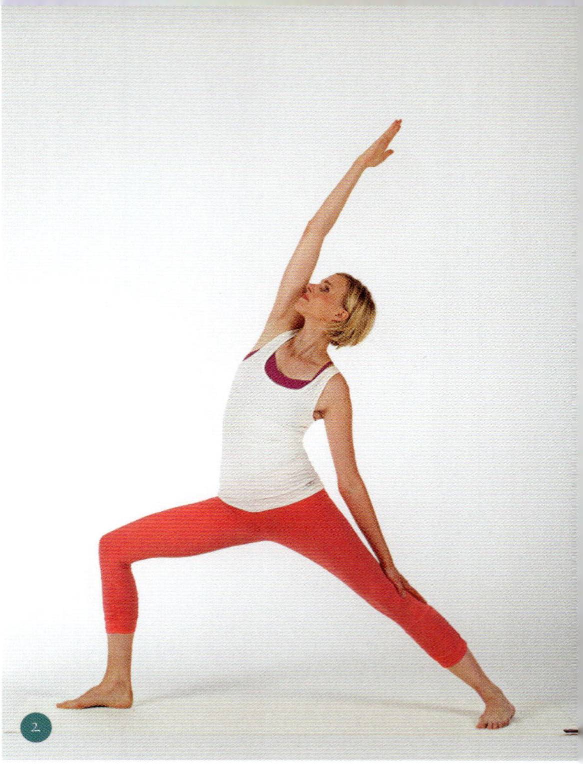

Virabhadrasana II
Kriegerhaltung II

1| Aus der vorangegangenen Übung (Seite 87, Übung 4) mach mit dem rechten Bein einen Schritt nach vorn zwischen deine Hände. Lege den linken Fuß seitlich ab und strecke dieses Bein fest durch. Hebe nun deinen Rumpf und breite deine Arme weit aus. Der linke Arm ist nach hinten ausgestreckt und der rechte Arm nach vorne. Die Handflächen zeigen nach unten. Ziehe die Schultern in Richtung Boden und die Schulterblätter etwas zusammen. Halte das vordere Knie im 90-Grad-Winkel gebeugt und in einer Linie mit dem rechten Knöchel. Deine Körpermitte ist stabil und dein Becken aufgerichtet, d. h. dein Schambein zieht in Richtung Nord und dein Steißbein in Richtung Süd.

Halte dieses Asana für 5–8 Atemzüge und übe dann gleich die nächste Übung.

Viparita Virabhadrasana II
Kriegerhaltung II rückgebeugt

2| Beginne in der vorangegangenen Übung und lege deine linke Hand auf deinen linken Oberschenkel auf. Hebe den rechten Arm lang nach oben und drehe deine Hand so, dass du in die Handfläche blicken kannst. Verlängere deine rechte Rumpfseite aktiv und lehne dich dann leicht nach hinten. Komm in eine für dich angenehme, etwas seitlich gedrehte Rückbeuge.

Halte dieses Asana für 5–8 Atemzüge und führe dann gleich die nächste Übung durch.

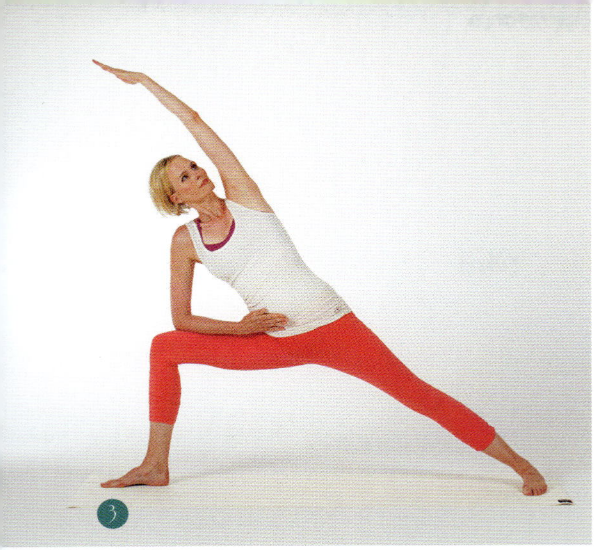

3

Utthita Parsvakonasana

Gestreckte seitliche Winkelhaltung

3| Beginne in der vorangegangenen Übung. Lege nun deinen rechten Unterarm auf deinen rechten Oberschenkel ab. Hebe deinen linken Arm an und ziehe ihn dann weiter in Richtung deines linken Ohres. Ziehe die Schulterblätter in Richtung Hosentaschen. Dein Nacken ist in Verlängerung der Wirbelsäule. Deine Körpermitte ist stabil. Nutze jedes Einatmen, um deine Wirbelsäule zu verlängern.

Halte diese Übung für 5–8 Atemzüge, gehe dann in den »Nach unten schauenden Hund«. Übe dann die Asanas 1–3 mit der anderen Seite.

VINYASA Im Vinyasa-Yoga werden die Stellungen stets einige Atemzüge gehalten und die Übergänge von einer Asana zur nächsten mit dem Atem begleitet. Übung 1–3 auf dieser Doppelseite ist ein Vinyasa. Übe sie hintereinander, erst mit der einen und dann mit der anderen Seite.

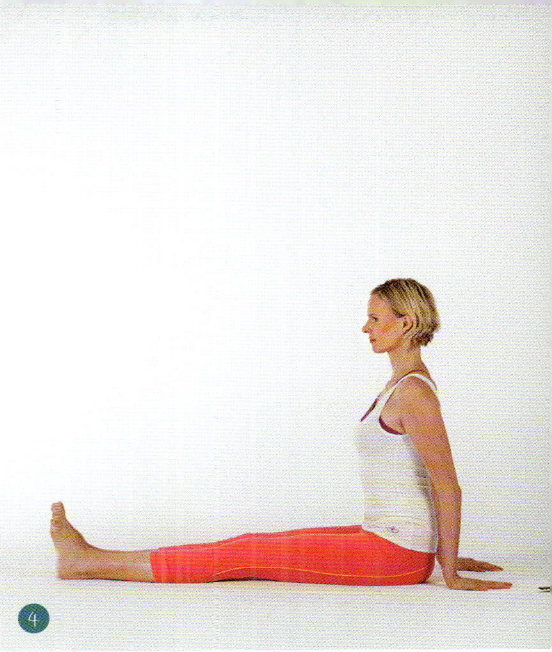

4

Dandasana

Stocksitz

4| Setze dich auf deine Yogamatte, die Beine sind geschlossen nach vorne ausgestreckt. Ziehe deine Zehenspitzen zu dir heran und schiebe die Fersen von dir weg. Halte deinen Rücken gerade und stabilisiere deine Hüften. Stell deine Handflächen neben deinen Hüften auf dem Boden ab, die Arme helfen dir beim Aufrichten und dienen dir als Stütze für eine lange Wirbelsäule.

Halte diese Übung für 5–8 Atemzüge.

WIRKUNG Dandasana ist eine Yogaübung, die dir hilft, deinen Geist zu fokussieren. Sie ist ideal dazu geeignet, dich zu erden und zur Ruhe kommen zu lassen. Beine und Gesäß sind hier direkt mit dem Boden verbunden und lassen die Energie aus der Erde in deinen Körper strömen.

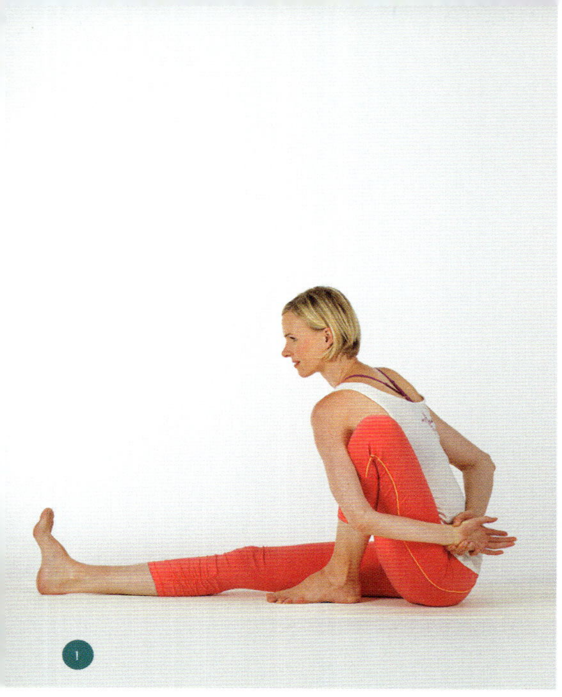

1

Marichyasana

Haltung des Weisen Marichy

1| Stell deinen linken Fuß nahe deines linken Sitzknochens auf den Boden. Dein rechtes Bein ist aktiv in die Länge gestreckt und der Fuß ist in Flexposition. Hebe dein Brustbein, strecke deine Wirbelsäule und lehne dich dann leicht nach vorne. Greife mit dem linken Arm vor dein linkes Schienbein. Drehe nun deinen Arm nach innen, sodass dein Daumen nach unten zeigt, die Handfläche zeigt von dir weg. Winkle jetzt deinen linken Ellbogen an und lege deine linke Hand auf deinen Rücken. Greife dann mit dem rechten Arm auf den Rücken und fasse dort mit der rechten die linke Hand oder das linke Handgelenk.

Verweile in dieser Haltung für 5–8 Atemzüge.

Bhujangasana

Kobra auf Unterarmen

2| Diese Übung ist auch als Sphinx-Position bekannt. Lege dich mit leicht geöffneten Beinen auf den Bauch und stütze die Ellbogen so ab, dass sie relativ genau senkrecht unter den Schultern platziert sind. Die Unterarme sind schulterbreit und parallel zueinander platziert. Drücke dich leicht aus den Schultern heraus und ziehe dein Brustbein nach vorne oben.

Verweile in dieser Haltung für 5–8 Atemzüge.

ÜBUNGSHINWEIS Bei bekannten Beschwerden im unteren Rücken sprich mit deinem Arzt, ob Rückbeugen empfohlen werden.

Setu Bandha Sarvangasana

Schulterbrücke mit gestreckten Beinen

3| Halte einen Block bereit und beginne die Haltung in Rückenlage mit angewinkelten Beinen. Lege den Block quer unter dein Gesäß. Lege die Arme auf Schulterhöhe zur Seite und winkle die Unterarme an. Entspanne deine Schultern. Lege dann zuerst ein Bein und anschließend das andere Bein ausgestreckt auf den Boden.

Verweile in dieser Haltung für 5–8 Atemzüge.

ÜBUNGSHINWEIS Bei Bedarf, verändere bitte die Position des Blockes. Insgesamt soll sich dieses Asana so gut anfühlen, dass du »loslassen« kannst.

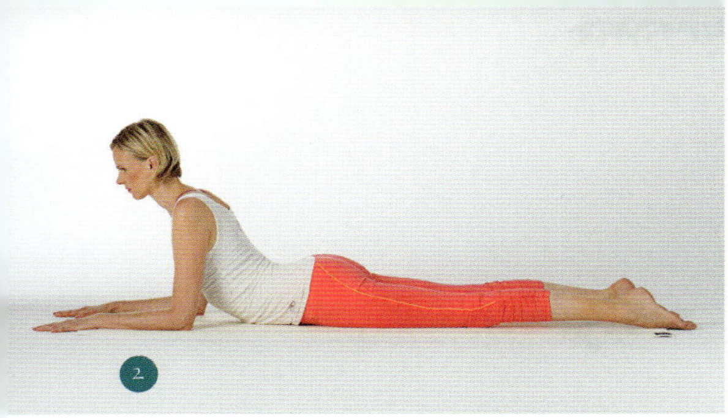

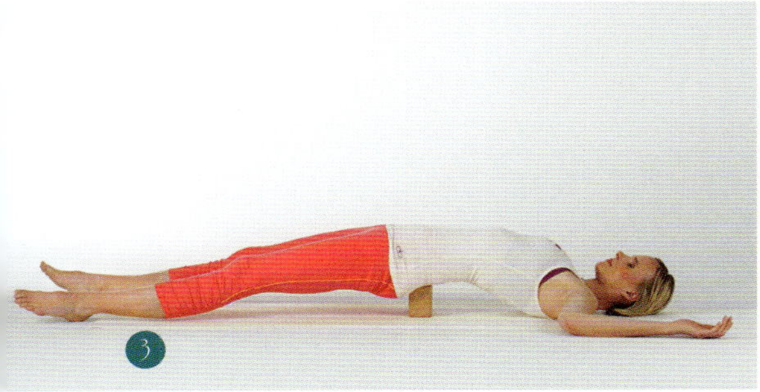

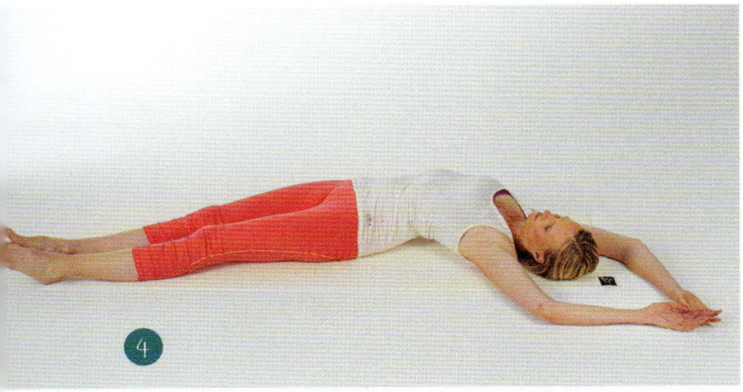

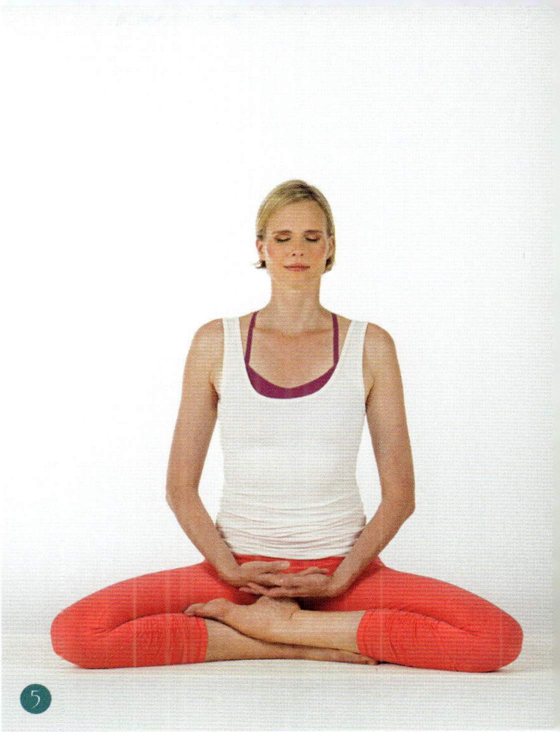

JAPA MEDITATION

SUKHASANA
Schneidersitz
mit dem Mantra AHAM PREMA

5| Zum Abschluss setze dich wieder bequem und aufrecht auf deine Yogamatte. Nachdem du dich einige Momente auf deinen Atem konzentriert hast, beginne mit dem Mantra, wie auf Seite 84 beschrieben.

Nimm dir für diese Meditation 10–20 Minuten Zeit. Nach dieser Meditationsphase kommst du langsam wieder in die Außenwelt zurück. Bewege hierzu leicht deine Finger und Hände. Strecke und räkle dich, wenn dir danach ist. Atme tief ein und öffne deine Augen.

ENTSPANNUNG

ASIDASANA
Sichel

4| Beginne die Haltung in der Rückenlage mit ausgestreckten Beinen und Armen. Wandere mit den Beinen und den Armen nach links. Becken und Schultern bleiben dabei auf dem Boden liegen. Dehne auf diese Weise deine gesamte rechte Körperseite.

Verweile in dieser Haltung für 10–15 Atemzüge und übe dann die andere Seite.

Der eigenen Intuition vertrauen

Innere Weisheit erkennen und Potenziale entfalten

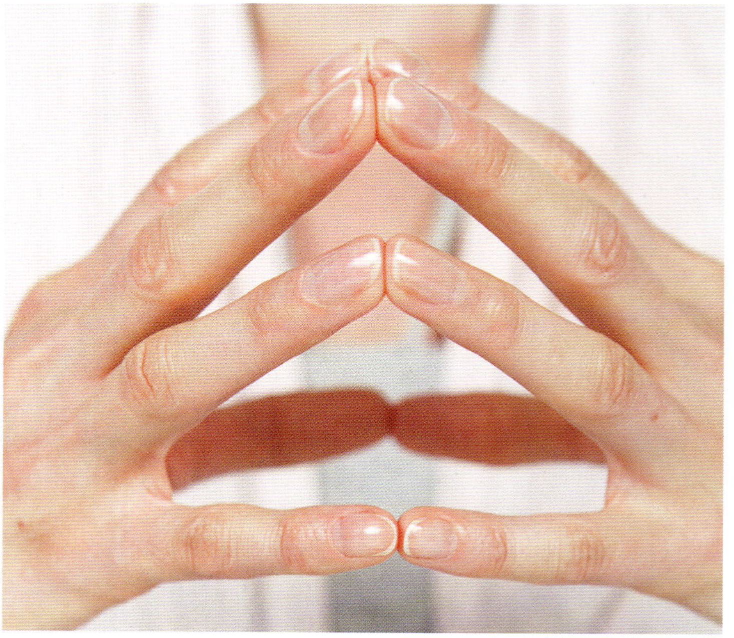

Unter Yoga verstehen wir das methodische Bemühen, zur Selbstvollendung zu gelangen, indem wir alle Kräfte und Anlagen, die in uns verborgen sind, zum Ausdruck bringen.

Sri Aurobindo

Intuition ist einfach, klar und auf den Punkt. Intuitive Gedankenblitze, Bauchgefühle oder Ideen lassen sich nicht rational erklären. In jeder Minute unseres Lebens erhalten wir unbewusst Botschaften aus unserer inneren Weisheit.

Wenn wir lernen, bewusst auf sie zu hören und unsere Intuition gezielt einzusetzen, können wir bessere Entscheidungen treffen. Bessere Entscheidungen sind solche, die nicht nur Fakten berücksichtigen, sondern gleichzeitig mit unserer Persönlichkeit und unseren Bedürfnissen voll und ganz im Einklang sind. Oft entstehen dabei neue und sehr kreative Lösungen. Intuition ist letztendlich die Grundlage für Kreativität, für neue Erfindungen und schlichtweg für einen neuen Lebensweg.

Wir machen in der heutigen Gesellschaft viel zu viel »um zu…«, nicht einfach nur der Sache wegen oder weil es uns wichtig ist.

Nimm dir etwas Zeit und überlege, welche Potenziale in dir stecken. In welcher Hinsicht möchtest du dich verwirklichen? Sicher wirst du eine Fülle von Potenzialen in dir entdecken. Spüre in dich hinein und erkenne, was dir wirklich wichtig ist, welche deiner Ideen du realisieren und in dein Leben bringen möchtest. Schreibe sie dir, ganz intuitiv, auf eine Liste. Dann überlege, wo du in deinem Leben Raum für die Verwirklichung finden kannst. Setze dir realistische Ziele.

Innerhalb des folgenden Übungsprogrammes werden dir die Vorbeugen helfen, bei dir anzukommen und in dich hineinzuspüren. Das Hakini-Mudra stärkt deine Intuition und Kreativität. Das Hamsa-Mantra verbindet dich mit deiner heilen, inneren Mitte, und zusammen mit der Atemübung wird es dir mehr und mehr gelingen, deine Potenziale zu entfalten.

ÜBUNGSHINWEIS Da wir in diesem Programm viel mit Vorbeugen üben, bitten wir dich, dich vor den Dehnhaltungen aufzuwärmen oder sanfter zu üben. Das zu intensive Dehnen kalter Muskeln ist unbedingt zu vermeiden, da es ansonsten schnell zu einer Überbelastung kommen kann.
Wichtiger, als gelenkiger zu werden, ist es, ein gutes Körperbewusstsein zu entwickeln. Es geht darum, die Gelenke zu stabilisieren, während die Muskeln gedehnt werden.
Um Verletzungen zu vermeiden, solltest du keinerlei Schmerzen, Stechen oder andere unangenehme Empfindungen an oder in den Gelenken tolerieren.
Unterscheide den sogenannten Dehnungsschmerz, der sich nicht umgehen lässt, von ungesunden Schmerzen, die durch eine falsche Ausführung entstehen. Eine gute Orientierung für deine individuelle Intensität bekommst du, wenn du im subjektiven »Wohl-Weh«-Bereich übst.
Vertraue auch hier deiner Intuition und gehe achtsam mit deinem Körper um. Übe regelmäßig und sei geduldig mit dir selbst.

Mantra

Soham-Mantra

Die Verbindung mit unserer göttlichen Quelle

SO HAM – HAM SA

Ich bin das Absolute.
Das Absolute bin ich.

Im Sanskrit bezeichnet »So« (»Er« oder »Das«) das Göttliche, das Selbst, die Gottheit oder das Absolute. »Ham« (»Ich bin«) steht dagegen für die menschliche Individualität. Durch die Praxis der Selbsterforschung, die der Quelle des »Ich bin« nachspürt, kann das Individuum seine Einheit mit dem göttlichen Urgrund erfahren.

Aussprache

Soham – hamsa

So geht's

Neben der formellen Sitzmeditation kann das Soham-Mantra auch beim Spazierengehen, Joggen, Autofahren und auch liegend wiederholt werden. Die Soham-Meditation kann man daher als Kombination von Mantra-Meditation und achtsamem Atmen betrachten, die die Vorzüge beider Übungen vereinigt.

Das bringt's

- Klärt Gedanken und Emotionen.
- Spendet Hoffnung und Zuversicht.
- Verbindet uns mit unserer heilen, inneren Mitte.

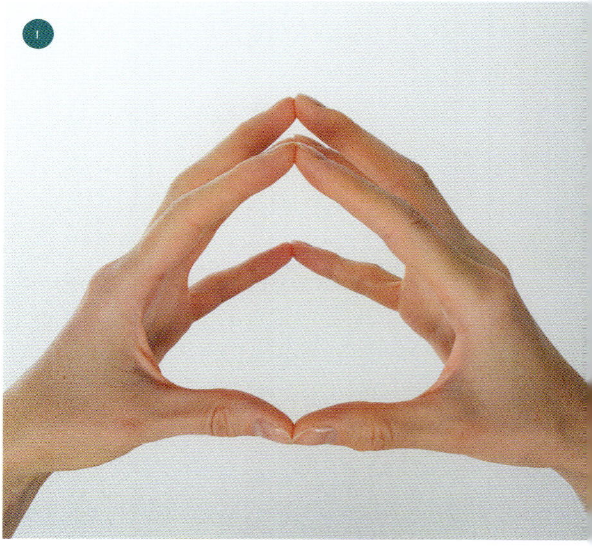

Mudra

HAKINI-MUDRA

Mudra der Intuition und Kreativität

So geht's

1 | Spreize die gestreckten Finger beider Hände und lege dann die Fingerspitzen aneinander. Daumen an Daumen, Zeigefinger an Zeigefinger und so weiter. Halte die Hände vor dem Körper und achte darauf, dass deine Schultern entspannt sind. Der Druck der Finger kann dosiert werden. Mit Druck rollen sich die Schultern besser zurück, und der Brustkorb öffnet sich. Ohne Druck kannst du die Hand- und Fingergelenke besser entspannen.

Das bringt's

- Vernetzt beide Gehirnhälften.
- Vertieft die Atmung.
- Aktiviert das Gedächtnis und erleichtert das Lernen.

Atemübung

Atemmeditation

mit Soham-Mantra und Konzentration auf den natürlichen Klang des Atems

So geht's

2| Setze dich aufrecht und bequem an einen stillen, gut gelüfteten Ort. Schließe deine Augen und entspanne deine Gesichtsmuskeln mit einem sanften Lächeln. Nimm diese Sitzhaltung für einen Moment bewusst wahr.

Lege dann deine Aufmerksamkeit auf deine Atmung. Du wirst feststellen, dass beim Einatmen das natürliche Geräusch von »SO« und beim Ausatmen von »HAM« entsteht. Wenn du möchtest, wiederhole dieses Mantra bewusst oder höre einfach nur dem Klang deines Atems zu. Beobachte deinen Atem, ob und wie er sich verändert.

Zu Beginn der Übung kann man sich auf die philosophische Bedeutung des Mantras konzentrieren. Später sollte man nur den Klang des Mantras fokussieren und jegliches diskursive Denken und Nachsinnen vermeiden. Wann immer dir das Abschweifen deiner eigenen Gedanken bewusst wird, kehre einfach wieder zum Mantra zurück. Dabei kann es hilfreich sein, die ablenkenden Gedanken und Gefühle kurz und in aller Ruhe anzuerkennen und sie mit einem »gedanklichen Etikett« zu versehen (zum Beispiel Planen, Erinnern, Vorstellen, Angst, Sorge, Verlangen), um den Geist wieder zur Ruhe zu bringen.

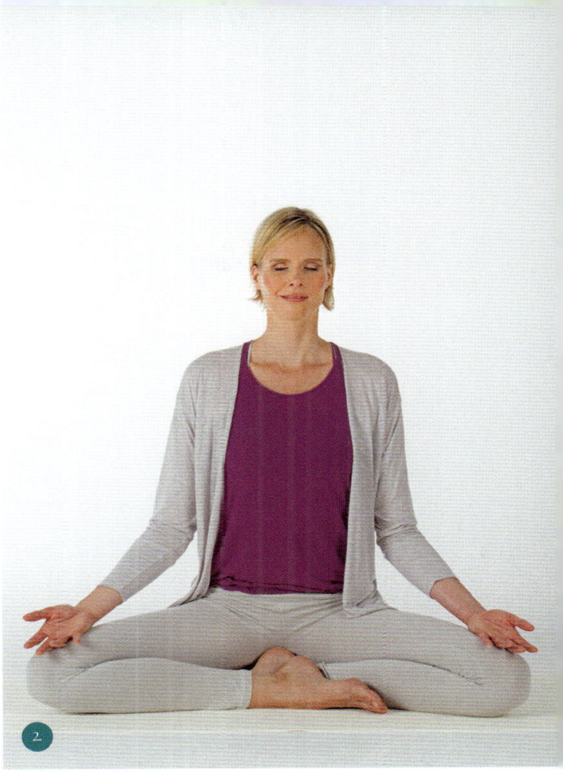

Das bringt's

- Beruhigt und vertieft den Atem.
- Klärt Gedanken und Emotionen.
- Unterstütz die Konzentration.
- Spendet Hoffnung und Zuversicht.
- Verbindet uns mit unserer heilen, inneren Mitte.

Mithilfe der Atembeobachtung und dem »Atemlauschen« setzt der Prozess des Rückzugs der Sinne (Pratyahara) und der Konzentration (Dharana) ein. Beides geleitet uns über die Schwelle von der Außenwelt in unsere Innenwelt.

Übungsprogramm

ANKOMMEN ZUM ANKOMMEN ÜBE DAS FESTSTEHENDE RITUAL, WIE ES AUF SEITE 28 BESCHRIEBEN IST.

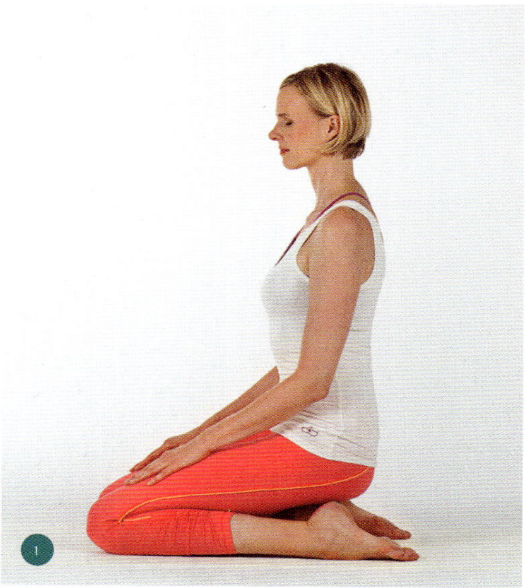

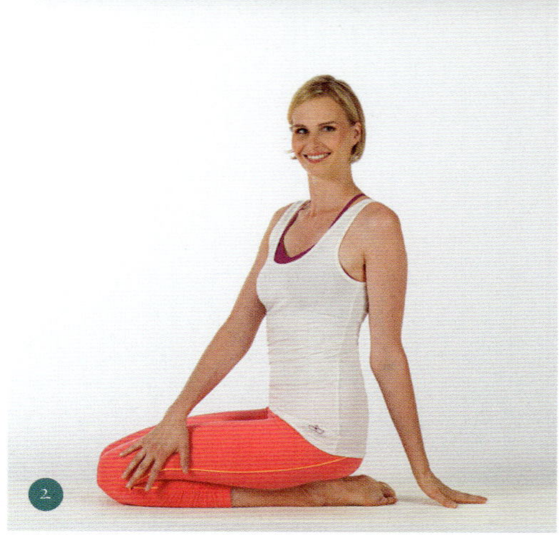

EINSTIMMUNGSPHASE

Virasana
Heldensitz

1| Platziere zwei übereinander gelegte Yogablöcke quer auf deiner Matte und setze dich bequem auf sie. Die Knie sind leicht geöffnet. Wachse Wirbel für Wirbel in die Länge, entspanne deine Schultern, deinen Nacken und insbesondere auch deinen Unterkiefer. Bringe nun deine Hände ins Hakini-Mudra vor deine Brust und werde dir während der folgenden 10–20 ruhigen und tiefen Atemzüge der Wirkung bewusst.

KÖRPERÜBUNGEN

Parivritta Virasana
Gedrehter Heldensitz

2| Verlängere deine Wirbelsäule beim Einatmen über die Krone des Kopfes und drehe den Rumpf ausatmend auf die linke Seite. Platziere die linke Hand hinter deinem Becken auf die Matte und drücke sie gegen den Boden, um deine Wirbelsäule zu stützen. Die rechte Hand ist an der Außenseite deines linken Oberschenkels. Dehne die Wirbelsäule in der Einatmung weiterhin lang und gehe in der Ausatmung behutsam etwas tiefer in die Drehung. Die Schultern ziehen weg von den Ohren, und dein Unterkiefer ist entspannt.

Verweile in dieser Haltung für 8–10 Atemzüge und übe nach einer kurzen Pause auch die andere Seite.

DEIN WARM-UP Je nachdem, wie viel Zeit du hast und was gerade dein Bedürfnis ist, übe nun den Sonnengruß in deinem Atemtempo 5–10 Mal. Die Beschreibung findest du auf den Seiten 44 bis 47.

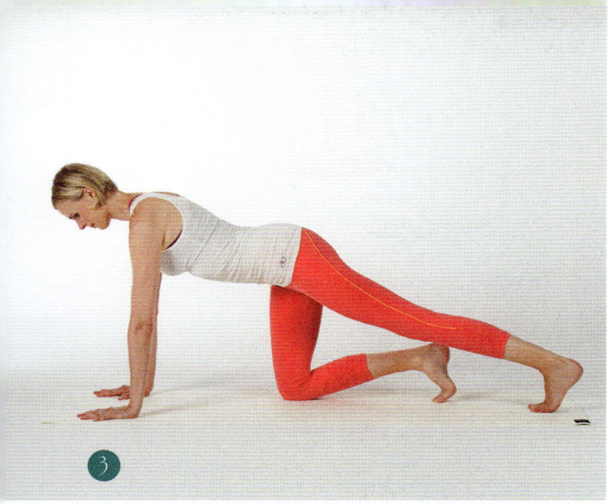

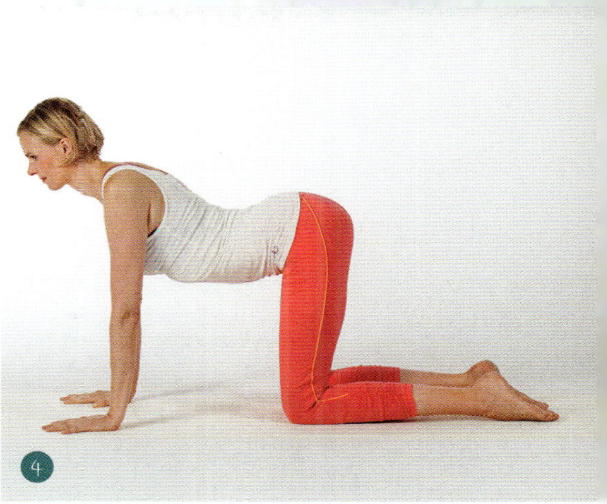

Chakravakasana

Vierfüßlerstand mit einem Bein nach hinten

3| Gehe zunächst in den Vierfüßlerstand. Strecke dann das linke Bein nach hinten aus. Stell die Zehen auf und schiebe die Ferse nach hinten. Dehne auf diese Weise deine linke Beinrückseite. Je mehr du die Ferse von dir wegschiebst, um so stärker wird die Dehnung. Man spürt dies vor allem in der Wade und in der Kniekehle.

Verweile in dieser Haltung für 8–10 Atemzüge und übe dann die andere Seite.

Marjaryasana-Bitilasana

Katze-Kuh

Beginne im Vierfüßlerstand. Die Knie sind hüftbreit und die Hände schulterbreit geöffnet. Die Hüfte befindet sich über den Knien und die Schultern über den Handgelenken. Deine Finger sind breit aufgefächert und drücken sanft in die Matte. Der Kopf bleibt in der Verlängerung deiner Wirbelsäule. Bei empfindlichen Knien kannst du eine gefaltete Decke unterlegen.

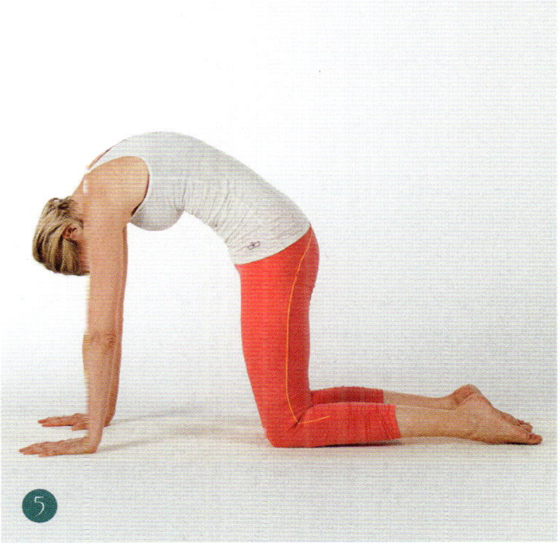

4| Kuhhaltung – Halte deine Arme gestreckt, atme ein und lass deinen Bauch sinken. Schiebe das Brustbein nach vorne. Die Schultern sind nach hinten gezogen. Dein Blick ist geradeaus gerichtet.

5| Katzenbuckel – Beim Ausatmen ziehst du deinen Bauchnabel zur Wirbelsäule, wölbst deinen Rücken in Richtung Himmel und drückst die Hände fest in den Boden. Ziehe hierbei die Schulterblätter auseinander.

Wiederhole beide Figuren etwa 10 Mal dynamisch in deinem Atemtempo.

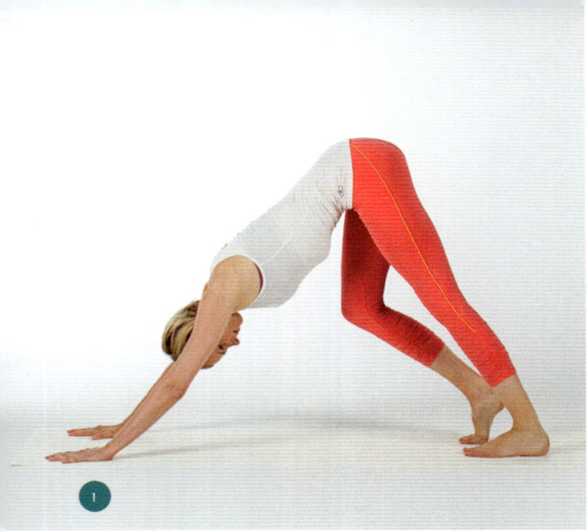

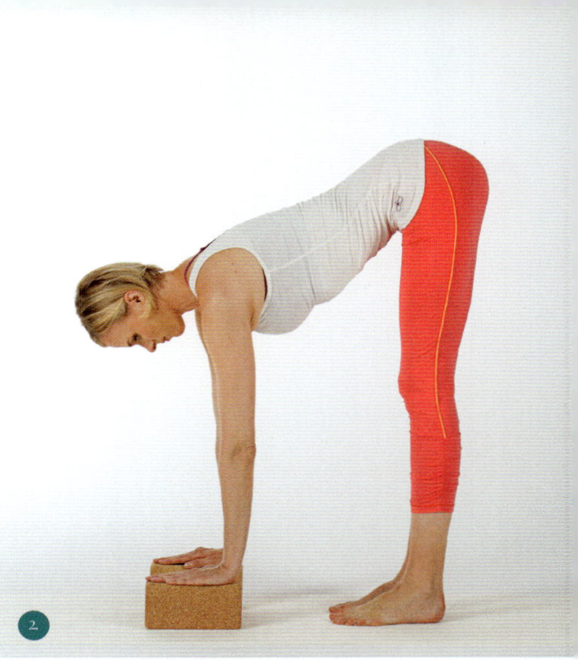

Adho Mukha Svanasana
Nach unten schauender Hund mit Beinbewegung

1| Beginne im Vierfüßlerstand. Die Knie sind hüftbreit und die Hände schulterbreit geöffnet. Deine Finger sind aufgefächert. Der Kopf bleibt in der Verlängerung deiner Wirbelsäule.

Bringe nun deine Hände eine Handlänge nach vorne. Stell deine Zehenspitzen auf und hebe deine Hüfte so weit an, bis deine Beine fast komplett gestreckt sind. Deine Arme sind lang und fest, deine gespreizten Finger drücken gleichmäßig in den Boden. Dein Rücken ist lang, dein Nacken ist entspannt.

Strecke nun ein Bein fest durch und lass die Ferse beim Ausatmen in den Boden hineinschmelzen, während du das andere Bein im Kniegelenk anwinkelst. Beim nächsten Ausatmen wechsle die Beinseite.

Übe für etwa 10 Atemzüge in langsamer Bewegung.

Ardha Uttanasana
Halbe stehende Vorwärtsbeuge

2| Stehe aufrecht und stell zwei Blöcke vor deine Füße. Beuge dich ausatmend aus der Hüfte nach vorne und lege deine Handflächen auf den Blöcken ab. Bei Bedarf korrigiere die Aufstellhöhe der Blöcke.

Bei jeder Einatmung bringst du mehr Länge in deine Wirbelsäule. Halte den Kopf in Verlängerung des Nackens und ziehe deine Schultern weg von den Ohren. Dies gibt dir das Gefühl eines verlängerten Halses.

Verweile in dieser Haltung 5–8 Atemzüge.

ÜBUNGSHINWEIS Ziehe dich nicht mit Kraft nach unten, sondern nutze die Schwerkraft und deinen Atem. Wenn du etwas sanfter üben möchtest, dann beuge deine Knie leicht an.

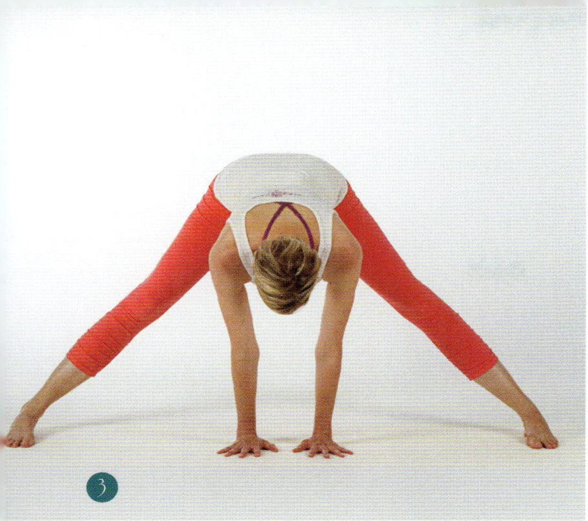

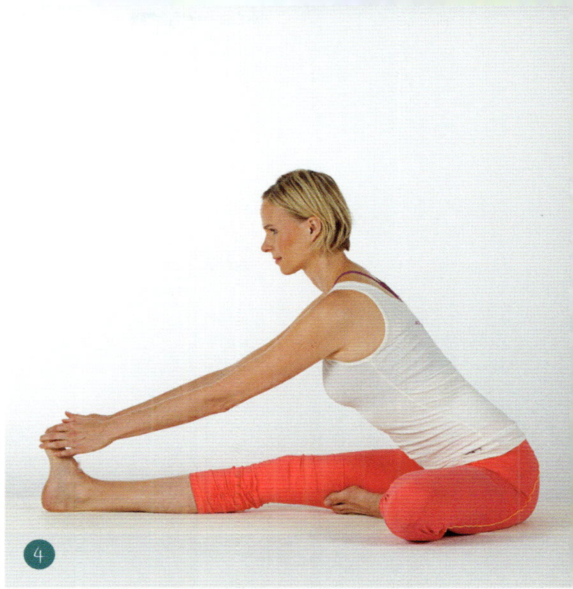

Prasarita Padottanasana
Vorwärtsbeuge in der Grätsche

3| Aus dem Stand gehst du in eine weite Grätsche. Deine Füße sind parallel zueinander. Erde deine Füße über deren gesamte Länge. Spanne die Oberschenkelmuskeln an.

Beuge dich beim Ausatmen mit langer Wirbelsäule nach vorne und platziere die Hände unter den Schultern auf dem Boden. Dehne nun die Wirbelsäule lang. Die Schultern ziehen weg von den Ohren, der Nacken ist entspannt und in Verlängerung der Wirbelsäule. Halte die Länge des Rumpfes und hebe deine Sitzknochen so hoch wie möglich an.

Halte diese Übung für 5–8 Atemzüge.

! Die Wirbelsäule lässt sich eventuell besser strecken und in die Länge ziehen, wenn der Rumpf etwas höher gehalten wird. Platziere hierfür zwei Blöcke unter die Hände.

Janu Sirsasana
Kopf-Knie-Haltung

4| Beginne diese Haltung am Boden sitzend. Das rechte Bein ist nach vorne ausgestreckt und das linke Bein angewinkelt abgelegt. Die Fußsohle liegt an der rechten Beininnenseite an.

Strecke beim Einatmen deine Arme nach oben und verlängere deine Wirbelsäule. Lehne dich nun ausatmend aus der Hüfte heraus nach vorne über das rechte Bein und greife mit den Händen die Außenkanten deines Fußes. Atme ruhig, weite deine Brust und verlängere deinen Rücken, ohne einen Rundrücken zu machen.

Verweile in dieser Haltung 8–10 Atemzüge und übe dann die andere Seite.

! Falls du deinen Fuß nicht mit beiden Händen greifen kannst, verwende einen Yogagurt (oder Gürtel), den du um deine Fußsohle anlegst und mit beiden Händen festhältst.

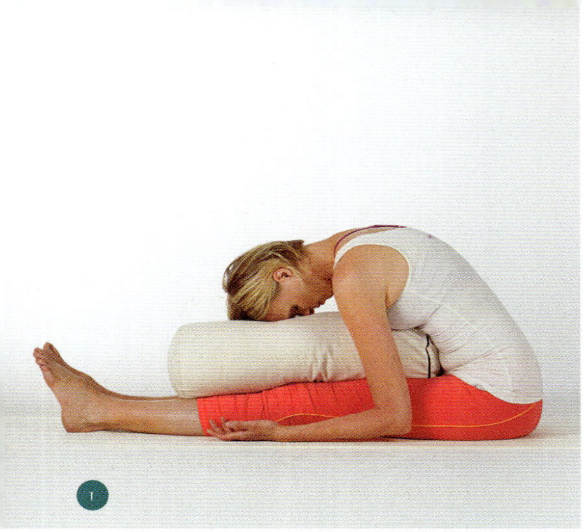

Paschimottanasana
Sitzende Vorwärtsbeuge

1| Nach den vorangegangenen Übungen, bei denen du mit aktiver Länge der Wirbelsäule geübt hast, kannst du deinen Rücken nun für einen Moment entspannen.

Setze dich hierzu mit ausgestreckten Beinen auf den Boden und lege dir ein Polster oder eine mehrfach gefaltete Decke auf die Beine. Lass deine Füße ganz locker.

Strecke einatmend deine Wirbelsäule nach oben und lehne dich mit dem Ausatmen nach vorne auf das Polster ab. Deine Arme sind entweder seitlich und vollkommen entspannt, oder du legst die Hände auf dem Polster übereinander und deine Stirn darauf.

Versuche, dich bei dieser Übung so einzurichten, dass du für 8-10 ruhige Atemzüge vollkommen loslassen und deinen Rücken entspannen kannst.

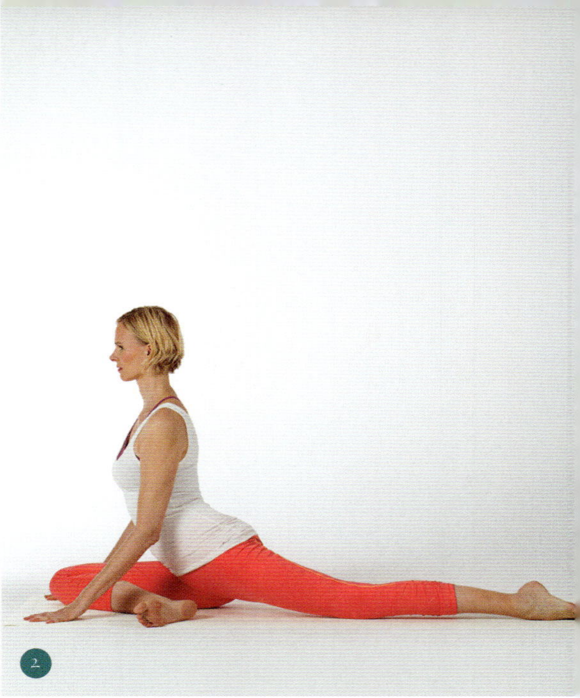

Eka Pada Rajakapotasana
Taube

2| Beginne im »Nach unten schauenden Hund« (Übung 1 Seite 98). Strecke vorerst beide Beine durch, mach dann einen großen Schritt mit dem rechten Bein nach vorne und lege den Unterschenkel quer vor dir ab. Senke das Becken Richtung Boden und verlängere das linke Bein nach hinten.

Stütze dich mit den Armen ab und achte auf eine lange Wirbelsäule. Ziehe die Schultern etwas nach hinten.

Verweile in dieser Haltung 8–10 tiefe Atemzüge und übe dann die andere Seite.

! Als Variation kannst du deinen Oberkörper über dem rechten Bein ablegen.

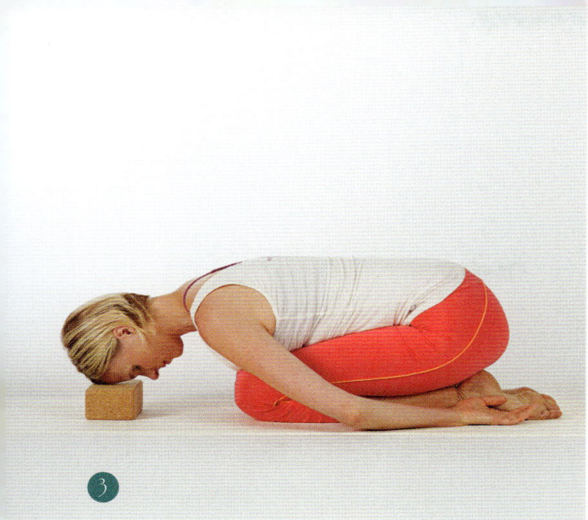

ENTSPANNUNG

BALASANA
Kindeshaltung

3| Komm nach den Körperübungen in deine Entspannung, um nachzuspüren und die Wirkung noch mehr zu genießen.

Lege dazu langsam deinen Bauch auf den Oberschenkeln ab und senke die Stirn auf den Boden. Bei Bedarf lege dir einen Block oder eine Decke unter die Stirn. Die Arme liegen seitlich neben dem Körper, die Handflächen zeigen nach oben. Entspanne deine Schultern, deinen Nacken und deinen Oberkörper. Lass dich mit jeder Ausatmung schwerer auf deine Oberschenkel sinken.

Bleibe in dieser Position für 5–10 Minuten.

Was immer du tun kannst oder träumst, es zu können, fang damit an.
Johann Wolfgang von Goethe

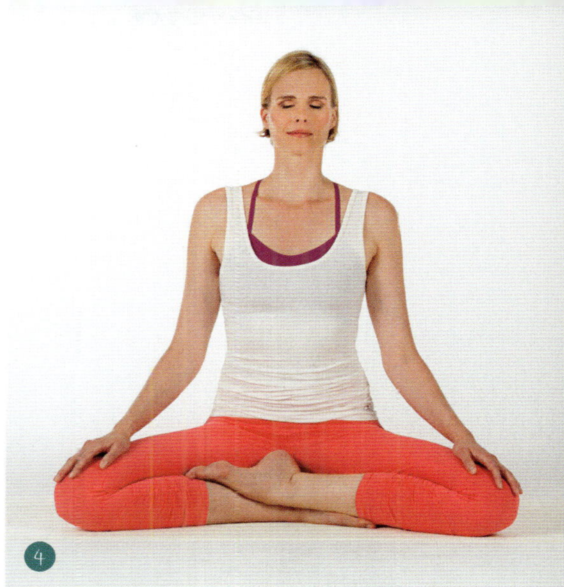

MEDITATION

SUKHASANA
Schneidersitz
mit dem Soham-Mantra
SO HAM – HAM SA

4| Stell dir einen Wecker und setze dich wieder aufrecht auf deine Yogamatte in einen bequemen Sitz. Lege dir gerne ein Kissen oder eine Decke unter dein Gesäß.

Schließe deine Augen und konzentriere dich einige Momente auf deine Atmung. Beginne dann mit der Atemmeditation, wie sie auf Seite 95 beschrieben ist.

Nimm dir 10–20 Minuten Zeit für diese Meditation.

Zum Beenden deiner Meditationsphase bewege leicht deine Finger und Zehen, atme 1–2 Mal tief ein und aus. Gehe nun wieder gelassen deinen alltäglichen Aufgaben nach.

Immunsystem & Verdauung anregen

Lebenskraft aktivieren

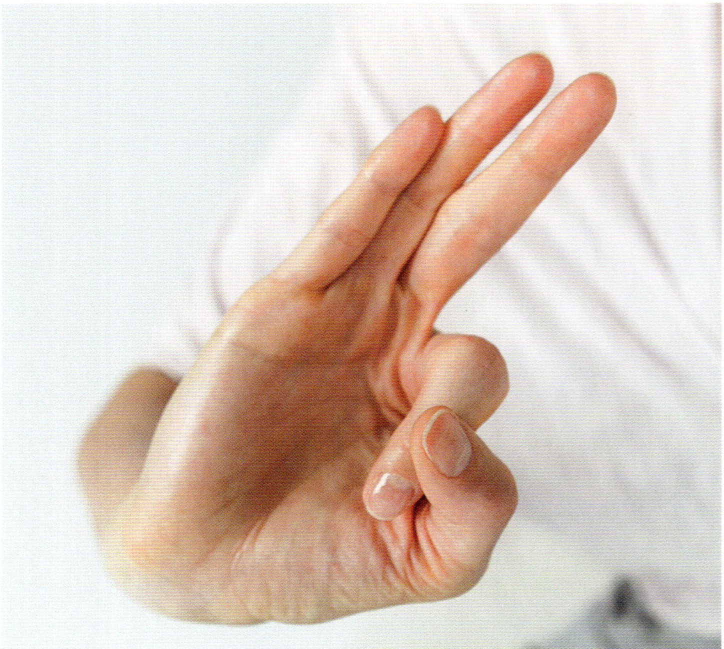

Atem ist direkte Teilhabe
an der nährenden Kraft des Lebens.

Mark Whitwel

Du kannst dein Immunsystem stärken, indem du auf einen gesunden Darm achtest. Denn die Gesundheit deines Körpers hängt stark von der Beschaffenheit deiner Darmflora ab.

Die alten Yogis benutzten für die Verdauung die Bezeichnung »Agni«, was so viel wie »Feuer« bedeutet. Verdauungsprobleme waren damals ein Zeichen für eine Unausgeglichenheit im »ewigen Feuer«. Agni ist die Kraft der Umwandlung. Die Fähigkeit, etwas zu verdauen, auch im übertragenen Sinn. Wenn Agni nicht richtig funktioniert, dann ist die Fähigkeit zur Aufnahme von Nährstoffen, von Lebensenergie gestört. Auch Erfahrungen können nicht mehr richtig verdaut werden. Das kann zu Energielosigkeit und deprimierten Gemütszuständen führen.

Überlege, ob du das, was du isst, auch gut verdauen kannst. Lass deine Instinkte sprechen und vertraue deinem Bauchgefühl. Die häufigste Ursache für Verdauungsstörungen ist eine ungesunde Ernährung. Also eine Ernährung mit zu vielen Weißmehlprodukten, Süßigkeiten und fettigen Nahrungsmittel. Gleichzeitig werden zu wenig Ballaststoffe, Obst, Gemüse und zu wenig Flüssigkeit aufgenommen. Aber auch alle Stressfaktoren, Schlaflosigkeit, häufiges Reisen, Erschöpfung und Ängste wirken sich negativ auf die Verdauung aus.

Die Ernährungslehre der Yogis stimmt mit den meisten Regeln überein, die heutzutage im Rahmen einer gesunden Ernährung empfohlen werden. Yogis wussten bereits vor Tausenden von Jahren um die Auswirkungen der Ernährung auf den Gesundheitszustand des Menschen. Sie empfahlen für die Gesunderhaltung von Körper und Geist eine vegetarische Ernährung. Aber auch ethische Werte sprechen für eine solche Ernährung. Erinnere dich hierzu an das erste Gebot im Umgang mit anderen in Patañjalis Yogasutra: »Ahimsa – Gewaltlosigkeit«. Wenn du regelmäßig Yoga betreibst, wirst du bald merken, dass sich dein Essverhalten ändert. Vermutlich wirst du von selbst ein paar ungesunde Gewohnheiten ablegen – ganz, ohne dich darum zu bemühen.

Unser Übungsprogramm stärkt mit dem Mantra deine Lebenskraft, schenkt dir Gelassenheit und lässt dich entspannen. Das Vayu-Mudra unterstützt deine Verdauung und reduziert Völlegefühl. Mit der Atemübung Kapalabhati wird das Zwerchfell trainiert, die Bauchorgane werden belebt, der Abtransport von Giftstoffen wird unterstützt. Ebenso werden Herz und Magen massiert und in ihrer Funktion gestärkt.

! Trinke täglich bis zu drei Liter Wasser. Eine besondere Heilwirkung hat heißes Ingwerwasser. Es wärmt von innen und macht die Schleimhäute widerstandsfähiger gegen Keime.

Mantra

ANANDOHAM ANANDOHAM
ANANDAMBRAHM ANANDAM
Ich bin Freude. Ich bin Freude.
Absolute Freude. Freude bin ich.

Mach deine Freude nicht von anderen Menschen oder Umständen abhängig. Freude ist eine Fähigkeit, Freude ist eine Eigenschaft. Im Yoga sagt man sogar »Freude ist deine wahre Natur«. Freude ist immer da. Du hast sicher nicht immer Zugang zu Freude, aber du kannst die Freude bewusst kultivieren. Du kannst dir Momente nehmen, um Freude ganz bewusst zu empfinden.

Aussprache
Anandoham anandoham anandambram anandam

So geht's
Spüre die Freude in dir, gehe in dein Herz hinein und spüre im Herzen Freude. Ganz egal, was gerade in deinem Kopf vorgeht oder ob du in diesem Moment vor irgendetwas Angst hast oder traurig bist. In der Tiefe deines Wesens, in der Tiefe deines Herzens, ist Freude. Jetzt in diesem Moment.

Das bringt's
- Schenkt dir Gelassenheit und Freude.
- Lässt dich entspannen und stärkt deine Lebenskraft.

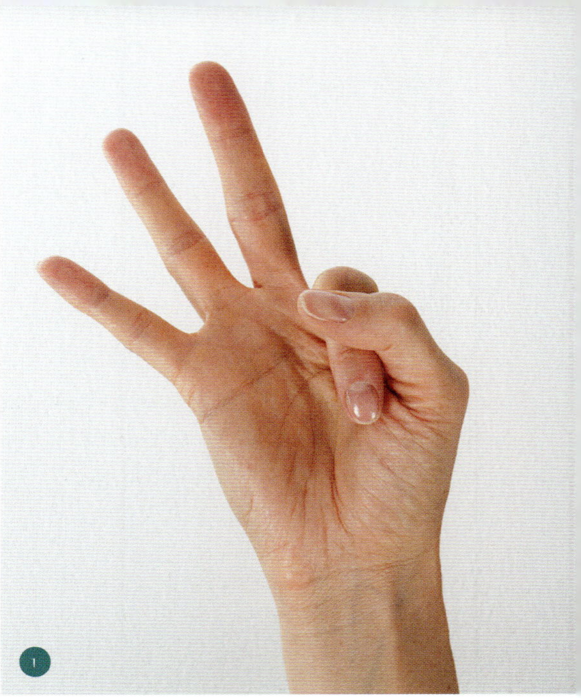

Mudra

VAYU-MUDRA
Mudra der Verdauung

So geht's
1 | Beuge den Zeigefinger bis zum Daumenballen. Lege den Daumen über den gebeugten Zeigefinger. Die restlichen Finger bleiben so gut wie möglich getreckt.

Das bringt's
- Reduziert Völlegefühl und Blähungen, auch bei Reizdarmsyndrom.
- Fördert die Verdauung.
- Senkt den Blutdruck.

Die beste Freude ist
Wohnen in sich selbst.

Johann Wolfgang von Goethe

Atemübung

Kapalabhati

Die Feueratmung

So geht's
Setze dich aufrecht und bequem an einen stillen, gut gelüfteten Ort. Schließe deine Augen und nimm zunächst für einige Momente deinen natürlichen Atem wahr.

Dann beginne langsam mit der Feueratmung. Atme kurz und stoßartig durch die Nase so aus, als wolltest du einen lästigen Fussel aus dem Nasengang entfernen. Wenn du dich ganz auf das Ausschnauben konzentrierst, wird deine Einatmung ganz automatisch und ohne dein aktives Zutun erfolgen.

2| Dabei wird sich ausatmend die Bauchdecke etwas nach innen bewegen und

3| einatmend wieder vorschnellen.

Übe dabei durchaus mit Kraft, aber ohne zu verkrampfen. Mach auf diese Weise etwa 10 Atemstöße. Im Laufe deiner regelmäßigen Praxis kannst du dich auf bis zu 60 Atemstöße pro Runde steigern. Halte den Oberkörper und Kopf dabei völlig unbewegt, nur deine Bauchdecke sollte aktiv sein.

ÜBUNGSHINWEIS Es kann sich aufgrund des erhöhten Sauerstoffanteils im Blut ein leichtes Schwindelgefühl einstellen. Es geht wieder vorbei, wenn der Anteil von CO_2 im Blut wieder ansteigt. Es ist normal, dass zu Beginn die Bauchdecke Mühe hat, sich so schnell und gleichmäßig zu bewegen. Mit zunehmender Übung wirst du deine Bauchmuskeln kraftvoll und koordiniert bewegen können.

Das bringt's
- Wirkt allgemein reinigend.
- Das Zwerchfell wird trainiert.
- Die Bauchorgane Leber und Milz werden belebt.
- Der Abtransport von Giftstoffen wird unterstützt.
- Der Magen wird massiert und in seiner Funktion gestärkt.
- Das Atemsystem wird gereinigt, die Nebenhöhlen werden belüftet und die Nase wird frei.
- Aktiviert das Sonnengeflecht.
- Kapalabhati heißt auch »leuchtender Schädel« und bezieht sich auf das Gefühl der Energieausstrahlung im Kopf.

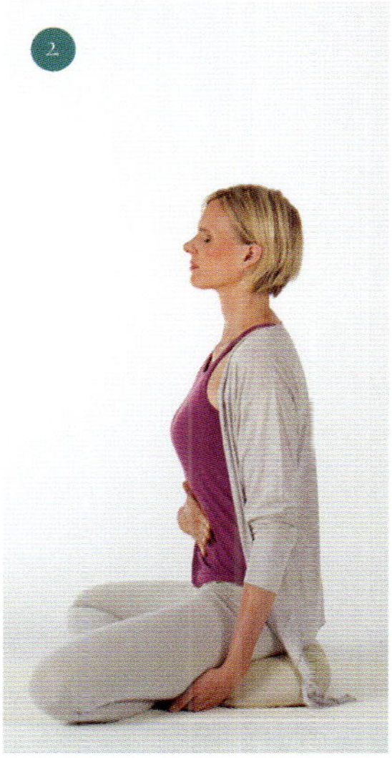

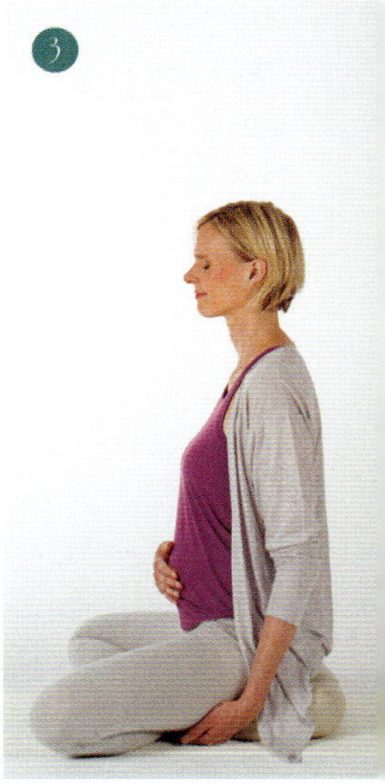

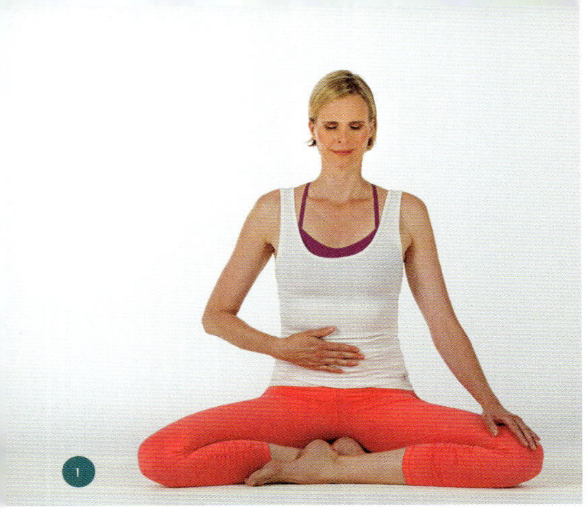

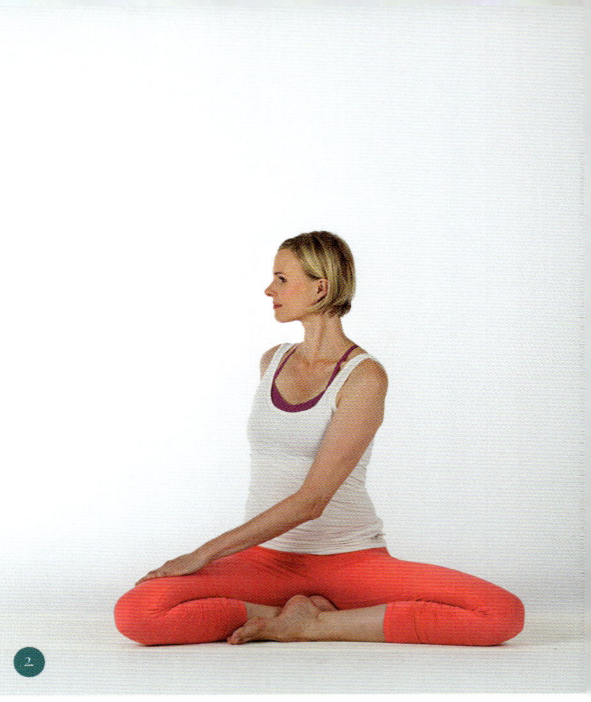

Übungsprogramm

ANKOMMEN ZUM ANKOMMEN ÜBE DAS FESTSTEHENDE RITUAL, WIE ES AUF SEITE 28 BESCHRIEBEN IST.

EINSTIMMUNGSPHASE

Sukhasana
Schneiderseitz
mit Kapalabhati-Pranayama

1| Setze dich in den Schneidersitz. Wenn du möchtest, verwende gerne eine Sitzunterlage, damit die Hüftgelenke besser entspannen können.

Schließe deine Augen und lege dann deine Aufmerksamkeit auf deine Atmung. Führe die Atemübung durch, wie wir sie auf Seite 105 beschrieben haben.

ÜBUNGSHINWEIS Kapalabhati soll während der Schwangerschaft nicht geübt werden. Auch bei Lungenkrankheiten und zu hohem oder niedrigen Blutdruck ist Vorsicht geboten. Bei Problemen mit den Ohren oder Augen wird von der Übung abgeraten.

KÖRPERÜBUNGEN

Parivritta Sukhasana
Gedrehter Schneidersitz

2| Du bist im Schneidersitz. Wachse mit deiner Wirbelsäule lang nach oben. Drehe dich nun ausatmend nach rechts und unterstütze diese Rumpfdrehung mit deinen Armen. Deine Schultern sind nach unten gezogen. Lass deinen Atem fließen und stell dir vor, wie sich deine Wirbelsäule wie eine Wendeltreppe ganz gleichmäßig dreht.

Halte die Übung für 5–8 Atemzüge und führe die Übung dann mit der anderen Seite durch.

DEIN WARM-UP Je nachdem, wie viel Zeit du hast und was gerade dein Bedürfnis ist, übe nun den Sonnengruß in deinem Atemtempo 5–10 Mal. Die Beschreibung findest du auf den Seiten 44 bis 47.

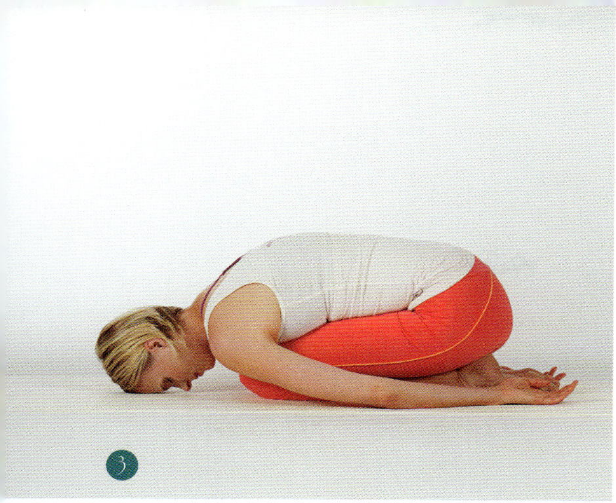

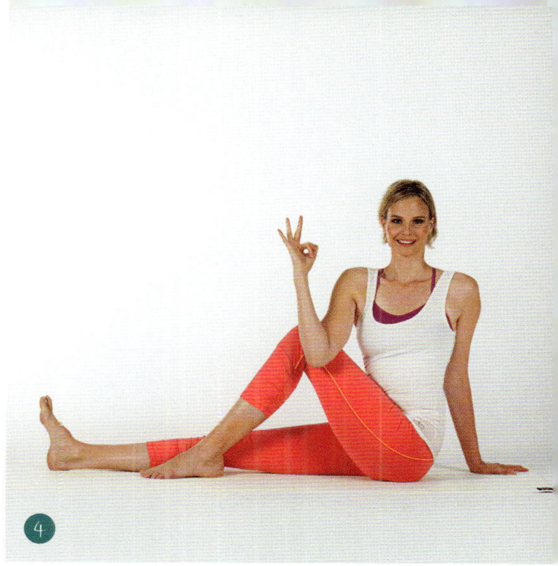

ALASANA
Kindeshaltung

3| Komm nun in Balasana. Lege deinen Bauch auf den geschlossenen Oberschenkeln ab und senke die Stirn auf den Boden. Lege dir bei Bedarf einen Block oder eine Decke unter die Stirn. Die Arme liegen seitlich neben dem Körper, die Handflächen zeigen nach oben. Entspanne deine Schultern, deinen Nacken und deinen Oberkörper.

Zur sanften Massage deiner Bauchorgane atme nun für etwa 10 tiefe Atemzüge ganz bewusst in deinen Bauch hinein, sodass sich deine Bauchdecke sanft gegen deine Oberschenkel drückt. Beim Ausatmen entspanne deine Bauchdecke.

WIRKUNG Dies ist eine vielseitig wirksame Übung für Anfänger und Fortgeschrittene. Das Asana dehnt auf sanfte Weise deine Wirbelsäule. Sie entspannt Schultern, Schulterblätter, Nacken und Brustbereich. Sie reduziert Müdigkeit, Schwindel und Kopfschmerzen, senkt den Blutdruck, lockert den Unterbauch bei Menstruationsbeschwerden, beruhigt den Magen und die Verdauungsorgane.

MARICHYASANA III
Haltung des Weisen Marichy mit Vayu-Mudra

4| Sitze auf deiner Matte. Winkle das linke Knie an und stell den Fuß auf den Boden, nahe deines rechten Sitzknochens ab. Strecke deinen Rücken.

Mit dem Ausatmen drehst du deinen Oberkörper nach links und legst deinen rechten Ellbogen als Hebel an die Außenseite des linken Knies. Bringe die Finger der rechten Hand in das Vayu-Mudra, wie auf Seite 104 beschrieben. Atme in den Bauch und spüre, wie der Bauch bei jedem Einatmen gegen den aufgestellten Oberschenkel drückt.

Halte diese Position für 5–8 tiefe Atemzüge und übe dann die andere Seite.

Lebensfreude strömt in jede Zelle
wie ungehinderter Atem.

Else Pannek

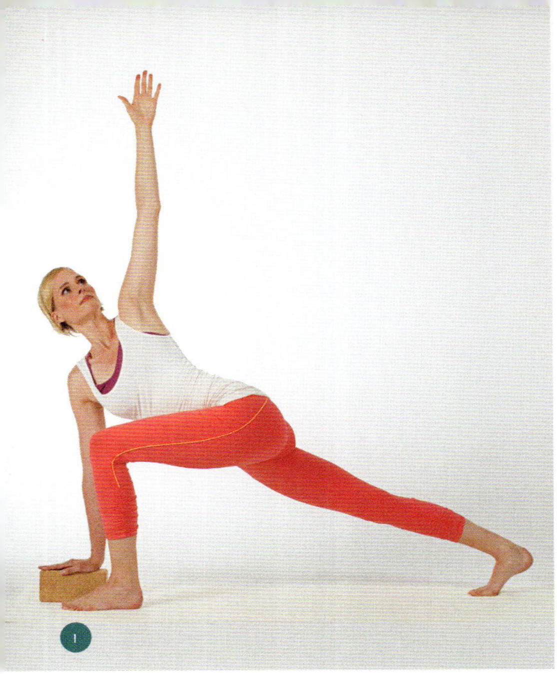

1

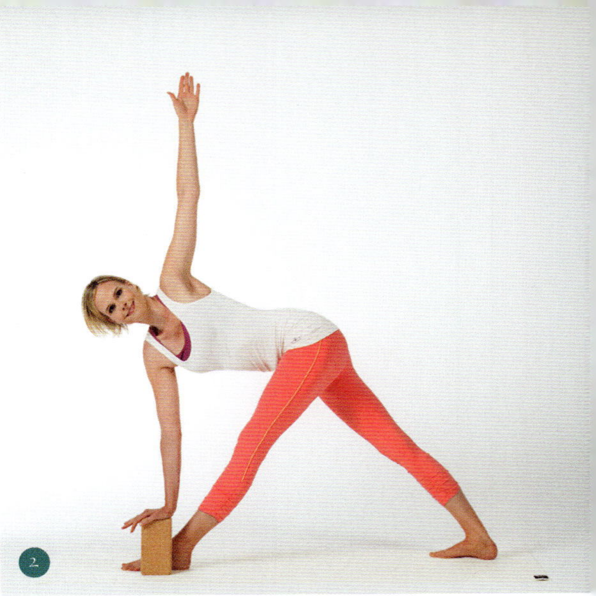

2

Parivritta Parsvakonasana
Gedrehte seitliche Winkelhaltung

1 | Gehe an den Anfang deiner Yogamatte und stell einen Block neben deine linke Fußinnenkante. Mach nun mit dem rechten Bein einen großen Schritt nach hinten, sodass du in einem weiten Ausfallschritt stehst. Das vordere Knie befindet sich senkrecht über der Ferse und bildet einen 90-Grad-Winkel. Das rechte Bein ist lang nach hinten ausgestreckt und die Ferse schiebt weg von dir.

Lege deine rechte Hand auf den Block. Mit dem Einatmen strecke den linken Arm nach oben zur Decke. Dein Blick geht nach oben zum Daumen. Deine Körpermitte ist stabil. Nutzen jedes Einatmen, um deine Wirbelsäule zu strecken, und jedes Ausatmen, um deine Brust zur Decke hin zu öffnen.

Halte diese Stellung für 5–8 Atemzüge und führe sie dann mit der anderen Seite durch.

Parivritta Trikonasana
Gedrehtes Dreieck

2 | Gehe an den Anfang deiner Yogamatte und stell einen Block neben deine linke Fußaußenkante. Mach mit dem rechten Bein einen großen Schritt nach hinten, sodass die Füße etwa eine Beinlänge voneinander entfernt sind.

Hebe nun die Arme auf Schulterhöhe an. Drehe dann den Oberkörper nach links. Kippe aus deinem Becken nach links und führe die rechte Hand auf den Klotz. Strecke den linken Arm senkrecht nach oben. Deine linke und deine rechte Schulter bilden eine Linie. Achte darauf, dass dein Rücken lang bleibt und dass du den Oberkörper gleichmäßig in beide Richtungen in die Länge ziehst. Der Bauchnabel zieht in Richtung Wirbelsäule, deine Körpermitte ist stabil. Die Beine sind gestreckt und die Füße gut geerdet.

Halte diese Übung für 5–8 Atemzüge und führe sie dann mit der anderen Seite durch.

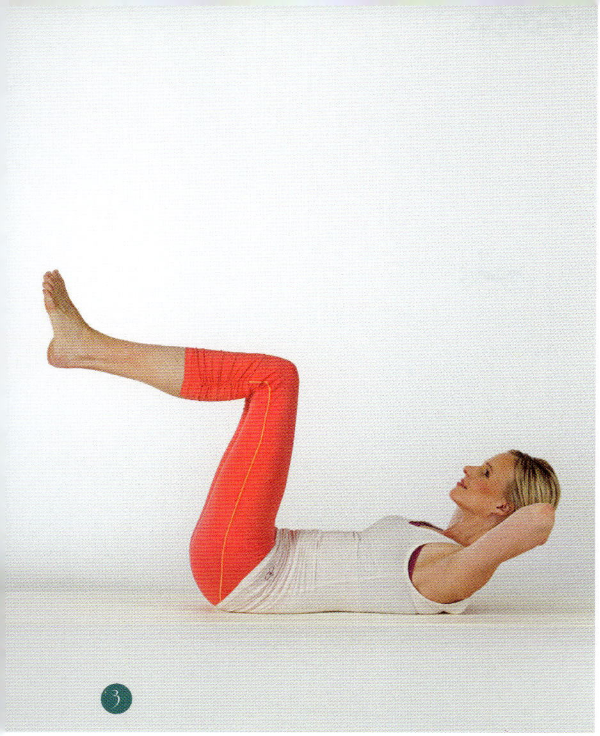

3

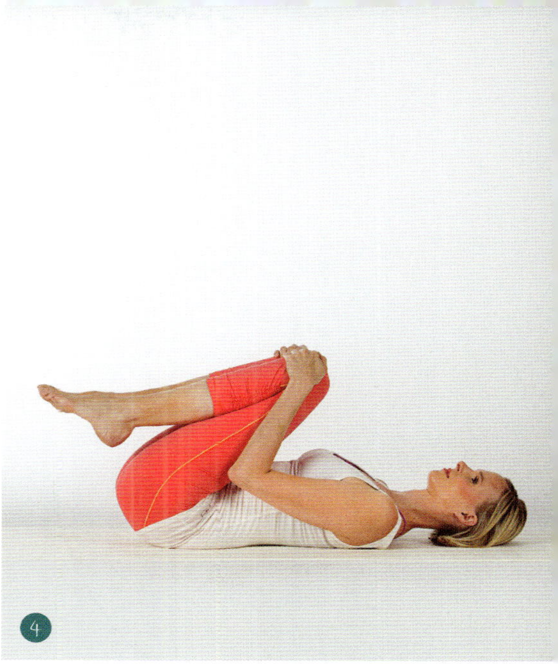

4

Navasana
Boot

3| Lege dich mit dem Rücken flach auf den Boden. Bringe dann beide Beine in die Stufenlage und drücke den unteren Rücken in die Matte hinein. Stütze den Kopf mit den Händen und hebe die Schultern vom Boden ab. Verwende hierfür die Kraft deiner Bauchmuskeln.

Halte diese Übung für 5–8 Atemzüge.

WIRKUNG Das Boot verbessert die Durchblutung des Bauches, regt die Bauchorgane an, fördert den Stoffwechsel, harmonisiert die Verdauung und lindert Blähungen. Die Asana kräftigt insbesondere die gerade Bauchmuskulatur und unterstützt dich dabei, bei regelmäßigem Üben, eine stabile Körpermitte zu bekommen.

Apanasana
Knie an Brust

4| Bleibe flach auf dem Boden liegen. Ziehe deine Knie mit beiden Händen zum Körper heran. Entspanne den gesamten Rücken und deinen Nacken.

Führe nun folgendermaßen eine dynamische Bewegung durch: Mit der Einatmung schiebst du die Knie vom Körper weg. Mit der Ausatmung ziehst du die Knie zum Körper heran.

Übe Apanasana dynamisch für 5–8 Atemzüge.

WIRKUNG Apanasana dehnt und entspannt insbesondere den unteren Rücken. Sie ist eine willkommene Ausgleichsposition nach Navasana und passt auch besonders gut in dieses Übungsprogramm.

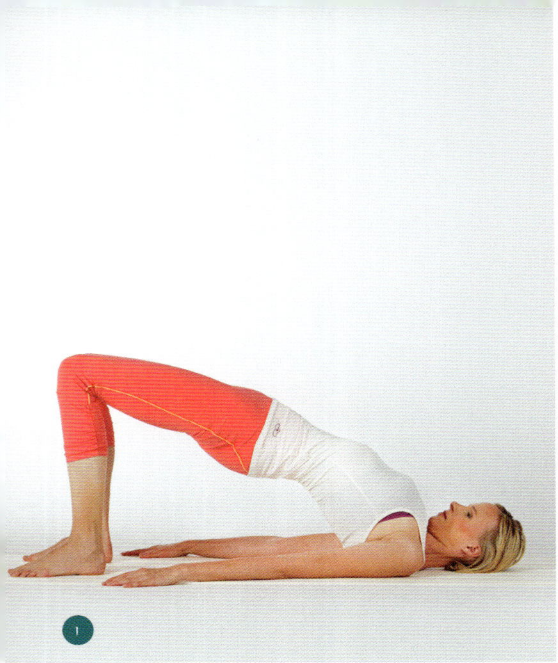

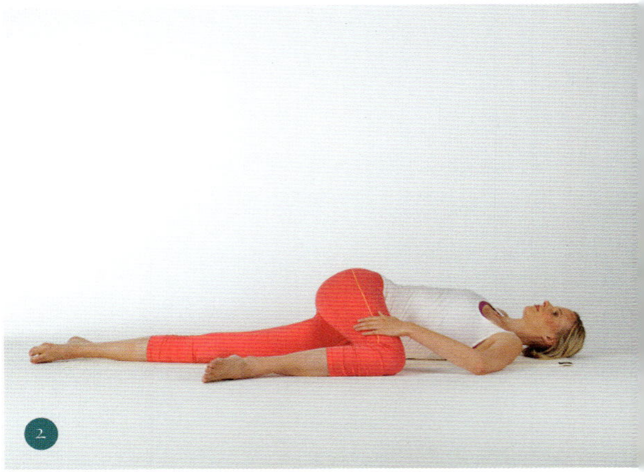

Setu Bandha Sarvangasana

Schulterbrücke

1| Lege dich auf den Rücken, deine Arme liegen gestreckt neben dem Körper auf der Matte, die Handflächen zeigen zum Boden. Stell dann beide Beine hüftbreit auf.

Hebe mit der Einatmung das Becken vom Boden ab. Drücke deine Schultern und deine Füße in die Matte. Ziehe dein Kinn sanft in Richtung Brustbein. Dein Gesäß ist ganz entspannt.

Halte diese Stellung für 5–8 tiefe Atemzüge und rolle anschließend Wirbel für Wirbel auf der Matte ab. Spüre dann einige Atemzüge nach.

Makarasana

Krokodil

2| Beginne in der Rückenlage. Das rechte Bein ist lang ausgestreckt. Hole das rechte Knie zuerst zu dir und überschlage es dann über das andere Bein. Versuche, das rechte Knie auf dem Boden abzulegen, und drücke es bei Bedarf sanft mit der linken Hand nach unten. Der rechte Arm ist locker zur Seite ausgestreckt. Halte deinen Kopf gerade oder drehe ihn locker auf die rechte Seite.

Verweile in dieser Haltung etwa 1–3 Minuten.

Um aus der Haltung zu kommen, drehst du zuerst deinen Kopf zur Mitte, dann bringst du das rechte Knie zurück zur Mitte. Nach einem kurzen Nachspüren übe die andere Seite.

! *Ist diese Ausführung von Makarasana zu intensiv, dann übe bitte die sanftere Variation auf* *Seite 133.*

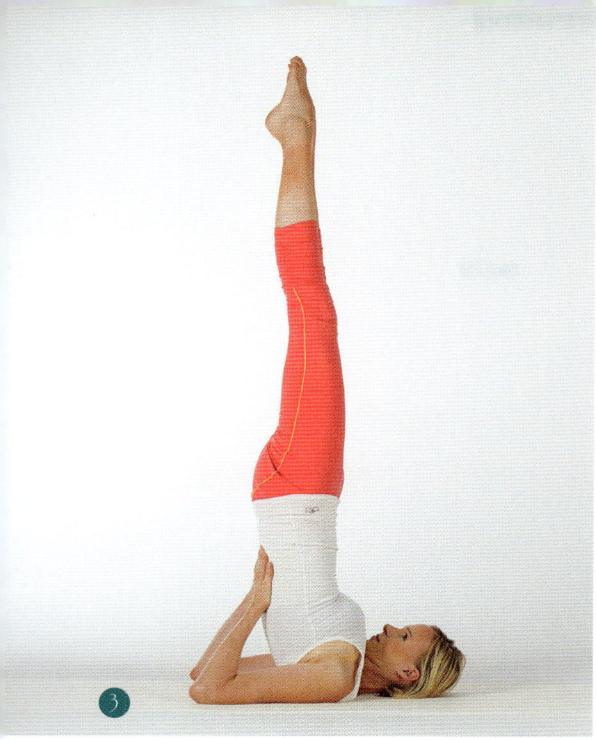

3

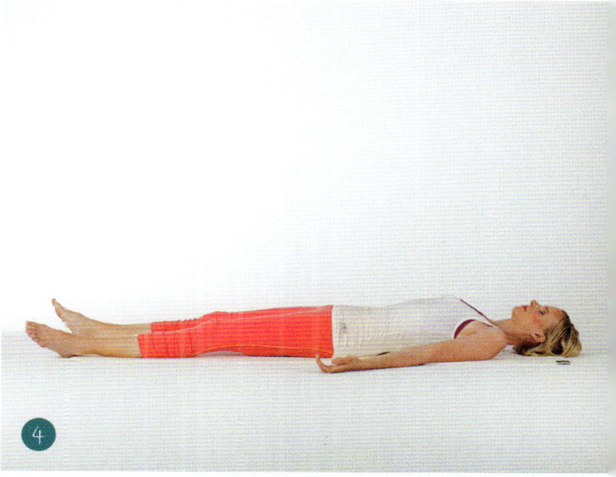

4

ENTSPANNUNG

SALAMBA SARVANGASANA
Unterstützter Schulterstand

3| Du liegst auf dem Rücken, deine Arme liegen gestreckt neben dem Körper, die Handflächen zeigen zum Boden. Hebe die Beine und dein Becken und strecke dann den gesamten Körper »kerzengerade« nach oben in den Himmel. Die Arme sind schulterbreit angewinkelt und stützen den unteren Rücken. Das Gewicht ruht vor allem auf deinen Schultern.

Bleibe in dieser Haltung für 8–10 tiefe Atemzüge.

ÜBUNGSHINWEIS Bei Nackenbeschwerden, Bluthochdruck und während der Menstruation übe eine sanfte Variation, indem du nur die Beine an einer Wand hochlegst.

SHAVASANA
Totenstellung
mit dem Freude-Mantra
ANANDAMBRAHM ANANDAM

4| Lege dich bequem auf den Rücken und decke dich bei Bedarf zu. Lass die Füße entspannt nach außen sinken. Lege die Hände auf deinen Bauch und schenke dir selbst etwas Wärme. Schließe die Augen und lass dich in deinen Körper fallen. Fokussiere deinen Geist auf das Freude-Mantra und wiederhole es ein paar Mal, wie es auf Seite 104 beschrieben ist. Atme dann ruhig und langsam ein und aus. Erlaube dir, mit jeder Ausatmung etwas tiefer auf deine Unterlage zu sinken. Entspanne nun vollkommen und lass dich für ein paar Minuten in das Gefühl der Freude hineinsinken.

Verweile so mehrere Minuten bis zu einer Viertelstunde.

Der Kopf ist frei & der Nacken leicht

Herz öffnen statt Kopf zerbrechen

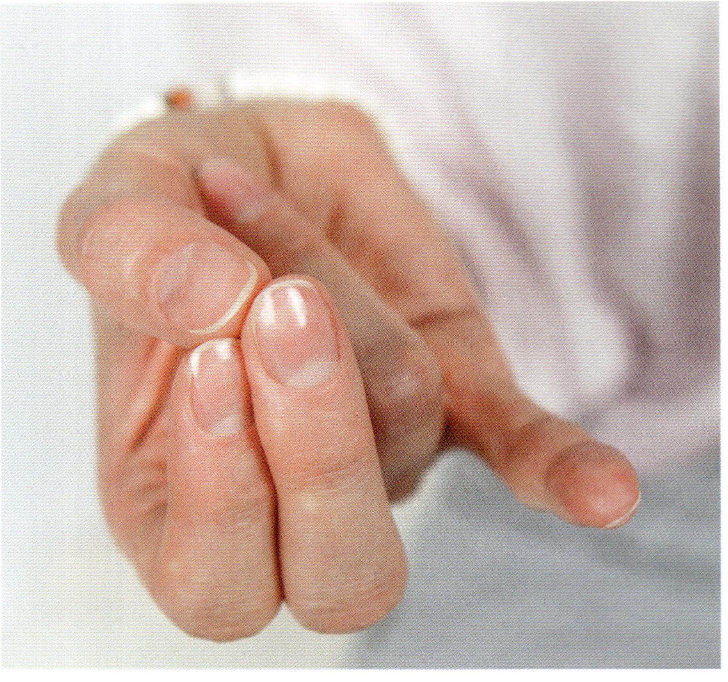

Ein Lächeln wirkt auf Schwierigkeiten
wie die Sonne auf Wolken, es löst sie auf.

Sri Aurobindo

Im Untertitel dieses Übungsprogrammes findest du den Begriff »Herz öffnen«, womit das Herz unseres Wesens gemeint ist, das fühlende Zentrum, der Sitz unserer eigenen Wahrheit. Dort ist das Zentrum unseres gesamten Wesens, was wir wirklich fühlen, wonach wir uns sehnen. Hier können wir all das wahrnehmen, was uns selbst und andere bewegt.

Ein offenes Herz ist in Kontakt. In Kontakt mit sich selbst, mit seinem Körper, mit anderen Menschen, mit dem Leben. Es entstehen schöne Gefühle wie Glück, Zufriedenheit, Geborgenheit, Dankbarkeit, Hingabe und Liebe.

Wenn sich unser Herz öffnet, sind wir also bereit, etwas zu fühlen, wovor wir uns vorher verschlossen haben. Diese Herzöffnung ist immer von Verstehen, Erkennen und Respekt begleitet. Man öffnet sich für den gegenwärtigen Moment und entwickelt darin eine natürliche Präsenz.

Wenn wir bereit sind, dem jeweiligen Problem auf den Grund zu gehen, indem wir alles, was in unserm Inneren auftaucht, bewusst, offen und feinfühlig wahrnehmen, wenn wir bereit sind, uns vor nichts zu verschließen, was dabei auch auftauchen mag, werden wir die Lösung in unserem Innern finden.

Man wird sich dessen bewusst, was gerade geschieht, und erkennt, dass sich die Erfahrungen von Moment zu Moment verändern und nichts permanent bestehen bleibt. Es ist eine gewisse Qualität des Gewahrseins. Diese Bewusstheit lehnt die Erfahrungen nicht ab. Wertet sie aber auch nicht auf.

Mit jedem Schritt, den wir auf diesem Weg gehen, werden wir mehr Mitgefühl, Achtung und Verständnis für uns selbst und andere entwickeln. Wir werden mehr und mehr eins sein mit uns selbst. Und wenn wir auf dem Weg des Herzens noch weitergehen, werden wir die Liebe entdecken, die allem zugrunde liegt.

Dieses Übungsprogramm hilft dir dabei, dich mit deiner Herzensweisheit zu verbinden. Du kannst aufhören, dir den Kopf zu zerbrechen. Lass die Sonne deiner Liebe scheinen, für dich selbst und dann für andere. Das Devi-Mantra schenkt dir Kraft und Vertrauen in das Leben. Das Mudra hilft dir bei Spannungskopfschmerzen, und die Atemübung löst leichte Verspannungen im Nacken. Mit den Asanas werden Unterkiefer, Nacken und Schulter sensibilisiert, mobilisiert, gekräftigt und gedehnt.

Glaube nicht alles, was du denkst. Unsere Überzeugungen, die ein Resultat unserer Gedanken sind, stellen eine verengte, bruchstückhafte Sicht der Wirklichkeit dar.

Komm über deine Sinne immer wieder zurück in den gegenwärtigen Moment.

Mantra

Devi-Mantra

OM SHRIM HRIM SHRIYE NAMAHA

OM – Gegrüßt seist du, Große Göttin, du Schöpferin und Hüterin des Universums!

Devi, die Große Göttin, gilt als Beschützerin alles Lebendigen und als die Große Mutter. Devi gilt als die aktive Kraft, die aus sich selbst das Universum manifestiert. Sie gilt als höchste Realität und zeigt sich in der Welt als eine aktive, kreative und transformierende Kraft.

Aussprache

Aum schriim chriim schrije naamaahaa

So geht's

Stell dir vor, dass es im Universum eine mütterliche Kraft gibt, die dich schützt und nährt. Diese Kraft – das Leben selbst – kümmert sich jederzeit um dich und gibt dir alles, was du brauchst.

Das bringt's

- Spendet Hoffnung und Zuversicht.
- Schenkt das Gefühl von Geborgenheit und Fürsorge.
- Gibt dir Kraft.

Mudra

MAHASIRS-MUDRA

Mudra gegen Spannungskopfschmerzen

So geht's

1| Führe die Spitzen von Daumen, Zeigefinger und Mittelfinger zusammen. Klappe den Ringfinger in die Handfläche, der kleine Finger bleibt locker gestreckt.

Das bringt's

- Lindert Spannungskopfschmerzen.
- Entspannt die Augen.
- Hilft auch bei Nasennebenhöhlenentzündung.

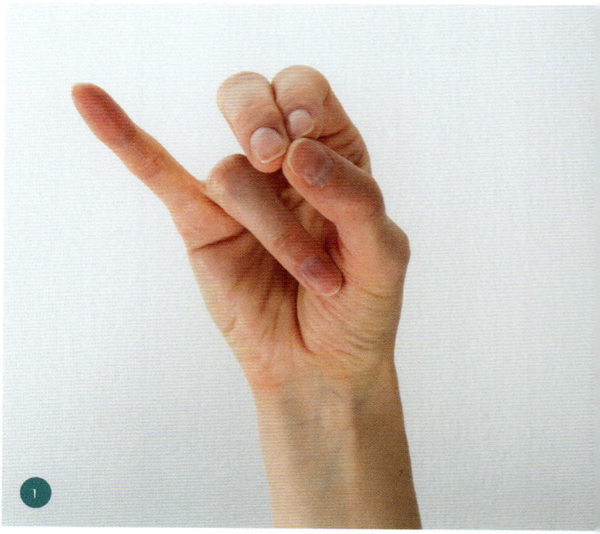

Atemübung

Atem & Bewegung

Atmung mit synchroner Kopfdrehung

Manchmal stellt man während einer Asanapraxis fest, wie angespannt die Atmung ist, da man seine ganze geistige Konzentration auf die Körperübung legt und dem Atem keine Aufmerksamkeit mehr schenken kann. Diese Atemübung hilft dir dabei, den Körper wieder mit der Atmung zu verbinden. Gleichzeitig kannst du in deinen Nacken hineinspüren und wahrnehmen, was ihm guttut. Gehe in die Atemachtsamkeit und nimm dir Zeit, zu erspüren, wie du atmest und welche Übungsweise das Atmen erleichtert. Mach dir dabei bewusst, dass man nicht richtig oder falsch atmen kann, sondern nur – bezogen auf den eigenen Organismus mit seinen aktuellen Voraussetzungen – günstig oder ungünstig. Ob etwas günstig oder ungünstig ist, lässt sich also immer nur individuell klären, und zwar gemäß dem eigenen Empfinden. Vertraue auf diese Empfindungen!

Diese Art der Einübung von Atemachtsamkeit bewirkt, dass du deinen Atem kennenlernst und dir sicher wirst, wie du die Atmung am günstigsten gestalten kannst. Dadurch werden sowohl dein Körperbewusstsein als auch deine Kompetenz für förderliches, selbstständiges Üben wachsen.

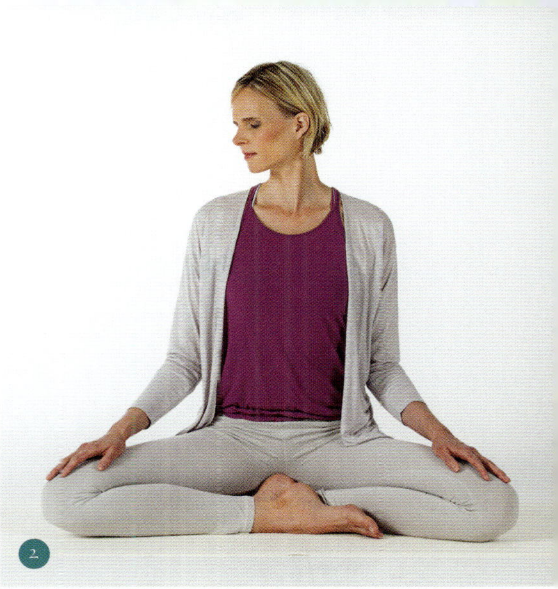

So geht's

2| Setze dich mit sanft geschlossenen Augen aufrecht und bequem auf deine Matte oder einen Stuhl. Nimm diese Sitzhaltung und deinen natürlich fließenden Atem für einen Moment bewusst wahr.

Atme dann vorbereitend ein. Mit dem nächsten Ausatmen drehe deinen Kopf langsam nach rechts. Verweile dort in der Atemleere. Einatmend führst du den Kopf zur Mitte zurück. Atme wieder aus und drehe dabei deinen Kopf langsam nach links. Verweile hier erneut einen Augenblick in der Atemleere. Einatmend drehe den Kopf wieder nach vorne.

Wiederhole diese Sequenz 5–8 Mal. Lass anschließend deinen Kopf entspannt hängen und spüre für einige Momente nach.

Das bringt's

- Löst leichte Verspannung im Nacken.
- Macht den Atem in Verbindung mit dem Körper bewusst.

ÜBUNGSPROGRAMM

ANKOMMEN ZUM ANKOMMEN ÜBE DAS FESTSTEHENDE RITUAL, WIE ES AUF SEITE 28 BESCHRIEBEN IST.

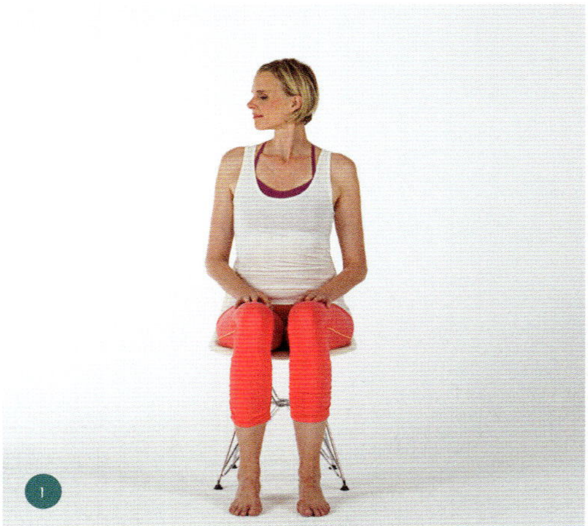

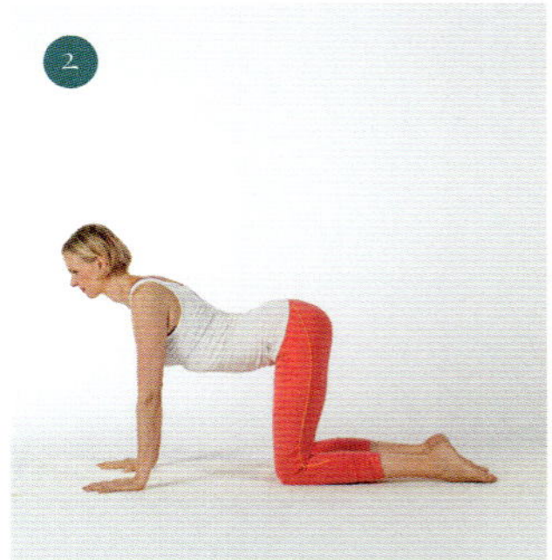

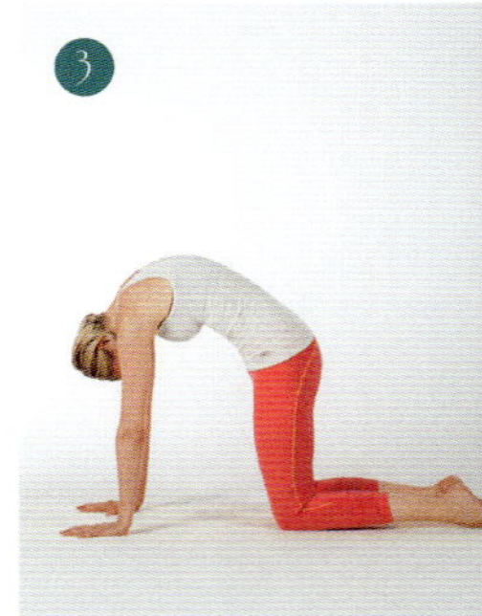

EINSTIMMUNGSPHASE

SUKHASANA
Atmung mit synchroner Kopfdrehung

1 | Setze dich im Schneidersitz auf deine Yogamatte oder bequem auf einen Stuhl. Entspanne deine Schultern und insbesondere deinen Unterkiefer. Beginne mit der Atemübung, wie auf Seite 115 beschrieben.

Verweile nicht in der Vergangenheit,
träume nicht von der Zukunft,
konzentriere dich auf
den gegenwärtigen Moment.

Buddha

KÖRPERÜBUNGEN

MARJARYASANA-BITILASANA
Katze-Kuh

Beginne im Vierfüßlerstand. Bei empfindlichen Knien kannst du eine gefaltete Decke unterlegen. Die Knie sind hüftbreit und die Hände schulterbreit geöffnet.

2 | Kuhrücken – halte deine Arme gestreckt, atme ein und lass deinen Bauch sinken. Schiebe das Brustbein nach vorne. Die Schultern sind nach hinten gezogen. Dein Blick ist geradeaus gerichtet.

3 | Katzenbuckel – beim Ausatmen wölbe deinen Rücken nach oben. Ziehe die Schulterblätter auseinander.

Wiederhole beide Figuren ca. 10 Mal dynamisch im Wechsel.

DEIN WARM-UP Je nachdem, wie viel Zeit du hast und was gerade dein Bedürfnis ist, übe nun den Sonnengruß in deinem Atemtempo 5–10 Mal. Die Beschreibung findest du auf den Seiten 44 bis 47.

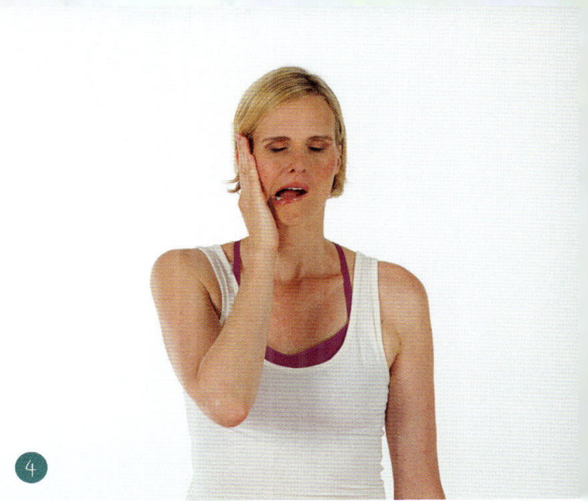

4

Unterkieferübungen

4| Lege die rechte Hand flach an deine Wange. Der Handballen liegt am Unterkiefer an. Drücke nun mit der Hand sanft gegen den Kiefer, sodass sich der Kiefer nach links verschiebt. Anschließend drücke gegen den Widerstand der Hand mit dem Kiefer nach rechts. Mit dieser Übung kräftigst du deine Kiefermuskeln.

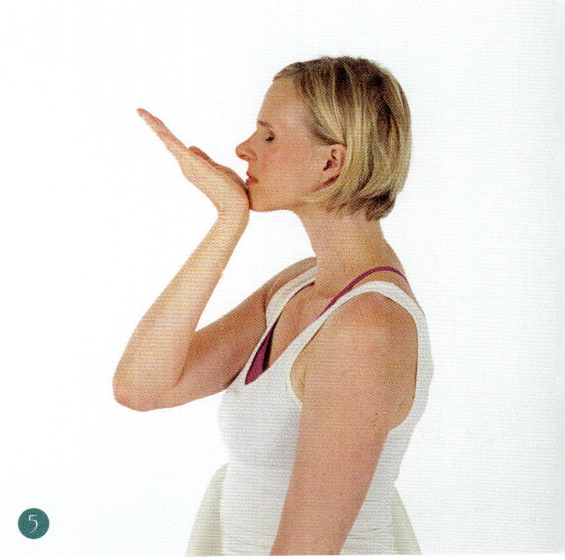

5

Mach etwa 8–10 Wiederholungen in deiner individuellen Intensität und übe dann die andere Seite.

5| Lege den rechten Handballen mit leichtem Druck vorne an dein Kinn. Schiebe dann den Kiefer gegen den Handdruck nach vorne. Anschließend löse den Druck, und der Kiefer geht wieder in die Ausgangsposition zurück.

Mach etwa 8–10 Wiederholungen.

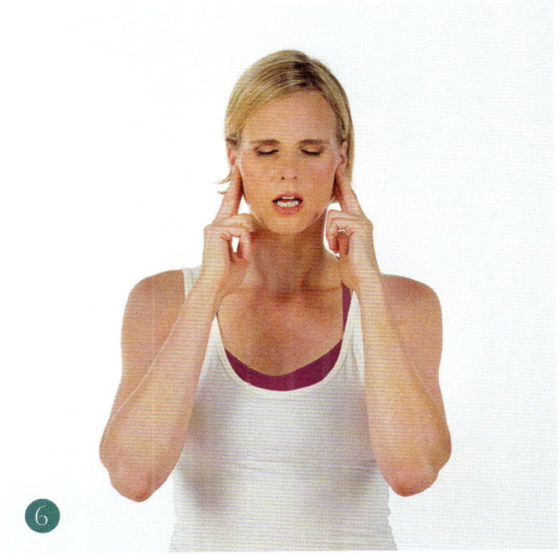

6

6| Lege die Spitzen von Zeigefinger und Mittelfinger an die seitlichen Kiefermuskeln. Lass den Unterkiefer bei leicht geöffnetem Mund locker und entspannt hängen. Massiere nun sanft für etwa 1 Minute die Muskeln des Kiefers.

Nacken Sensibilisierung & Mobilisation

1| Setze dich bequem und aufrecht auf einen Stuhl. Lass deine Schultern entspannt. Dein Atem fließt weich und gleichmäßig durch die Nase. Entspanne deinen Unterkiefer, öffne dazu deine Lippen einen kleinen Spalt. Beginne dann mit deiner Nasenspitze kleine liegende Achten zu schreiben. Führe diese Bewegung erst ganz klein aus und ziehe diese Achten dann langsam in die Länge, sodass sich dein Kopf immer weiter nach links und nach rechts bewegt. Anschließend lass die Bewegung wieder kleiner werden.

Führe diese Bewegung 8–10 Mal nach rechts und anschließend nach links durch.

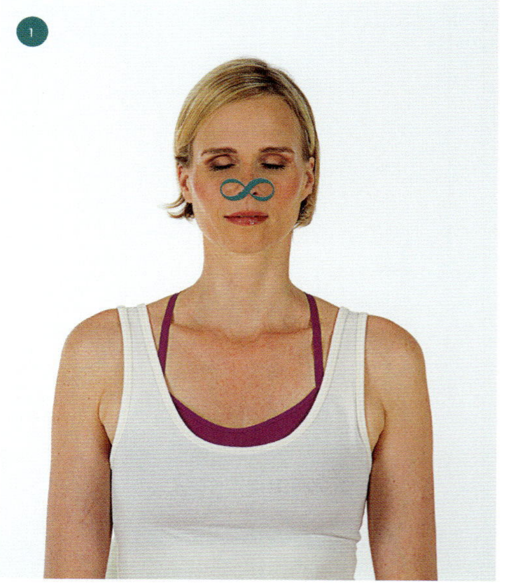

Mobilisation der Schultergelenke

2| Bleibe auf dem Stuhl sitzen. Deine Wirbelsäule ist angenehm gestreckt. Kreise nun deine Schultern in einer möglichst runden Bewegung etwa 8–10 Mal nach hinten.

3| Anschließend führe die kreisende Bewegung in die andere Richtung durch.

ÜBUNGSHINWEIS Führe diese einfache Bewegung aufmerksam und konzentriert durch. Beginne jeweils mit kleinen Kreisen, die dann immer größer werden. Beobachte, ab welcher Größe die Bewegung »unrund« wird.

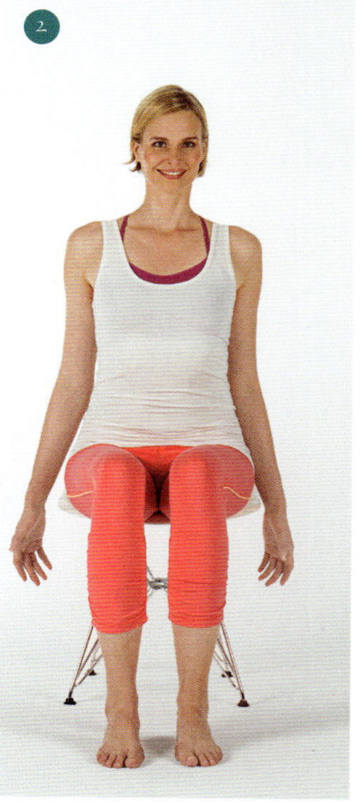

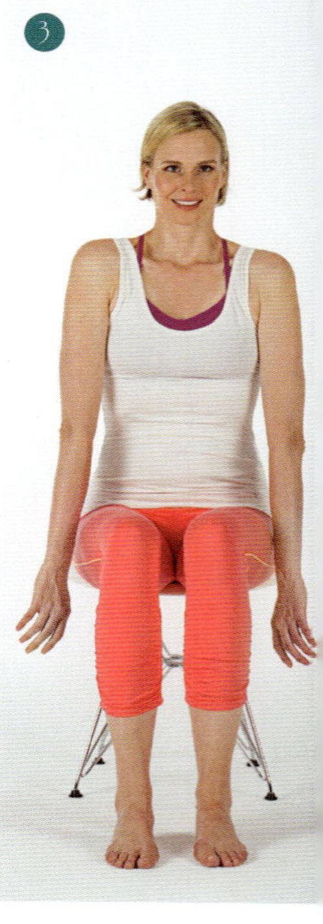

Nacken Flexion und Extension

4| Sitze bequem und aufrecht auf einem Stuhl. Lege deine Hände an den Hinterkopf und öffne deine Ellbogen.

Mit dem Einatmen hebe dein Brustbein an, strecke deine Wirbelsäule in die Länge, ziehe die Ellbogen weit nach außen und weite damit deinen Brustkorb. Beim Ausatmen neige deinen Kopf nach vorne unten, schließe die Ellbogen und dehne hierdurch deinen Nacken (siehe Abbildung 4).

Führe diese dynamische Bewegung 8–10 Mal durch.

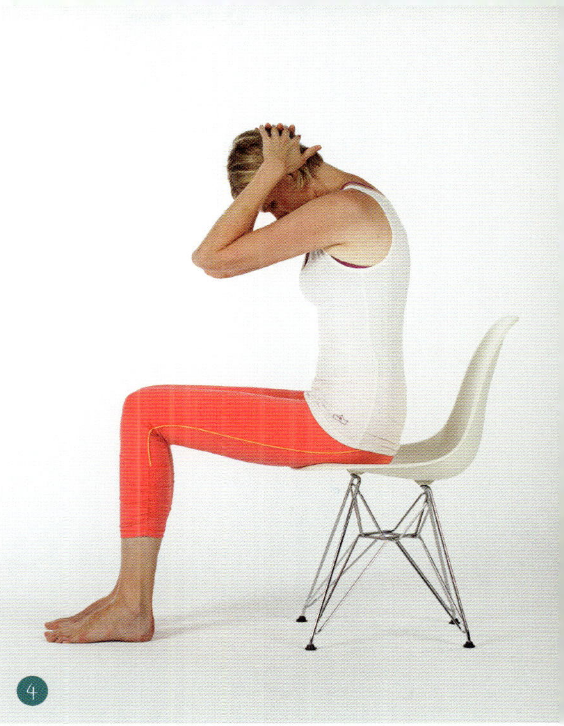

Nacken Lateralflexion

5| Bleibe bequem auf dem Stuhl sitzen. Lege deine rechte Hand oben an die linke Kopfaußenseite. Neige deinen Kopf auf die rechte Seite und ziehe mit der Hand behutsam nach. Gleichzeitig ziehst du deine linke Schulter aktiv nach unten.

Spüre hierbei eine angenehme Dehnung auf deiner linken Nackenseite.

Halte diese Position für 8–10 Atemzüge und übe nach einer kurzen Pause die andere Seite.

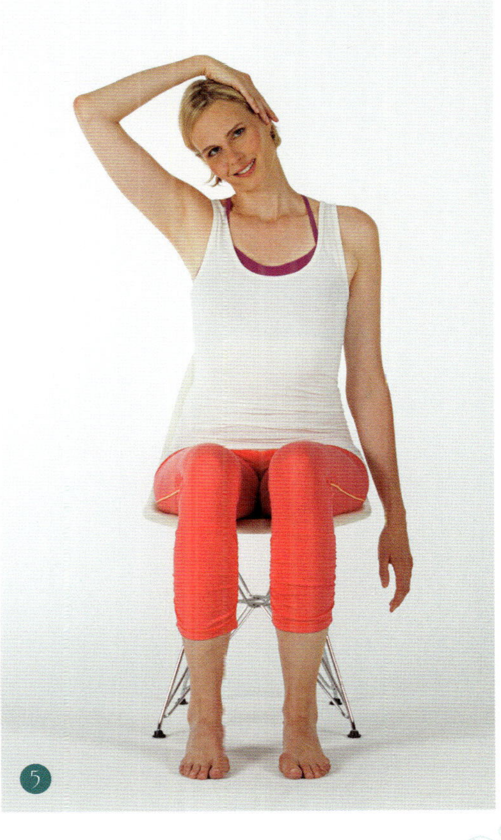

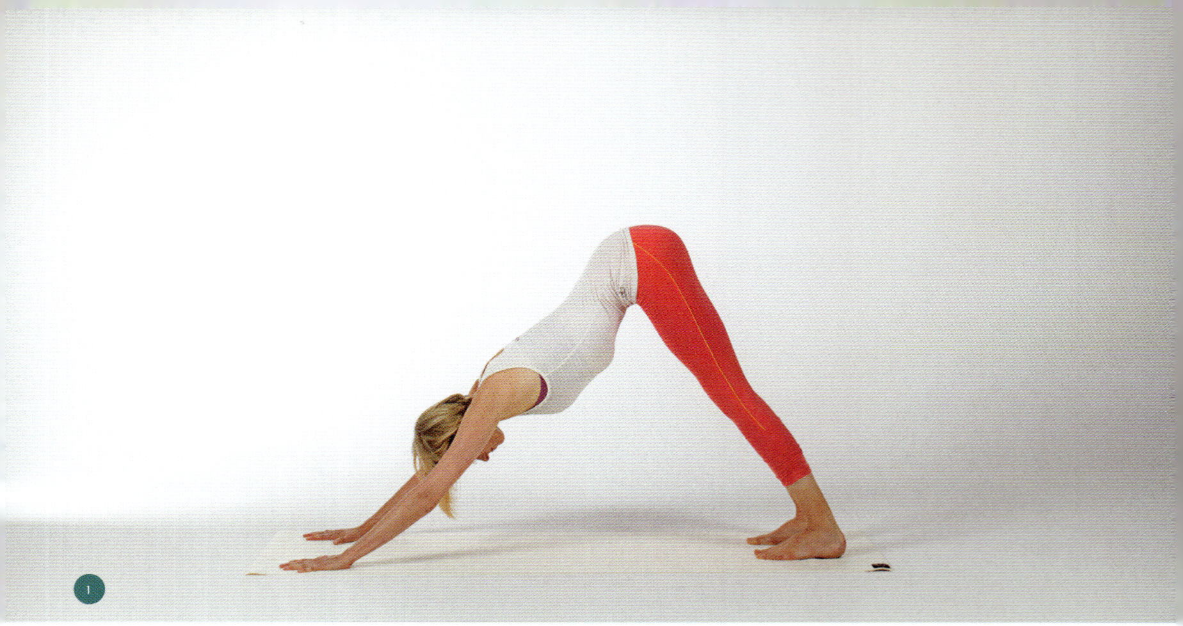

Adho Mukha Svanasana
Nach unten schauender Hund

1 | Beginne im klassischen Vierfüßlerstand. Deine Finger sind breit aufgefächert und drücken in die Matte. Der Kopf bleibt in der Verlängerung deiner Wirbelsäule.

Bringe nun deine Hände eine Handlänge nach vorne. Stell deine Zehenspitzen auf und hebe dein Becken nach oben in Richtung Himmel an. Deine Knie können gerne leicht gebeugt bleiben. Deine Arme sind gestreckt. Deine Sitzbeinhöcker strahlen wie zwei Scheinwerfer nach oben zur Decke. Dein Rücken ist lang, dein Nacken ist entspannt. Deine Fersen streben sanft in Richtung Boden. Schüttele nun deinen Kopf ganz sanft aus. Nach links und rechts, vor und zurück, spüre in deinen Körper hinein und mach die Bewegungen, die dir intuitiv gut tun.

Übe diese Haltung 5–8 Atemzüge.

Phalakasana
Bretthaltung auf den Unterarmen

2 | Gehe in den Vierfüßlerstand und lege dann die Ellbogen vor dir auf der Matte ab. Strecke dein rechtes Bein nach hinten aus. Stell die Zehenspitzen auf und drücke diese fest in den Boden. Achte auf eine stabile Körpermitte. Strecke nun zusätzlich dein linkes Bein nach hinten aus und setze den Fuß, ohne das Becken zu heben, neben deinem rechten ab. Die Füße befinden sich etwa hüftbreit auseinander. Der Nacken befindet sich in Verlängerung der Wirbelsäule. Ziehe den Bauchnabel in Richtung Wirbelsäule und drücke dich kraftvoll aus den Schultern heraus. Die Fersen schieben nach hinten, weg von dir.

Halte die Asana 5–8 Atemzüge.

IMAGINATION Dein ganzer Körper bildet eine feste und gerade Linie, wie ein stabiles Brett aus Eichenholz.

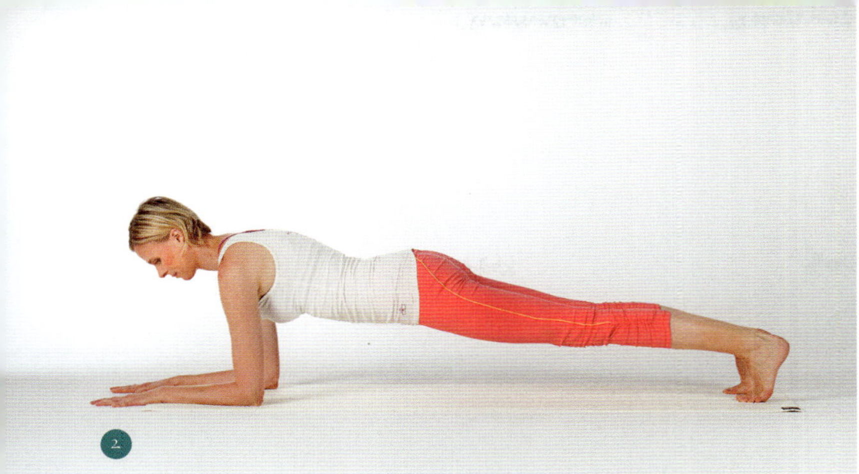

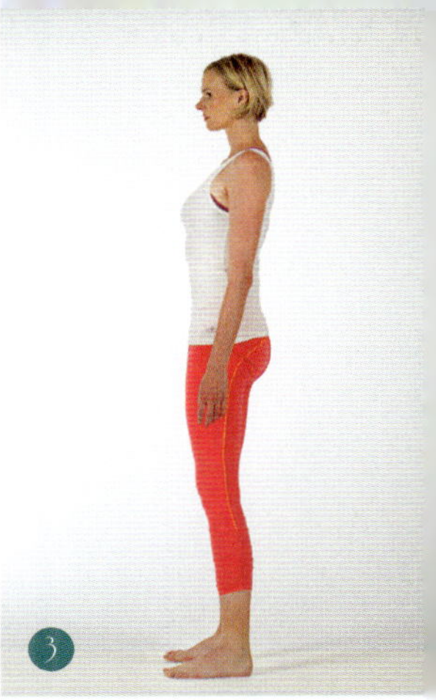

Wirbelsäule Mobilisation

3| Stell dich bequem mit leicht geöffneten Füßen auf die Matte. Die Arme hängen locker, die Schultern sind entspannt.

4| Rolle nun langsam und Wirbel für Wirbel, beginnend mit dem Kopf, nach unten. Hierbei sind deine Schultern und Arme weiterhin entspannt, und die Beine sind angewinkelt.

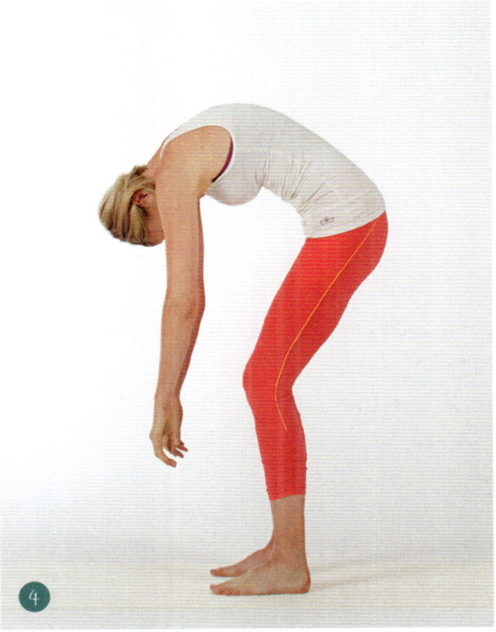

5| Wenn du ganz unten angekommen bist, dann bleibe dort für 2–3 Atemzüge und stell dir vor, wie sich der Bauch auf den Oberschenkeln ausruhen darf. Entspanne den Nacken und die Schultern.

Rolle anschließend in umgekehrter Reihenfolge wieder nach oben. Erst ganz am Ende hebst du deinen Kopf.

Führe diese Bewegung einige Male durch.

ÜBUNGSHINWEIS Bei Problemen im unteren Rücken rolle bitte nur so weit nach unten, dass kein unangenehmes Gefühl im Lendenbereich beziehungsweise im unteren Rücken entsteht.

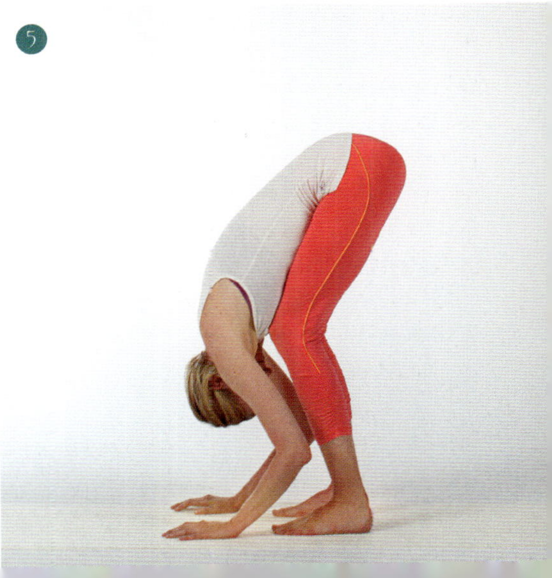

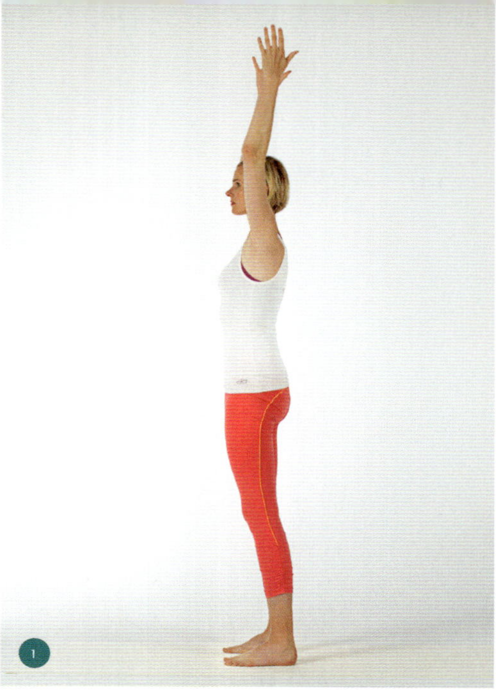

1

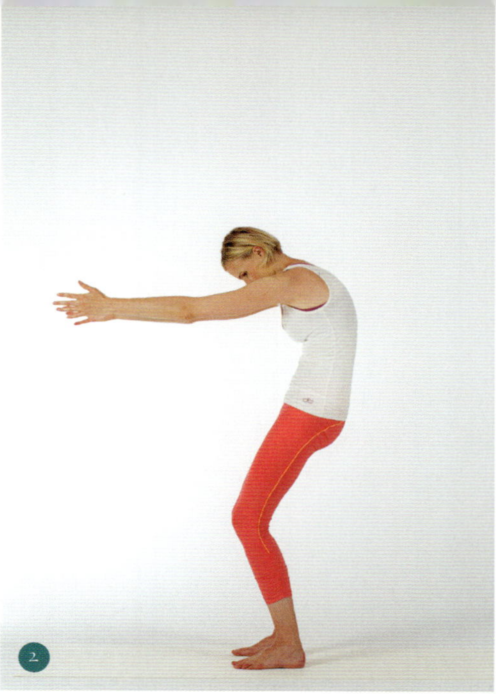

2

Urdhva Hastasana
Dynamisches Armeheben und -senken

Im Anschluss an das »lockere Auf- und Abrollen« folgt eine dynamische Dehnung, die vor allem auf den oberen Rücken abzielt. Stell dich hierfür mit leicht geöffneten Füßen auf deine Matte.

1| Mit dem Einatmen schiebe deine Hände nach vorne und hebe deine Arme nach oben an. Ziehe dabei die Arme fest in die Länge und weite deinen Brustkorb.

2| Beim Ausatmen senke die Arme und schiebe beide Hände weit nach vorne. Hierbei ziehe deine Schulterblätter auseinander und senke den Kopf zwischen die Oberarme.

Wiederhole diese Sequenz 5–8 Atemzüge.

Kutschersitz

3| Setze dich auf einen Yogablock. Stell deine Beine in einer leichten Grätsche auf. Lass dann deinen Rumpf ganz entspannt zwischen deine Beine sinken. Du kannst deine Arme auf den Knien abstützen oder zwischen den Beinen ablegen. Der Kopf sinkt entspannt in Richtung Boden. Lass alles los. Dein Atem fließt weich.

Verweile in dieser Haltung 8–10 Atemzüge.

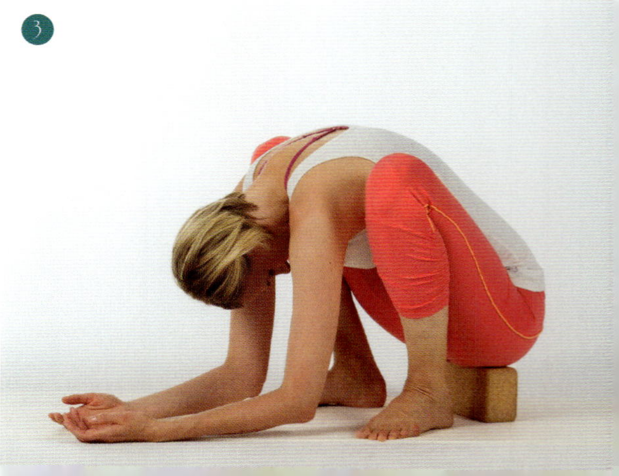

3

ENTSPANNUNG

Supta Baddha Konasana
Liegender geschlossener Winkelsitz

4| Setze dich auf deine Yogamatte und lege ein Polster längs hinter dich. Stell beide Beine auf und lege dich sanft auf dem Polster ab. Die Arme liegen entspannt auf dem Boden. Lass die Knie nun locker nach innen zusammenfallen, oder, wenn es angenehm ist, öffne deine Knie entspannt und weit nach außen, wobei die Fußsohlen aneinanderliegen.

Verweile in dieser Position etwa 8–10 Minuten.

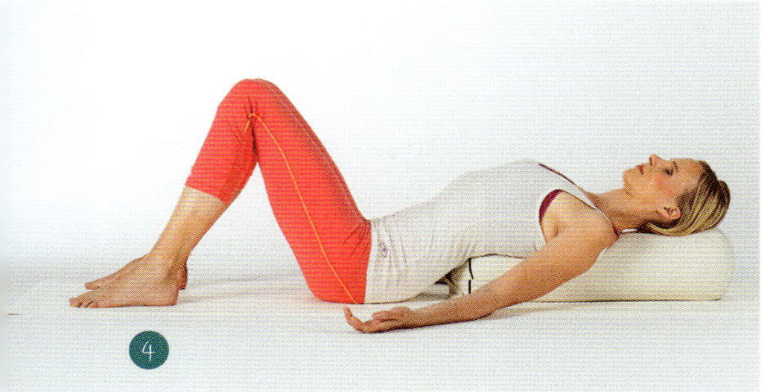

Wir brauchen keine Medizin gegen unseren Schmerz, unsere Angst, unsere Wut. Wir können diese Gefühle einfach annehmen. Und durch das Annehmen geschieht das Wunder der Heilung. Diese Heilung ist nicht nur Rückkehr zu einem ursprünglichen Zustand des Heilseins; sie ist viel mehr. Sie beinhaltet immer einen neuen Schritt in unserer Entwicklung.

Safi Nidiaye

MEDITATION

Sukhasana
Schneidersitz
mit Mahasirs-Mudra
und Devi-Mantra
OM SHRIM HRIM SHRIYE NAMAHA

5| Setze dich wieder aufrecht auf deine Yogamatte in einen bequemen Sitz, lege dir gerne ein Kissen oder eine Decke unter dein Gesäß. Bringe deine Hände in die Mudra und beginne dann mit dem Mantra (beides auf Seite 114 beschrieben).

Nimm dir genügend Zeit für diese Meditation. Empfehlenswert sind bis zu 20 Minuten.

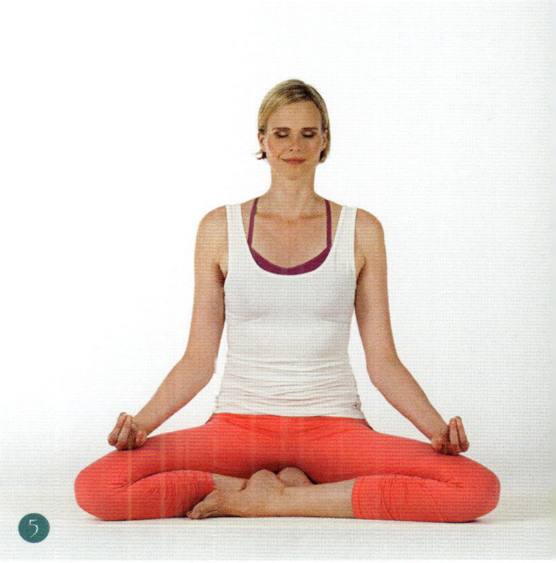

Rückenkraft & Haltung verbessern

Die Wurzel des Daseins

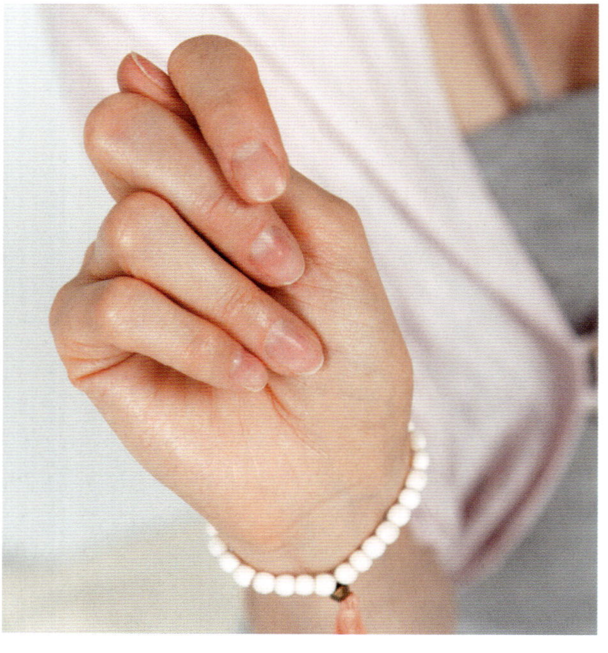

Gegenwärtig sein, löscht Zeit aus,
und ohne Zeit kann Leiden,
kann Negativität nicht überleben.

Eckhart Tolle

Yoga richtet uns sprichwörtlich auf allen Ebenen auf, er schenkt uns ein besseres Körpergefühl und zugleich innere Balance. Asanas sind auch immer Ausdruck unserer inneren Haltung.

Gerade bei Rückenschmerzen ist dieser ganzheitliche Ansatz der Schlüssel zu Erfolg. Die Asanas wirken positiv auf unsere körperliche Befindlichkeit. Durch die ausgleichende Belastung wird unser Muskelsystem wieder in Balance gebracht und das Körperbewusstsein geschult. Langfristig trainieren wir uns eine ausgewogene Haltung an, bei der alle Strukturen harmonisch miteinander arbeiten. Zudem wirken die Atem- und Entspannungsübungen wohltuend auf den Geist, fördern die Entspannungsfähigkeit und das innere Gleichgewicht.

! Du kannst deinen Körper, insbesondere deine Wirbelsäule, bei Belastungen aktiv unterstützen. Gemeint ist hiermit die sogenannte Tiefenstabilisierung. Uns stehen drei miteinander korrespondierende Kräfte zur Verfügung, die gemeinsam als Muskelkorsett unseren Körperschwerpunkt schützen:

1. die Tiefenmuskulatur der Lendenwirbelsäule
2. der Unterbauch
3. die Beckenbodenmuskulatur

Die Synergie dieser drei Systeme bildet den Wirkungsgrad unserer gesamten Körper-Stabilität aus. Wichtig ist, dass die drei Systeme nicht nacheinander, sondern gleichzeitig bei Belastung wirken. Das heißt, die Spannung der ersten Gruppe zu halten, während die zweite und die dritte Gruppe hinzukommt. Nun hast du dein Muskelkorsett aktiviert, welches dich wunderbar unterstützt.

Dein Muskelkorsett

So geht's

Ziehe den Unterbauch aktiv in Richtung Wirbelsäule und spanne deine Beckenbodenmuskulatur an. Die Aktivierung dieser Muskeln stabilisiert dich in der Körpermitte, vor allem im Bereich der Lendenwirbelsäule. Versuche dies insbesondere bei den stützenden Übungen in diesem Programm.

Das Übungsprogramm stärkt dein Selbstbewusstsein, reduziert Ängste und schenkt dir eine stabile Körpermitte. Es lindert Verspannungen und verhilft zu größerer Stressresistenz. Dies ist im besten Sinne eine unschätzbare Hilfestellung und Prävention.

Die Asanas schulen dein Körpergefühl, kräftigen und dehnen deine Muskulatur. Die Rückwärtsbeugen schenken einen starken Rücken. Durch die Rückwärtsbewegung der Wirbelsäule wird die Vorderseite gedehnt, und die Rückenmuskulatur leistet aktive Haltearbeit.

Das Mantra OM, verbunden mit der Atemübung, wirkt beruhigend, klärt den Geist und führt zurück zum Ursprung allen Seins. Das Durga-Mudra ist das Mudra des Mutes und der Ausdauer. Es stärkt die Nervenkraft, das Selbstbewusstsein und die Entschlossenheit.

Mantra

Das Mantra des uranfänglichen Klangs

OM

Om ist der Urton, der erste Ton, aus dem alles entstand.

OM ist in der indischen Kultur das heiligste aller Mantras und sowohl im Kult als auch im Alltag allgegenwärtig. OM steht für den ersten Klang, aus dessen Schwingung am Beginn aller Zeiten das gesamte Universum entstand. Jedes OM-Tönen führt uns zurück zur Quelle reinen Seins, zurück zum absoluten Beginn, dorthin, wo wir zu unserem tiefsten, unsterblichen Wesenskern finden. Im Yogasutra heißt es, dass das Mantra OM die Qualitäten Gottes am besten widerspiegelt.

Aussprache

Aum

So geht's

Stell dir vor, dass dich der Ton OM mit seinen Schwingungen tief mit dem Ursprung allen Seins verbindet. Spüre die Kraft und Frische dieses Beginns, aus dem heraus du dich immer wieder neu erschaffen kannst.

Das bringt's

- Wirkt beruhigend.
- Klärt den Geist.
- Führt zurück zum Ursprung allen Seins.

Mudra

DURGA-MUDRA

Mudra des Mutes und der Ausdauer

So geht's

1| Balle deine Hände zu leichten Fäusten. Schiebe anschließend beide Daumen jeweils zwischen deine Zeige- und Mittelfinger.

Das bringt's

- Stärkt Nervenkraft und Selbstbewusstsein.
- Reduziert Ängste und Unentschlossenheit.
- Hilft auch bei Panikattacken.

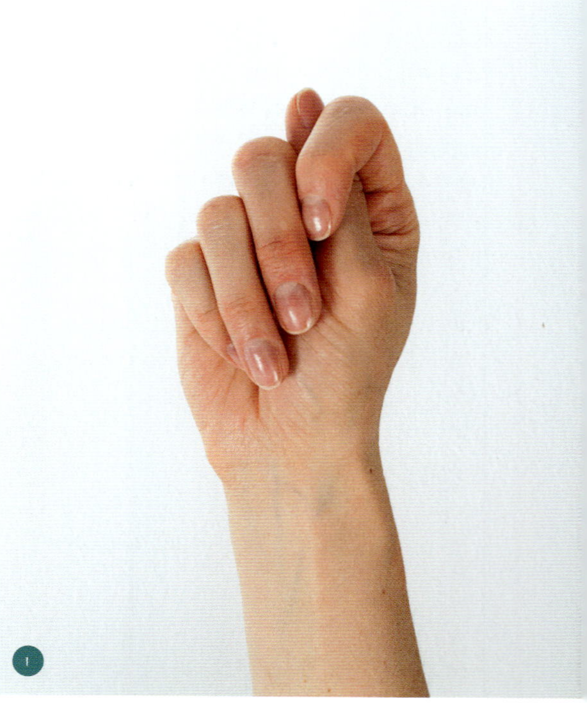

Atemübung

Atemübung mit dem OM

Diese Übung beruht auf der wichtigen Erkenntnis, dass die Schwingungen der einzelnen Vokale mit den Schwingungen bestimmter Körperteile oder Organe korrespondieren. Werden die Laute hörbar gemacht, gesungen oder mit einem Instrument gespielt, können sie sichtbare Wirkungen auslösen, heilen, aufladen, aktivieren, stimulieren.

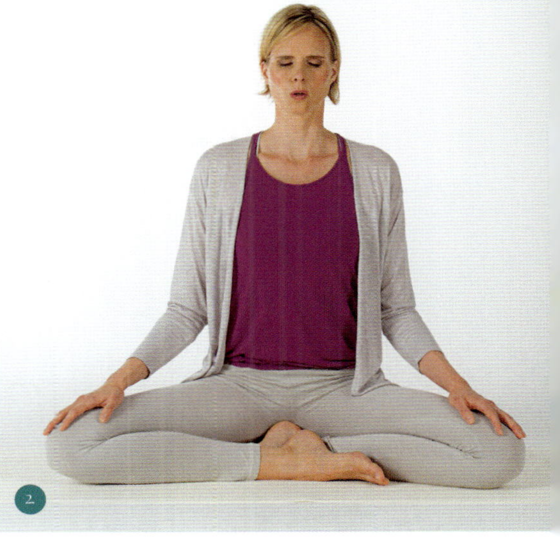

So geht's

2| Setze dich aufrecht und bequem an einen stillen, gut gelüfteten Ort. Schließe deine Augen und entspanne deine Gesichtsmuskeln mit einem sanften Lächeln. Nimm diese Sitzhaltung für einen Moment bewusst wahr.

Lege dann deine Aufmerksamkeit auf deine Atmung. Deine Hände liegen locker auf den Oberschenkeln oder in deinem Schoß.

Atme voll ein und singe dann mit der Ausatmung das OM, der Bauch ist dabei entspannt.

Stell dir vor, dass das OM in leuchtenden Buchstaben auf Fußsohlen (oder Handflächen) geschrieben ist und dass der mit dem Einatmen aufgenommene Pranastrom hell und warm dorthin wandert. Sage dir innerlich: »Ich bin eins mit dem Kosmos, ich bin eins mit der ganzen Schöpfung.«

Wiederhole diese Atemübung 8–10 Mal.

Anschließend bleibe noch ein wenig sitzen und lausche deinem natürlich fließenden Atem.

Das bringt's

- Wirkt beruhigend.
- Klärt den Geist.
- Führt zurück zum Ursprung allen Seins.

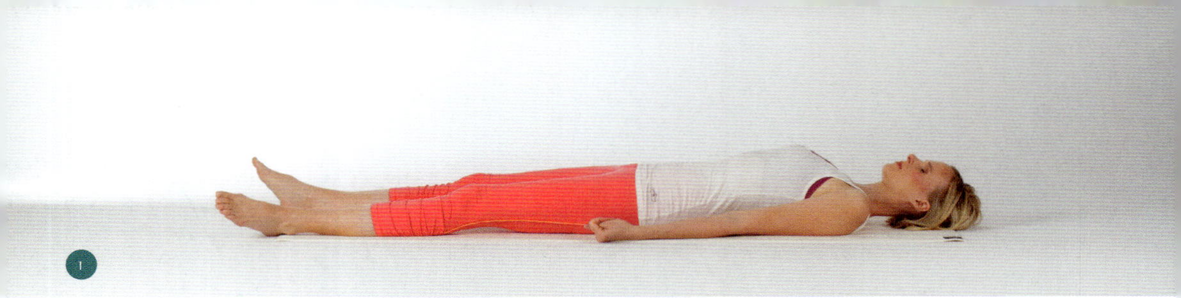

1

Übungsprogramm

ANKOMMEN ZUM ANKOMMEN ÜBE DAS FESTSTEHENDE RITUAL, WIE ES AUF SEITE 28 BESCHRIEBEN IST.

EINSTIMMUNGSPHASE

1| Beginne im Liegen. Lege dich dazu bequem auf den Rücken und lass die Füße entspannt nach außen sinken. Lege die Arme neben deinem Körper ab. Atme ruhig und tief ein und aus und erlaube dir, mit jeder Ausatmung etwas tiefer auf deine Matte zu sinken. Spüre die Auflagepunkte deines Körpers auf der Unterlage. Spüre vor allem in deinen Rücken hinein und nimm wahr, wie er sich anfühlt. Bringe nun deine Hände in das Durga-Mudra (wie auf Seite 126 beschrieben) und mach dir die Bedeutung noch einmal bewusst.

Verweile etwa 1–3 Minuten in dieser Position.

ÜBUNGSHINWEIS Sei innerhalb dieses Programmes bitte vorsichtig bei akuten Rückenschmerzen! Wenn du dir nicht sicher bist, ob und welche Übungen gut für dich sind, ist es ratsam, dass du mit deinem behandelnden Arzt abklärst, welche Art von Übungen in deinem individuellen Fall und in der momentanen Situation geeignet sind.

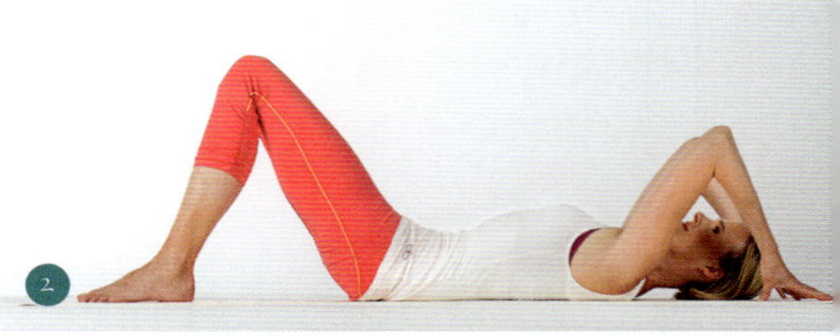

2

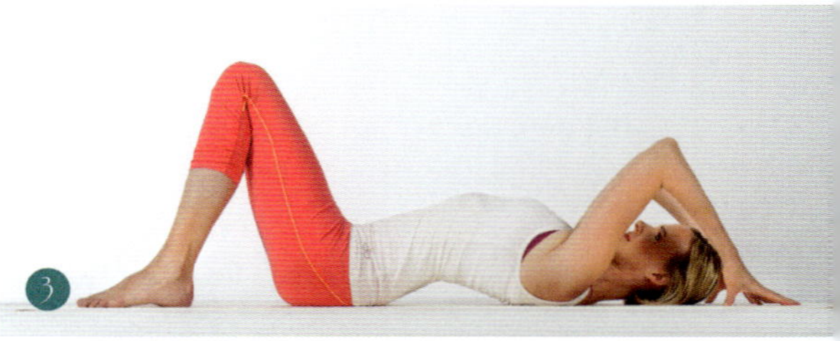

3

KÖRPERÜBUNGEN

Becken und LWS-Mobilisation

2| In Rückenlage stellst du beide Beine bequem auf der Matte auf. Mit dem Ausatmen drückst du die Füße in den Boden, bewegst dein Schambein in Richtung Brustbein und schiebst dabei den unteren Rücken (Lendenwirbelsäule) fest in die Matte.

3| Mit deinem nächsten Einatmen löst du den Druck in den Fersen und lässt dein Becken locker. Hierbei löst sich die Lendenwirbelsäule vom Boden, und du wirst automatisch in die natürliche Schwingung deiner Wirbelsäule zurückgebracht.

Wiederhole diese dynamische Übung 5–8 Mal.

Apanasana
Knie an die Brust dynamisch

4| Bleibe auf dem Rücken liegen. Ziehe dann beide Knie mit den Händen an deinen Oberkörper heran. Um deinen Rücken zu massieren, schaukle sanft vor und zurück und von rechts nach links.

Übe für etwa 5–8 Atemzüge.

DEIN WARM-UP Je nachdem, wie viel Zeit du hast und was gerade dein Bedürfnis ist, übe nun den Sonnengruß in deinem Atemtempo 5–10 Mal. Die Beschreibung findest du auf den Seiten 44 bis 47.

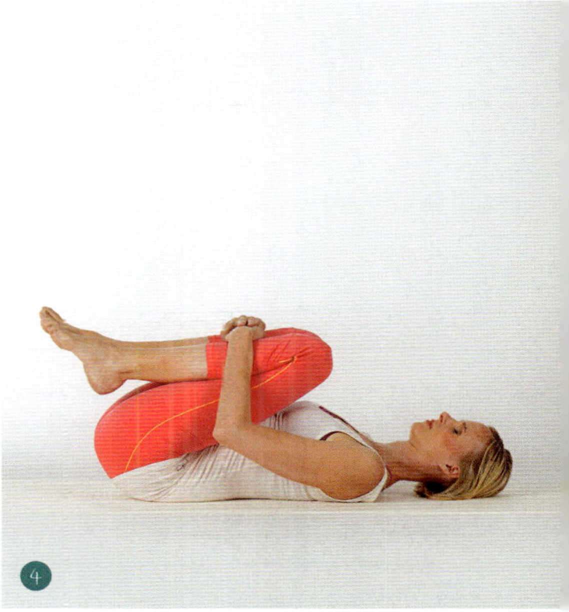

Marjaryasana-Bitilasana
Katze-Kuh mit gestrecktem Bein

Beginne im Vierfüßlerstand. Die Knie sind hüftbreit und die Hände schulterbreit geöffnet. Bei empfindlichen Knien lege eine gefaltete Decke unter.

5| Strecke nun das linke Bein nach hinten aus und hebe es parallel zum Boden an. Halte deine Arme gestreckt, drücke dich aus den Schultern heraus, dein Nacken ist lang.

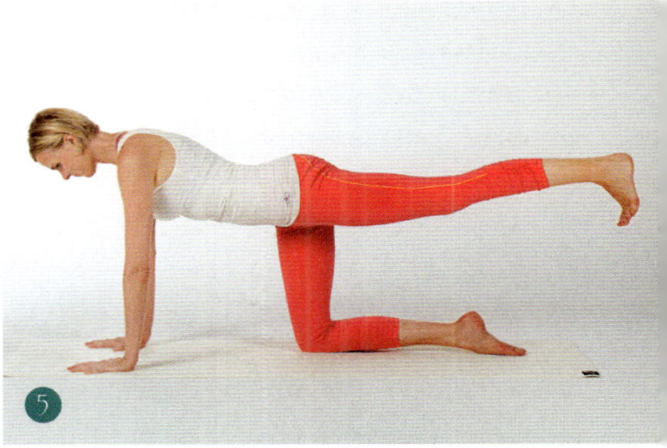

6| Beim Ausatmen ziehst du deinen Bauchnabel sanft zur Wirbelsäule und machst deinen Rücken rund. Das linke Knie zieht in Richtung Nasenspitze. Mit dem nächsten Einatmen strecke dich wieder lang

Wiederhole diese dynamische Übung 5–8 Mal und übe dann die andere Seite.

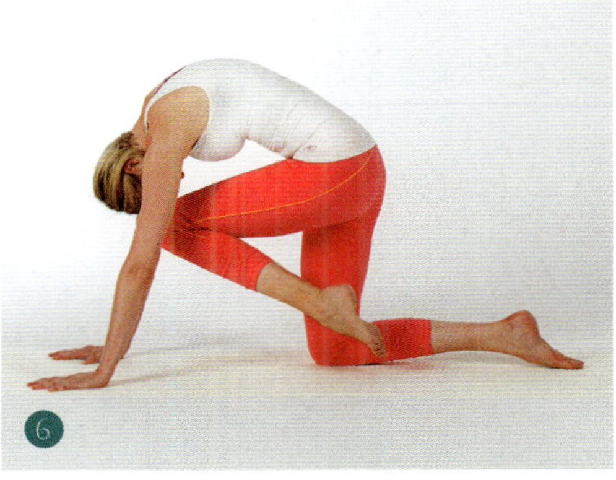

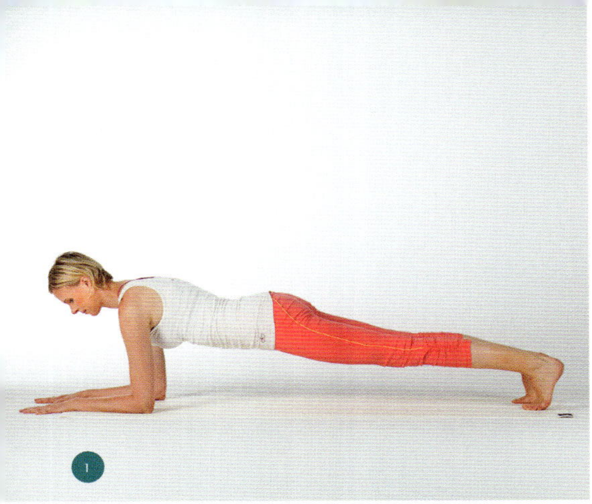

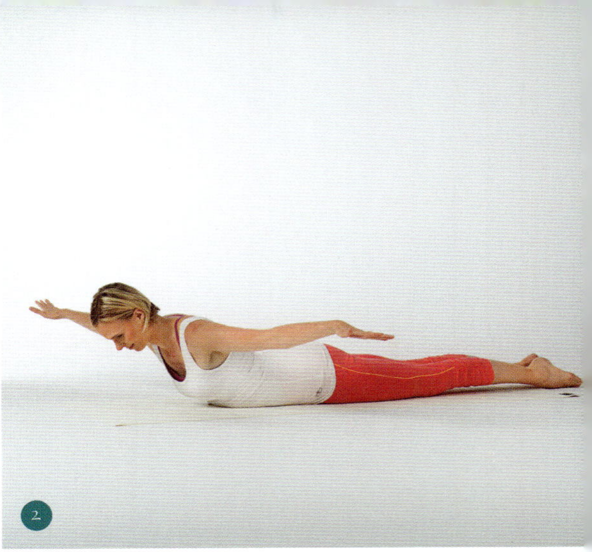

Phalakasana
Bretthaltung auf den Unterarmen

1 | Richte dich zuerst im Vierfüßlerstand ein und dann lege die Unterarme ab. Die Ellbogen sind hierbei unter den Schultern ausgerichtet. Die Arme sind schulterbreit geöffnet, die Handflächen liegen auf der Matte. Strecke dein rechtes Bein nach hinten aus und spanne den Oberschenkel fest an. Stell die Zehenspitzen auf und drücke diese fest in den Boden. Achte auf eine stabile Körpermitte.

Strecke nun dein linkes Bein nach hinten aus und setze deinen Fuß, ohne das Becken zu heben, neben deinem rechten Fuß ab. Der Nacken befindet sich in Verlängerung der Wirbelsäule. Ziehe den Bauchnabel in Richtung Wirbelsäule und drücke dich kraftvoll aus den Schultern heraus.

Versuche diese Stellung 5–8 Atemzüge zu halten.

Bhujangasana
Kobra

2 | Lege dich dann auf den Bauch. Deine Beine sind geschlossen. Deine Fußrücken und dein Schambein drücken sanft in die Matte. Platziere deine Hände unter den Schultern. Ziehe die Ellbogen an den seitlichen Brustkorb heran. Bewege deine Schultern weg von den Ohren in Richtung Hosentaschen.

Spanne nun deine Oberschenkel und dein Gesäß an, gleichzeitig zieht dein Bauchnabel in Richtung Wirbelsäule. Deine Beckenbodenmuskeln sind aktiviert. Hebe den Oberkörper nur mit der Kraft deines Rückens nach oben. Schiebe das Brustbein nach vorne. Strecke nun die Arme zur Seite.

Halte diese Übung für 5–8 Atemzüge, lege anschließend Kopf und Arme bequem auf die Matte und mach eine kleine Pause.

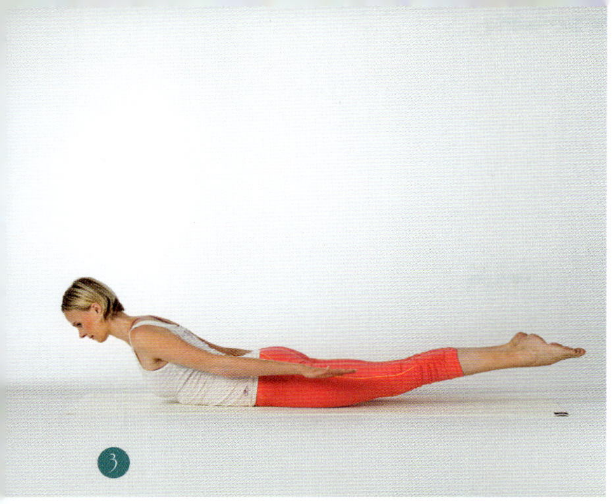

Salabhasana
Heuschrecke

3| Du bist weiterhin in Bauchlage. Verlängere deinen gesamten Körper von den Zehenspitzen bis zum Scheitel und hebe dann den Oberkörper nur mit der Kraft deines Rückens ein wenig an. Anschließend hebe die Beine einige Zentimeter vom Boden ab. Strecke dann die Arme am Körper entlang nach hinten und schiebe das Brustbein nach vorne.

Versuche, diese Stellung 5–8 Atemzüge zu halten.

ÜBUNGSHINWEIS Die Höhe der Beine ist weniger wichtig als deren Länge.

WIRKUNG Salabhasana gehört zur Gruppe der Rückwärtsbeugen. Diese weiten den Brustkorb und kräftigen die Muskeln der Wirbelsäule. Sie regen den Kreislauf an und beleben den ganzen Körper.

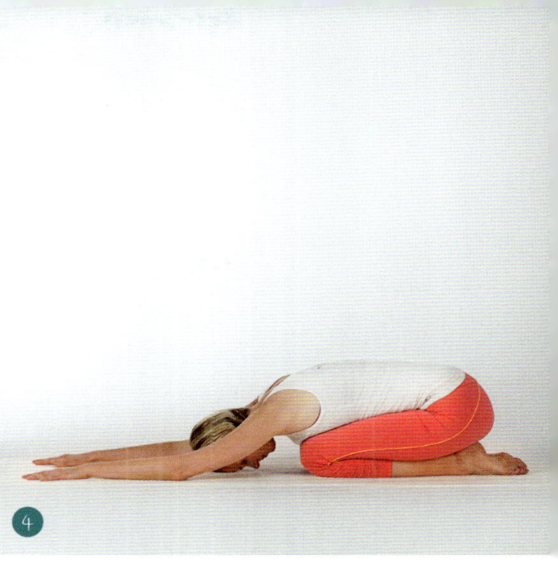

Balasana
Kindeshaltung

4| Drücke dich aus der Bauchlage in den Vierfüßlerstand und gehe dann langsam in die Kindeshaltung, um für einen Moment nachzuspüren.

Lege dazu deinen Bauch auf den Oberschenkeln ab und senke die Stirn auf den Boden. Die Arme liegen neben dem Körper, die Handflächen zeigen nach oben. Alternativ kannst du deine Arme auch nach vorne ausstrecken und entspannt auf der Erde ablegen. Entspanne deine Schultern, deinen Nacken und deinen Oberkörper. Stell dir vor, wie sich dein Atem in deinem Rücken ausbreitet.

Verweile 5–8 Atemzüge oder gerne auch länger in dieser Position.

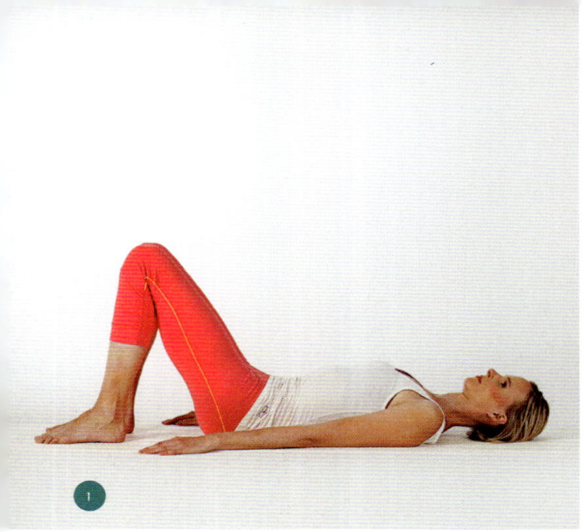

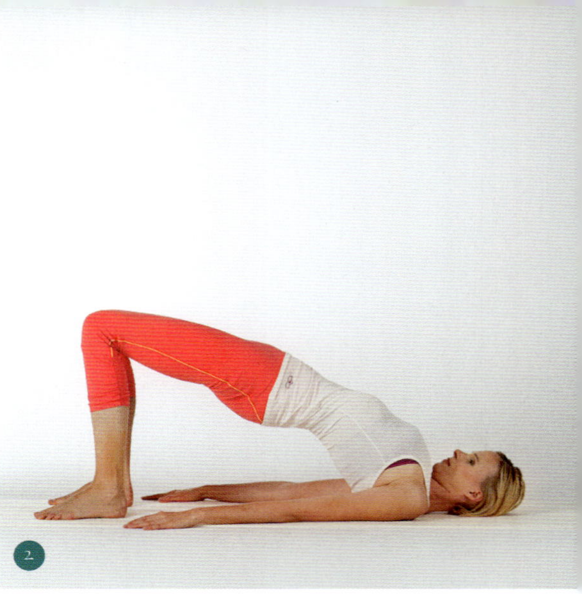

Setu Bandha Sarvangasana
Dynamische Schulterbrücke

1| Lege dich auf den Rücken. Deine Arme liegen neben dem Körper und verlängern sich in Richtung deiner Füße, die Handflächen zeigen zum Boden. Stell die Beine hüft- bis schulterbreit auf.

2| Mit der Einatmung hebe den Rücken Wirbel für Wirbel nach oben. Drücke deine Schultern und deine Füße in die Matte. Ziehe dein Kinn sanft in Richtung Brustbein. Dein Gesäß ist ganz entspannt.

Dann rolle deinen Rücken ausatmend wieder nach unten. Lege dein Steißbein als Letztes auf den Boden ab.

Übe dynamisch in deinem Atemtempo 4–8 Mal.

IMAGINATION Stell dir vor, dass deine Wirbelsäule wie eine Perlenkette aufgebaut ist. Perle für Perle hebst du deine Wirbelsäule vom Boden ab. Beginne die Hebebewegung also beim Steißbein. Beim Abrollen legt sich das Steißbein zuallerletzt am Boden ab.

ÜBUNGSHINWEIS Hebe dein Becken nur so weit an, wie es sich im unteren Rücken (Lendenwirbelsäule) angenehm anfühlt. Beim Abrollen der Wirbelsäule ziehe dein Steißbein leicht in Richtung deiner Waden und Füße.

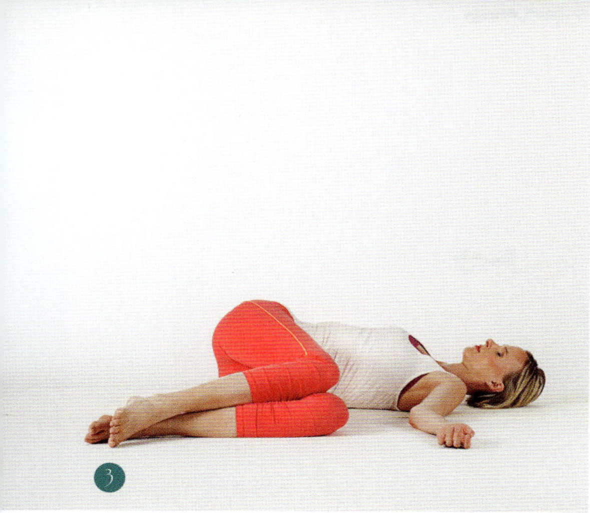

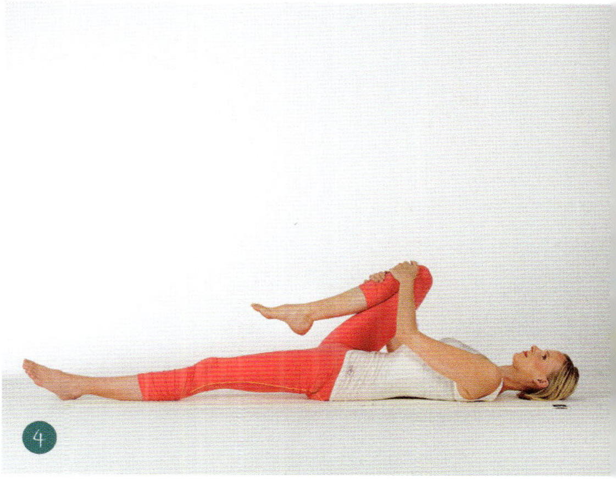

Makarasana
Krokodil

3| Beginne in Rückenlage mit angewinkelten Beinen. Lass mit der Ausatmung beide Beine nach links auf den Boden sinken. Die Arme liegen seitlich ausgebreitet. Der Kopf dreht locker so weit nach rechts, wie es für deinen Nacken angenehm ist.

Verweile in dieser Haltung etwa 1 Minute und übe dann die andere Seite.

! Ziehst du die Knie mehr an den Oberkörper heran, dann erreicht die Drehung die oberen Bereiche der Wirbelsäule. Schiebst du die Knie weiter weg, dann wirkt die Haltung in den tieferen Bereichen der Wirbelsäule. Du veränderst damit auch die Dehnung im Brust- und Schulterbereich. Experimentiere und finde deine angenehmste Position.

Eka Pada Apanasana
Ein Knie an die Brust

4| In Rückenlage ziehst du das rechte Knie zu dir heran und hältst mit beiden Händen dein Schienbein fest. Das linke Bein liegt ausgestreckt am Boden. Während du das rechte Knie an den Brustkorb ziehst, schiebst du das linke Bein aktiv aus der Hüfte heraus.

Verweile in dieser Stellung etwa 8–10 Atemzüge und übe dann die andere Seite.

Mögest du immer Rückenwind haben
und stets Sonnenschein im Gesicht,
und mögen die Schicksalsstürme
dich hinauftragen,
auf dass du mit den Sternen tanzt.

Blow

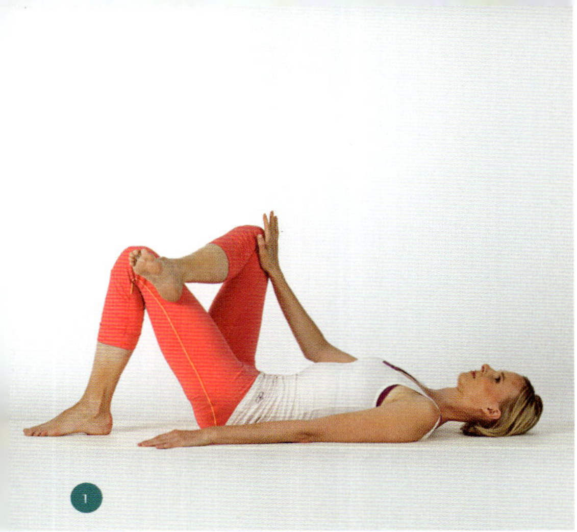

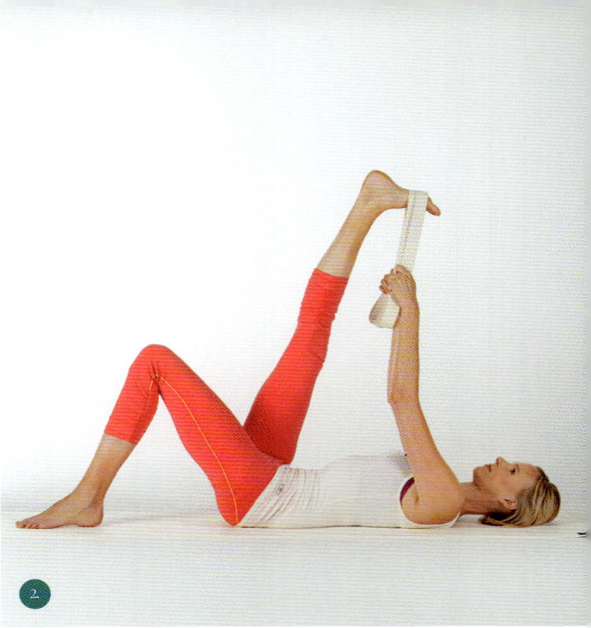

Sucirandhrasana
Nadelöhr

1 | In der Rückenlage stellst du beide Füße auf die Matte auf. Nun legst du das rechte Fußgelenk auf deinen linken Oberschenkel, sodass das Bein am Oberschenkel quer ausgerichtet ist. Drücke mit der Hand das rechte Knie behutsam von dir weg, bis du eine Dehnung in der Gesäßmuskulatur spürst.

Halte diese Übung 5–8 tiefe Atemzüge und übe dann die andere Seite.

ÜBUNGSHINWEIS Für eine stärkere Variante fasse mit den Händen deinen linken Oberschenkel in der Kniekehle und ziehe das Bein dann langsam zu dir. Beim Dehnen kommt es besonders darauf an, dass du behutsam vorgehst. Achte auf eine kontrollierte Bewegungsausführung.

Supta Padangusthasana
Liegende Beinstreckung

2 | Lege dir einen Gurt bereit. In Rückenlage ziehst du das rechte Bein zu dir heran und legst den Gurt knapp unter den Zehenballen an. Ausatmend streckst du das Bein nach oben aus. Drücke das Knie behutsam durch. Ziehe die Zehenspitzen zur dir und schiebe die Ferse von dir weg.

Taste dich langsam an deine individuelle Intensität heran, halte diese Übung 8–10 Atemzüge und dehne dann das linke Bein.

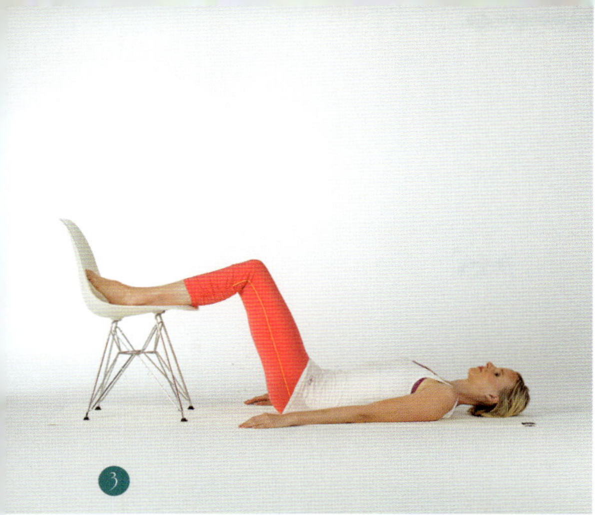

3

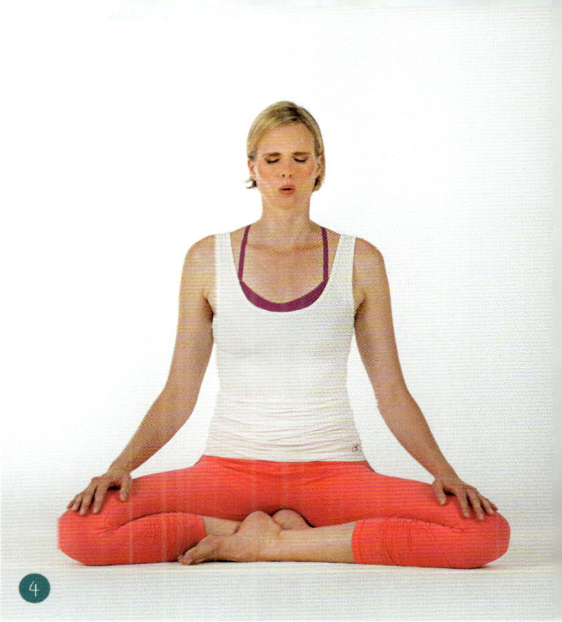

4

ENTSPANNUNG

SHAVASANA
Totenstellung in Stufenlage

3| In Rückenlage legst du die Unterschenkel auf einen Stuhl ab. Die Arme liegen entspannt am Boden oder auf deinem Bauch. Die Schultern sind entspannt. Bei Bedarf, decke dich zu. Schließe die Augen und lass dich in deinen Körper fallen. Atme ruhig und langsam. Erlaube dir, mit jeder Ausatmung etwas tiefer auf deine Unterlage zu sinken. Entspanne und komm zur Ruhe.

Verweile so mehrere Minuten bis zu einer Viertelstunde.

! Dies ist eine bekannte Übung aus dem Bereich der Physiotherapie und wird gerne dann angewendet, wenn eine besondere Entspannung für den unteren Rücken gewünscht wird.

MEDITATION

SUKHASANA
Schneidersitz
mit Mantra, Atemübung mit OM

4| Nach deiner Entspannung setze dich aufrecht und bequem auf eine Decke oder einen Stuhl Entspanne deine Schultern und deinen Unterkiefer und beginne mit der Atemübung, wie auf Seite 127 beschrieben. Zum Abschluss töne 3 Mal das Mantra OM (Seite 126).

Nimm dir 10–20 Minuten Zeit für diese Meditation.

Zum Beenden deiner Meditationsphase bewege leicht deine Finger und Zehen, atme 1–2 Mal tief ein und aus, öffne deine Augen.

Entschleunigung & bei sich ankommen

Verbindung mit der eigenen Mitte

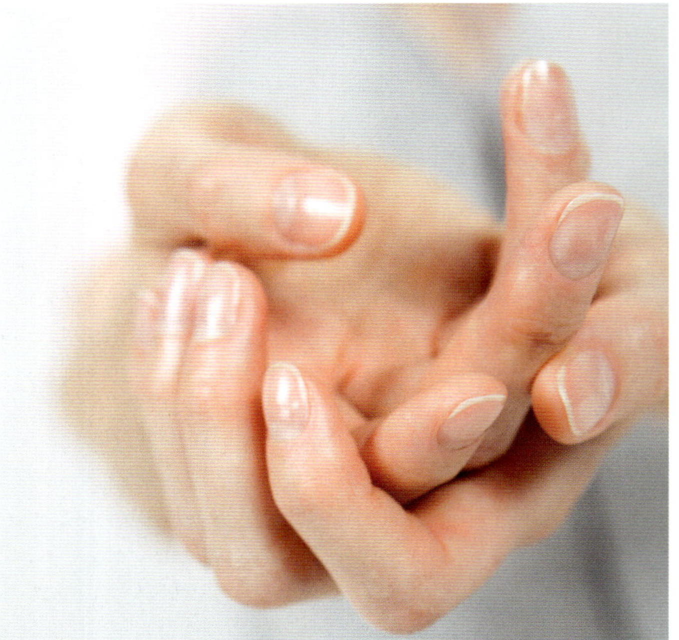

Es gibt Wichtigeres im Leben,
als beständig dessen Geschwindigkeit zu erhöhen.

Mahatma Gandhi

Wir merken, dass unser Leben schneller geworden ist. Kommunikation per Handy und E-Mail machen uns überall erreichbar, Fernsehen und Internet bringen uns die neuesten Nachrichten direkt vor unsere Augen. Beschleunigungen erfahren wir in vielen Bereichen unseres Lebens, und oft finden sie ohne unser Zutun statt.

Das Tempo herauszunehmen und einen Gang zurückzuschalten, wird in der heutigen Zeit immer bedeutungsvoller. Das können wir erreichen, indem wir uns auf uns selbst besinnen. Dadurch können wir uns mit unserer eigenen Mitte verbinden.

Hierbei hilft uns der Rückzug der Sinne, Pratyahara, wie er in dem fünften Glied des achtstufigen Yogaweges nach Patañjali beschrieben wird. Es geht um das Nachinnenrichten, herbeigeführt durch das Kontrollieren des Geistes und der Sinne, wie Sehen, Hören, Riechen, Schmecken und Fühlen. Durch diese Innenschau können wir die äußerlichen Eindrücke bewusster wahrnehmen.

Dieses Übungsprogramm hilft dir, dein Leben zu entschleunigen und wieder zu dir selbst zu finden. Das Shanmukhi-Mudra ist gut geeignet, um deine Sinne aktiv zurückzuziehen. Dadurch schaffst du dir das Bewusstsein für den Moment, und es unterstützt dich dabei, wieder ganz bei dir anzukommen. Das Shanti-Mantra ist Ausdruck von Frieden für Körper, Geist und Seele.

Wir haben in diesem Programm bewusst einige Yin-Yoga-Haltungen für dich zusammengestellt. Yin Yoga ist eine ruhige und meditative Yoga- und Achtsamkeitspraxis und bietet dadurch einen wunderbaren Ausgleich zu den eher Yang-orientierten, aktiven und kraftvoll ausgeführten Yogastilen. Die Körperpositionen werden im Sitzen oder Liegen für mehrere Minuten passiv in der Dehnung gehalten. Dieser positive Impuls wirkt bis in die tiefen Schichten des Bindegewebes (Faszien). Auf der körperlichen Ebene erhält und verbessert Yin Yoga die natürliche Bewegungsfreiheit der Gelenke. Auf energetischer Ebene öffnet Yin Yoga das Meridian-System des Körpers, das den Energiefluss (Chi) im Körper fördert. Dadurch wird das körperliche, emotionale und geistige Gleichgewicht unterstützt.

Diese beruhigenden und achtsamen, lang gehaltenen Asanas erlauben es dir, in eine tiefe »aktive« Meditation einzutauchen.

Wenn die Achtsamkeit etwas Schönes berührt, offenbart sie dessen Schönheit. Wenn sie etwas Schmerzvolles berührt, wandelt sie es um und heilt es.

Thich Nhat Hanh

Mantra

OM SHANTI SHANTI SHANTI
Om Frieden Frieden Frieden

Der Klang des Om steht für das Zusammenspiel von Körper, Geist und Seele. Er steht für absolutes Harmoniebefinden. Shanti heißt Frieden, Shanti heißt innerer Frieden und äußerer Frieden, Shanti heißt auch Ruhe und Gelassenheit. Dreimal Frieden, dreimal Shanti als Ausdruck von Frieden für Körper, Geist und Seele. Oder auch Frieden für dich selbst, Frieden für deine Mitgeschöpfe, Frieden für die ganze Welt. Aber auch Frieden mit deiner Vergangenheit, mit deiner Zukunft, mit deiner Gegenwart.

Aussprache
Aum schaanti schaanti schaanti

So geht's
Stell dir vor, wie ein Stein ins Wasser fällt und die Kreise sich immer weiter ausbreiten. So dehnen sich die Schwingungen von Shanti kreisförmig, die Erde umhüllend, zu allem anderen aus.

Das bringt's
- Das erste Shanti ist für den persönlichen, inneren Frieden.
- Das zweite stiftet Frieden in persönlichen Beziehungen, im Freundeskreis, in der Familie.
- Das dritte Shanti gilt dem Frieden der ganzen Welt.

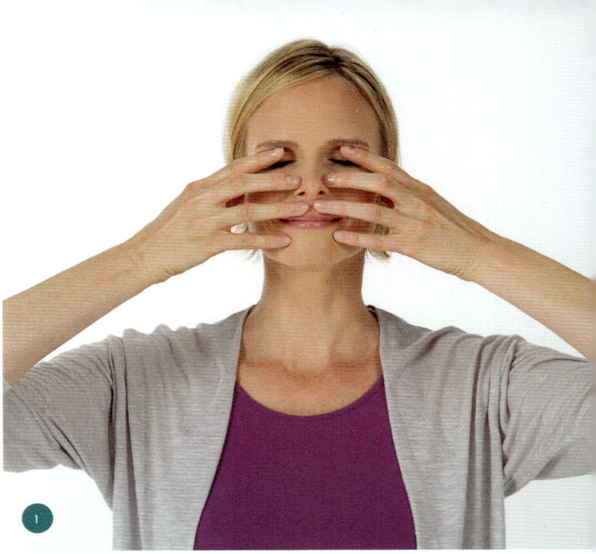
1

Mudra

SHANMUKHI-MUDRA
Das Blockieren der Sinne

So geht's
1 | Sitze bequem und aufrecht auf dem Boden oder auf einem Stuhl. Bringe beide Hände mit den Fingern leicht gespreizt vor dein Gesicht. Die Arme befinden sich ungefähr parallel zum Boden, die Ellbogen sind auf Schulterhöhe, die Schultern sind entspannt. Verschließe die Ohren über die Ohrknorpel mit den Daumen, die Augenlider mit den Zeigefingern, deine Mittelfinger liegen an den Nasenflügeln. Ringfinger und kleine Finger positionierst du oberhalb und unterhalb deines Mundes. Achte darauf, dass du mit allen Fingern nur einen leichten Druck ausübst und die Nasenlöcher nur so weit verschließt, dass du entspannt, aber konzentriert atmen kannst.

Das bringt's
- Sinne werden aktiv zurückgezogen.
- Bei sich selbst ankommen.
- Schafft Bewusstsein für den Moment.

Atemübung

Bhramari-Pranayama

Bienenatmung

2| Bei dieser Übung summt man wie eine Biene. Durch dieses Summen entsteht in allen Resonanzräumen des Körpers eine starke Vibration. Vor allem im Kopf, Nacken und Brustraum. Dies führt dazu, dass alle Gewebe besser durchblutet werden. Im Anschluss an die Atemübung kann man daher ein leichtes Kribbeln und angenehme Wärme im Körper wahrnehmen. Vor allem aber wirkt diese Atmung beruhigend. Sie ist eine der besten Atemtechniken, um den Geist von Wut, Aufregung, Frustration oder Angst zu befreien. Die Technik ist einfach zu erlernen und kann überall praktiziert werden.

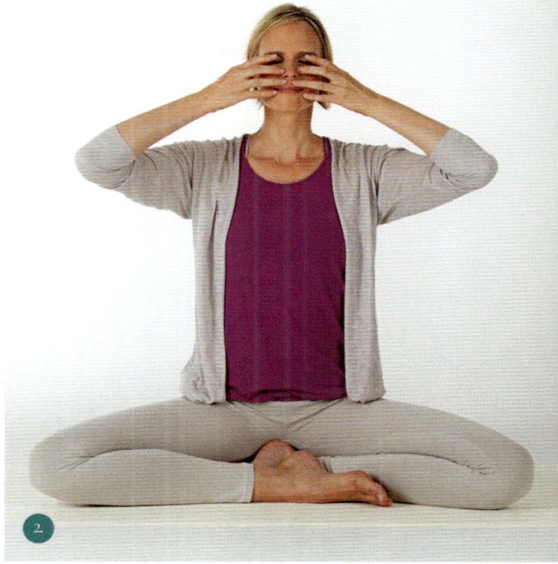

So geht's

2| Sitze aufrecht und bequem. Schließe deine Augen und entspanne deine Gesichtsmuskeln. Nimm diese Sitzhaltung und deine natürliche Atmung für einige Momente bewusst wahr.

Nimm anschließend die Hände in das Shanmukhi-Mudra (siehe Seite 138). Atme durch die Nase lang und tief ein. Spüre dabei, wie sich die Lungen gleichmäßig mit Lebensenergie füllen. Atme mit geschlossenem Mund und einem langen, summenden Ton – wie eine Biene – aus. Nachdem du das letzte Luftmolekül ausgeatmet beziehungsweise »ausgesummt« hast, atme erneut durch die Nase ein und summe den Ton beim Ausatmen erneut.

Wiederhole diese Atmung 10–20 Mal. Lass anschließend deinen Atem frei fließen und spüre für einige Momente nach.

Das bringt's

- Verbessert die Stimme.
- Hält die Stimmbänder gesund.
- Harmonisiert Körper und Geist.
- Beruhigt Körper und Geist.
- Regt die Atemkraft an.
- Vertieft die Atmung.
- Verbessert die Zellatmung.
- Entspannt den ganzen Körper.
- Verbessert die Aufnahme von Lebensenergie und die Abgabe von verbrauchter Energie.

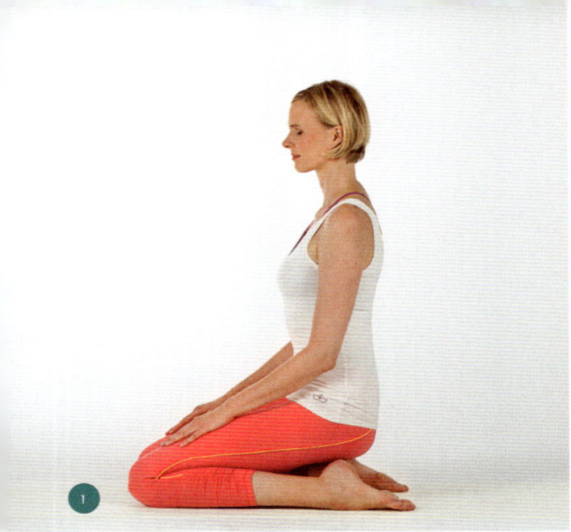

Übungsprogramm

ANKOMMEN ZUM ANKOMMEN ÜBE DAS FESTSTEHENDE RITUAL, WIE ES AUF SEITE 28 BESCHRIEBEN IST.

EINSTIMMUNGSPHASE

Fersensitz mit Bienenatmung

1| Setze dich auf deine Unterschenkel und Fersen. Deine Knie sind leicht geöffnet. Dein Rücken ist gerade und die Handflächen ruhen auf den Oberschenkeln. Entspanne deine Schultern, deinen Nacken und vor allem deinen Unterkiefer. Konzentriere dich vorerst für einige Momente auf deine natürliche Atmung und beginne dann mit dem Bhramari-Pranayama, wie auf Seite 139 beschrieben.

DEIN WARM-UP Je nachdem, wie viel Zeit du hast und was gerade dein Bedürfnis ist, übe nun den Sonnengruß in deinem Atemtempo 5–10 Mal. Die Beschreibung findest du auf den Seiten 44 bis 47.

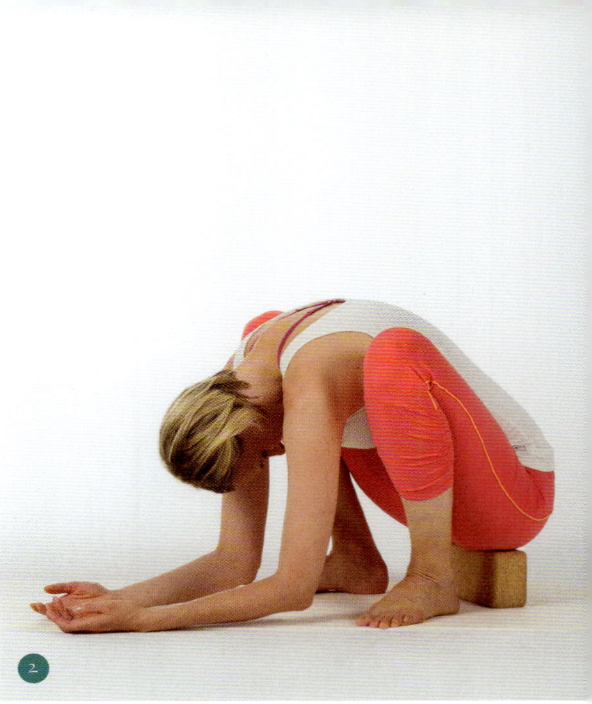

Tiefe Hocke

2| Beuge deine Knie, senke das Becken zum Boden und setze dich auf einen Yogablock. Lass deinen Oberkörper langsam nach vorne zwischen die Beine sinken. Der Rücken darf dabei rund werden. Falls möglich, kannst du die Arme vor den Füßen am Boden ablegen, dabei zeigen die Handflächen nach oben. Lass deinen Kopf ganz locker aushängen, entspanne deinen Nacken und deine Gesichtszüge. Atme tief, aber vollkommen ruhig ein und aus und spüre, wie sich der Atem im Rücken ausbreitet.

Verweile in dieser Haltung 2–3 Minuten.

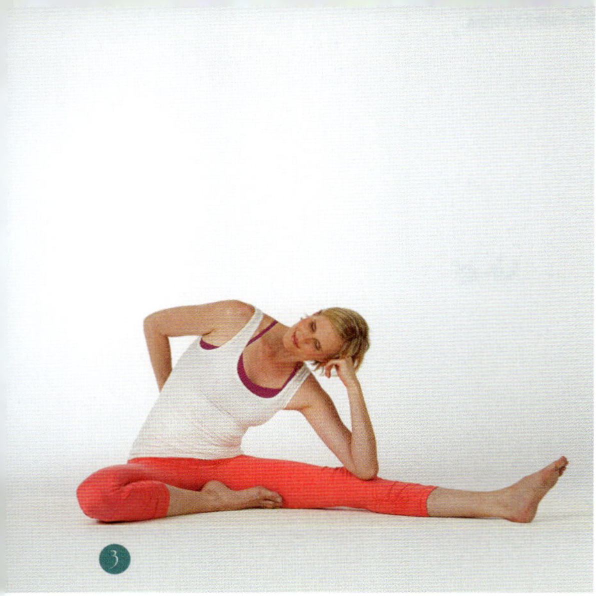

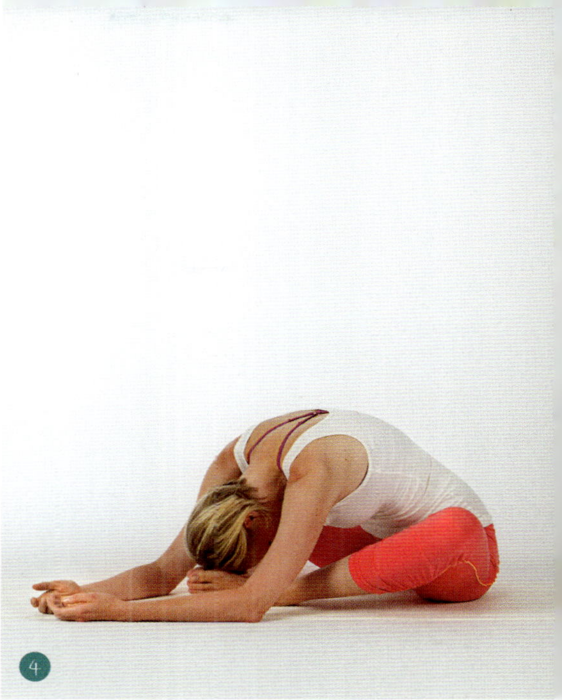

Halber Schmetterling

3| Beginne diese Haltung am Boden sitzend. Das linke Bein ist zur Seite ausgestreckt, und das rechte Bein ist angewinkelt. Die rechte Fußsohle liegt an der linken Beininnenseite an. Neige deinen Oberkörper zum linken Bein und stütze deinen Kopf angenehm mit der Hand, der Ellbogen deines linken Arms ist bequem auf deinem Ober- oder Unterschenkel positioniert. Die rechte Hand ist bequem in deine Taille gestützt oder am unteren Rücken angelegt.

Verweile in dieser Haltung 3–5 Minuten.

ÜBUNGSHINWEIS Übe ohne Kraft! Versuche, dir über kleine und individuelle Korrekturen eine Position zu erarbeiten, in der du dich wohl fühlst.

Schmetterling

4| Du sitzt auf dem Boden, und deine Beine sind angewinkelt. Lege die Fußsohlen aneinander und lass die Knie sanft auseinandersinken. Neige dich ausatmend mit dem Oberkörper vornüber und erlaube deinem Rücken, rund zu werden. Deine Stirn darf dabei auf einer Unterlage abgelegt werden, oder der Kopf hängt frei nach vorne. Deine Rückenmuskulatur ist entspannt. Finde eine angenehme Position für deine Arme. Lass in dieser Position deine Atmung tief aber vollkommen gelassen kommen und gehen und spüre, wie sich dein Atem im Rücken ausbreitet.

Verweile in dieser Haltung 3–5 Minuten und lass deinen Oberkörper mit jedem Ausatmen mehr und mehr los.

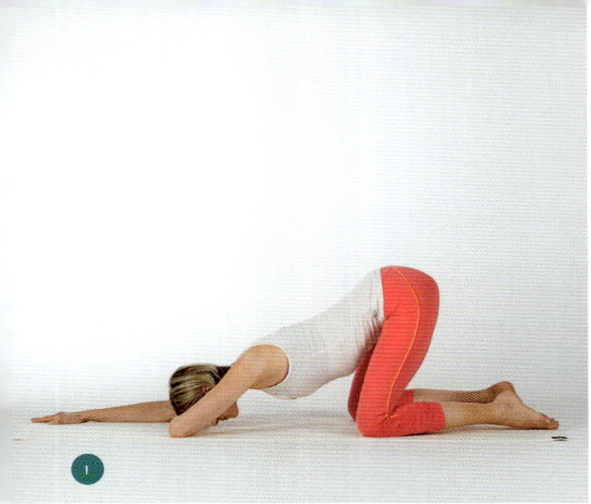

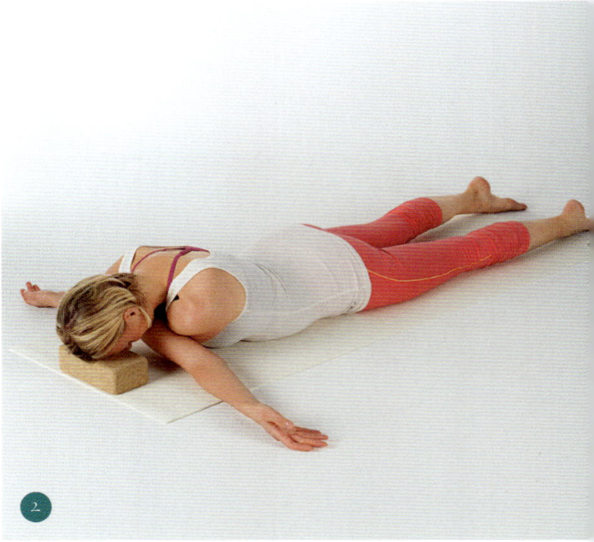

Herzöffnung

1 | Im Vierfüßlerstand beginnend, legst du deine Ellbogen vor dir auf dem Boden ab. Strecke nun den rechten Arm nach vorne und lege die Stirn auf dem linken Unterarm ab. Lass dann den rechten Arm immer länger werden, sodass der Oberkörper immer tiefer in Richtung Boden sinkt. Entspanne deinen Brustkorb und deine Bauchdecke, sodass das Gefühl einer Hängebrücke zwischen den Händen und dem Becken entsteht.

Verweile etwa 1–3 Minuten in dieser Haltung und wechsle im Anschluss die Armposition.

! Wenn du empfindliche Knie hast, lege dir eine Decke darunter.

Umarmende Flügel

2 | Beginne diese Haltung in Bauchlage. Lege einen Block vor dich auf den Boden. Überkreuze beide Arme und schiebe den rechten Arm weit nach links und umgekehrt. Wenn du nun deine Stirn auf dem Block ablegst, dann lass auch das Gewicht des Oberkörpers sanft auf deine Arme sinken, bis du eine angenehme Dehnung in den Schultern spürst.

Verweile etwa 1–3 Minuten in dieser Haltung und wechsle im Anschluss die Armposition.

ÜBUNGSHINWEIS Finde die passende Intensität bei dieser Übung, indem du mehr oder weniger Gewicht auf den Armen ruhen lässt.

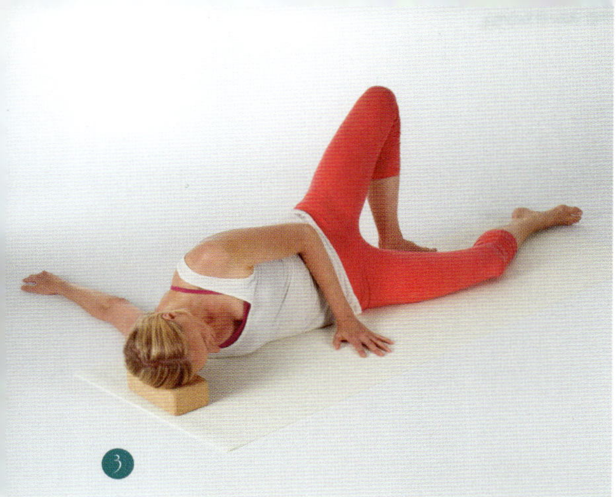

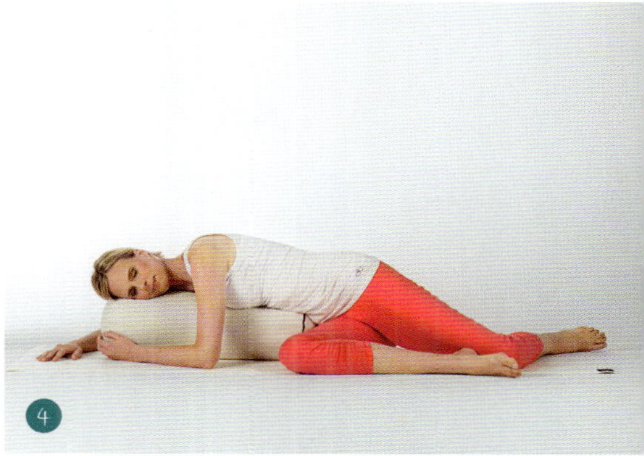

Offene Flügel

3| Bleibe in Bauchlage. Hebe nun den Oberkörper, die Schultern sind über den Ellbogen. Lege dann den rechten Arm, auf Schulterhöhe gestreckt, zur rechten Seite, die Handfläche zeigt zum Boden. Lege die rechte Schläfe bequem auf deinem Block ab. Stütze die linke Hand vor dir am Boden ab und rolle behutsam auf die rechte Körperseite, bis du eine Dehnung vom Brustbein über die rechte Brust- und Schultervorderseite wahrnimmst. Winkle das untere Bein an und stell das obere Bein auf, der Fuß steht dabei hinter dem ausgestreckten Bein. Nutze das aufgestellte Bein als behutsamen Hebel, um die Intensität dieser Übung zu steuern.

Verweile etwa 1–3 Minuten in dieser Position und übe dann die andere Seite.

! Wenn es angenehmer für dich ist, dann lege dir eine Decke unter den Brustkorb.

Liegende Drehung

4| Nun setze dich seitlich auf und lege das Polster längs an deine rechte Hüfte. Hole das rechte Knie etwas zu dir heran. Das linke Bein bleibt locker und fast ausgestreckt am Boden liegen. Drehe dann den Oberkörper nach rechts und lege den Brustkorb ab. Lege die rechte Wange auf die Matte und finde eine entspannte Haltung für die Arme.

Nun lass dein Gewicht mit jeder Ausatmung schwerer auf deine Unterlage sinken. Entspanne deinen Nacken, deine Schulter, den Unterkiefer und deine Gesichtszüge.

Verweile etwa 1–3 Minuten in dieser Position und übe dann die andere Seite.

Beobachtung des Verstandes öffnet die Dimension der Zeitlosigkeit. Die Energie, die vom Verstand abgezogen wird, verwandelt sich in Gegenwärtigkeit.

Eckhart Tolle

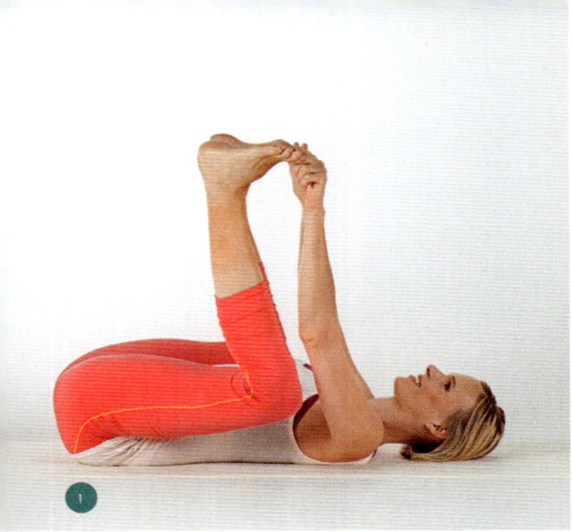

1

Happy Baby

1 | Lege dich wieder auf den Rücken zurück. Hole beide Knie seitlich an den Brustkorb. Deine Fußsohlen zeigen zur Decke. Greife deine großen Zehen und spüre die Dehnung in deinen Hüften.

Fange dann spielerisch an, die Beine leicht zu bewegen und auf deinem Rücken hin und her zu rollen. Genieße die Haltung, ohne darüber nachzudenken, was deine Arme und Beine gerade tun.

Verweile in dieser Haltung 3–5 Minuten.

! Um diese Stellung richtig zu genießen und die positive Wirkung zu spüren, lass die Ernsthaftigkeit hinter dir und werde zu einem glücklichen Baby.

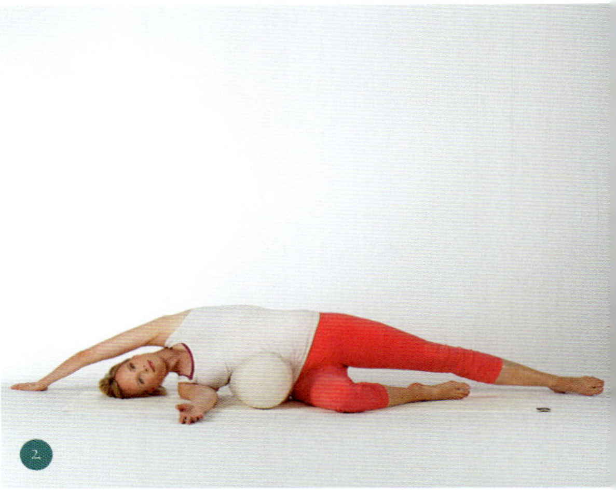

2

Liegende Seitdehnung

2 | Setze dich auf deine rechte Gesäßseite und winkle deine Beine an. Lege ein Polster quer an dein rechtes Becken und lehne dich dann mit dem Rumpf darüber. Der rechte untere Arm ist in Blickrichtung ausgestreckt. Der obere linke Arm und das obere linke Bein sind in die Länge ausgestreckt.

Spüre die Dehnung auf deiner gesamten rechten Körperseite. Lass den linken Arm und das linke Bein immer länger werden, während das Körpergewicht auf das Polster sinkt.

Verweile etwa 1–3 Minuten in dieser Position und übe dann die andere Seite.

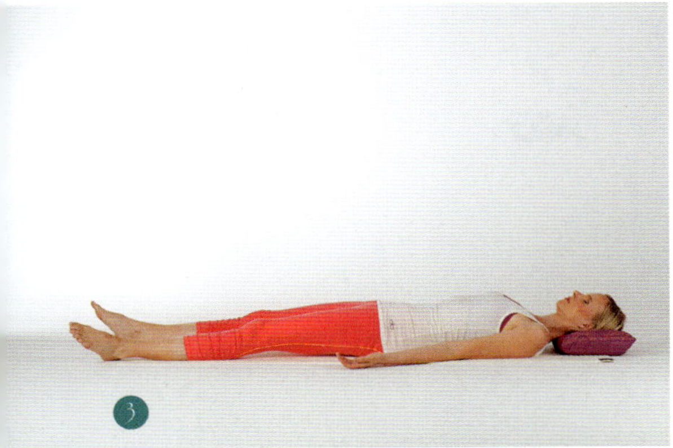

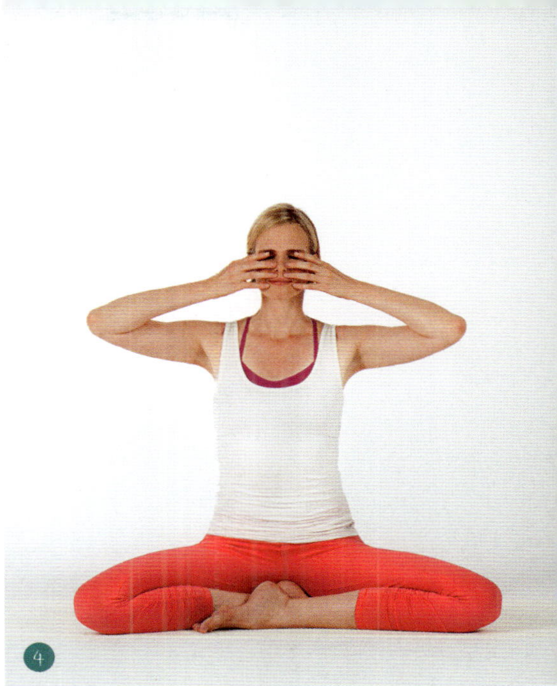

ENTSPANNUNG

Liegende Ruhehaltung

3| Lege dich bequem auf den Rücken und decke dich bei Bedarf zu. Lass die Füße entspannt nach außen sinken. Lege die Arme neben deinem Körper ab. Schließe die Augen und lass dich in deinen Körper fallen. Ziehe dich mit deiner Wahrnehmung ganz in deinen Körper zurück. Atme ruhig und tief ein und aus und erlaube dir, mit jeder Ausatmung etwas tiefer auf deine Unterlage zu sinken.

Verweile mehrere Minuten bis zu einer Viertelstunde in dieser ruhenden Position.

MEDITATION

Schneidersitz

mit Bhramari-Pranayama, Shanmukhi-Mudra und Mantra

4| Setze dich wieder aufrecht und bequem auf deine Matte oder auf einen Stuhl. Mit der Bienenatmung hast du dich in der Einstimmung schon vertraut gemacht. Nun kommt das Shanmukhi-Mudra hinzu. Entspanne deine Schultern und beginne mit dem Pranayama und dem Mudra, die auf den Seiten 138 und 139 beschrieben sind.

Nimm dir 10–20 Minuten Zeit für diese Meditation. Zum Abschluss töne 3 Mal das Om-Shanti-Mantra.

Gut ein- und besser durchschlafen

Harmonie und Glück

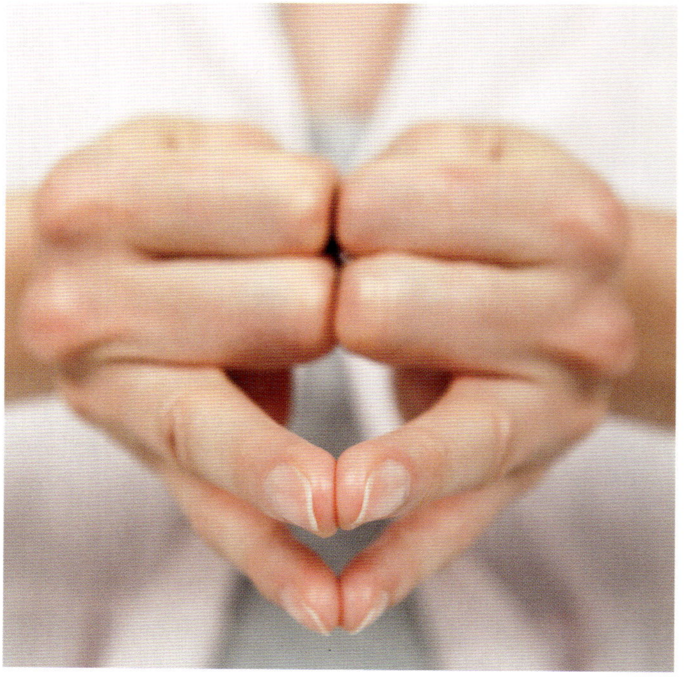

*Es gibt einen Ort jenseits von richtig und falsch,
dort begegnen wir uns.*

Rumi

Ausreichend und erholsam zu schlafen, ist eine wesentliche Grundlage für unser Wohlbefinden und unsere Gesundheit. Im Schlaf, gerade in den ersten fünf Stunden, finden lebensnotwendige Erholungs-, Umbau- und Aufbauprozesse statt. Dass daher zu wenig Schlaf ungesund ist, leuchtet sicher jedem ein. Jedoch ist das Schlafbedürfnis sehr individuell und auch altersbedingt. Die beste Messlatte ist daher immer noch das persönliche Empfinden. Wer sich am Morgen frisch und fit fühlt, dessen Schlafqualität war womöglich ausreichend.

Doch hat es jeder sicher schon einmal erlebt: Man ist müde, legt sich ins Bett, schließt die Augen und kommt einfach nicht zur Ruhe. Über ein oder zwei Nächte, in denen man schlecht schläft, muss man sich keine Gedanken machen. Treten diese Schwierigkeiten jedoch öfter und über einen längeren Zeitraum auf, sollte man handeln. Für die meisten Schlafstörungen gibt es Ursachen, die nicht im Schlaf selbst liegen. Stress taucht als Ursache eines dauerhaft gestörten Schlafes auf Platz 1 auf, gefolgt von Bewegungsmangel. Auch hier kann Yoga eine große Hilfe sein, wieder in einen gesunden Schlaf zu finden.

Dieses Übungsprogramm hilft dir dabei, die Erkenntnisse aus deiner Yogapraxis in das Stress verursachende Alltagsleben zu transportieren und in deinem Maß angemessene Bewegungseinheiten zu finden. Das Mantra von Guanyin wirkt harmonisierend. Die tiefe Bauchatmung beruhigt und entspannt, zusammengeübt mit dem Shakti-Mudra, kann die Atemübung noch intensiviert werden. Die Asanas mobilisieren, dehnen und entspannen deinen Körper und helfen dir, zu dir zu kommen und den Tag ausklingen zu lassen.

Tipps

- Schaffe dir immer wiederkehrende Rituale zum Einschlafen, zum Beispiel eine Meditation, eine bestimmte Musik, eine schöne Lektüre, ein Bad oder deine abendliche Yogapraxis.
- Schalte rechtzeitig ab. Alle Geräte mit Bildschirm strahlen Licht in blauen Wellenlängen ab. Diese Strahlung kann die Bildung des Schlafhormons Melatonin hemmen, da sie dem Körper Tageslicht vorgaukelt. Daher, mindestens 1 Stunde vor dem Schlafengehen alles abschalten.
- Sorge für genügend Bewegung während des Tages. Körperliche Aktivitäten fördern einen guten Schlaf.
- Überdenke deinen täglichen Konsum von Alkohol und Koffein und versuche ab 19 Uhr völlig darauf zu verzichten.
- Leichtes Essen am Abend fördert einen guten Schlaf, da dein Magen nicht so viel zu tun hat.
- Ein Nachttisch-Notizbuch hilft, sich noch »wichtige« Gedanken zu notieren, um sie nicht im Kopf behalten zu müssen.

Mantra

Mantra von Guanyin

OM NAMO GUAN SHIN PUSA

Anrufung der heilenden Kraft unermesslicher Liebe.

Das Mantra dient der Anrufung des weiblichen Buddhas Guanyin, die jedem mit unermesslicher Liebe begegnet. Sie schenkt Schutz, Harmonie und Frieden. Guanyin bedeutet »die alle Klänge der Welt, alles Weinen Hörende«. Sie ist eine schillernde Figur, große Mutter, Ratgeberin, weise Frau, Retterin in der Not, die Reine, der heiligen Maria ähnlich. Sie ist eine der am meisten verehrten Heiligen im ostasiatischen Buddhismus.

Aussprache

Aum noma guan schin pusa

So geht's

Bitte Guanyin, zu dir zu kommen. Erzähle ihr, was dich bedrückt. Sie berät dich und schickt dir Licht. Bade in ihrer Liebe und überlass dich ihrer Führung.

Das bringt's

- Lindert Kummer und Sorgen.
- Bringt Harmonie und Glück.
- Öffnet das Herz.
- Verbindet mit dem Fluss des Lebens.
- Schafft Vertrauen in die Zukunft.

Mudra

SHAKTI-MUDRA

Mudra der Tiefenatmung und des Schlafs

So geht's

1| Lege bei beiden Händen den Daumen in die Handfläche. Klappe Zeigefinger und Mittelfinger darüber. Führe nun die Spitzen der beiden Ringfinger und die der kleinen Finger zusammen. Die anderen Finger können sich berühren, müssen es aber nicht. Im Stehen oder Sitzen hältst du die Hände vor den Körper.

Dieses Mudra eignet sich auch dazu, es zusammen mit der Bauchatmung zu üben. Dazu können die Hände in der Mudra-Haltung einfach auf dem Bauch liegen.

Das bringt's

- Hilft bei innerer Unruhe und Schlaflosigkeit, insbesondere bei Einschlafschwierigkeiten.
- Fördert die tiefe Bauchatmung.
- Entspannt Becken- und Bauchraum.

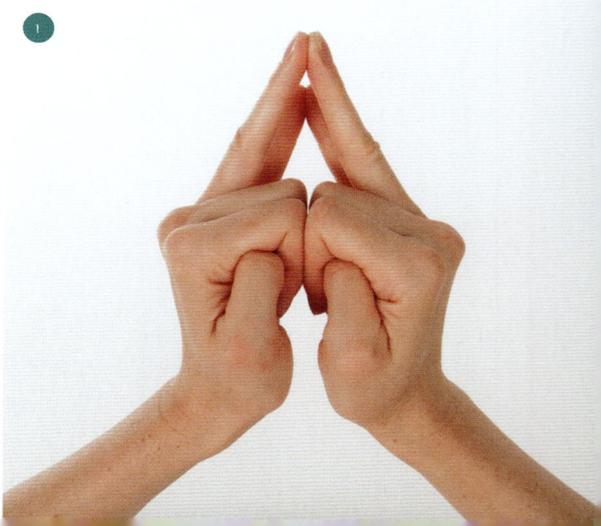

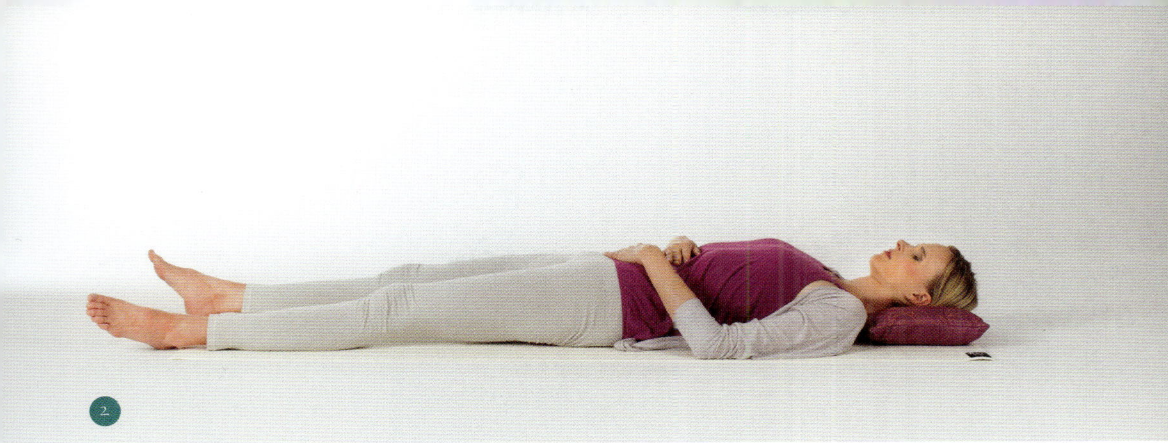

Atemübung

Tiefe Bauchatmung

Die Bauchatmung ist die natürlichste und tiefste Atemweise, die unser Körper kennt. Sie hilft uns, schnell wieder »vom Kopf in den Bauch« zurückzukehren, sodass sich der Geist beruhigen kann. Gleichzeitig steckt in der Bauchatmung unser größtes Atempotenzial, denn durch sie können wir das größtmögliche Atemvolumen ausschöpfen.

Der größte Teil der Lungenbläschen, über die sich die Atemluft mit dem Blut verbinden kann, sitzt nämlich an der Lungenbasis und wird über den kräftigsten Atemmuskel, das Zwerchfell, aktiviert. Deswegen wird die Bauchatmung auch Zwerchfellatmung genannt. Ein kräftiges Zwerchfell erschafft eine kraftvolle Bauchatmung, und die kraftvolle Bauchatmung stärkt mit jedem tiefen Atemzug das Zwerchfell, sodass mit einer bewussten tiefen Atmung ein äußerst positiver Prozess in Gang gesetzt wird.

So geht's

2| Lege dich auf deiner Matte oder in deinem Bett auf den Rücken, strecke die Beine aus oder stell sie auf. Schließe deine Augen und entspanne sämtliche Gesichtsmuskeln.

Lege eine Hand oberhalb und die andere unterhalb des Nabels auf deine Bauchdecke. Spüre, wie die Geste, mit der du deine Hände von außen zu deiner Körpermitte führst, eine Geste des Zusichkommens ist. Lass deine Hände dann auf der Bauchdecke ruhen. Nimm diese Körperhaltung für einen Moment bewusst wahr. Lege dann deine Aufmerksamkeit auf deine Atmung.

Schicke nun deinen Atem zu deinen Händen und spüre, wie sich der Bauch sanft hebt und senkt. Vertiefe nach persönlichem Empfinden deine Bauchatmung in kleinen Schritten.

Als Vorbereitung für deine Nachtruhe haben wir die tiefe Bauchatmung zusammen mit dem auf der linken Seite dargestellten Mudra in die Entspannungsphase dieses Übungsprogramms (Seite 155) integriert.

Das bringt's

- Wirkt beruhigend und entspannend.
- Lässt dich »zu dir kommen«.
- Aktiviert und kräftigt das Zwerchfell.

ÜBUNGSPROGRAMM

ANKOMMEN ZUM ANKOMMEN ÜBE DAS FESTSTEHENDE RITUAL, WIE ES AUF SEITE 28 BESCHRIEBEN IST.

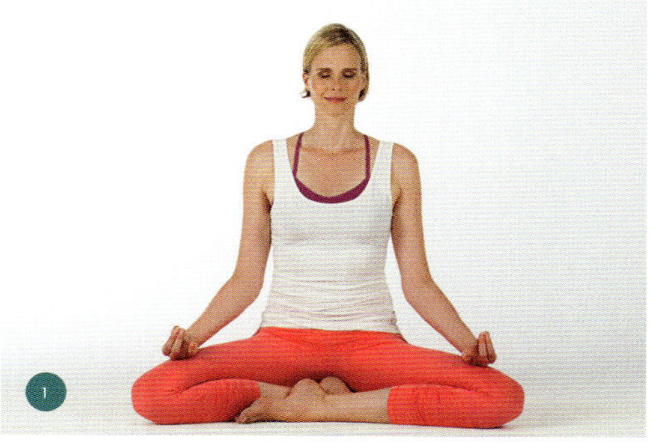

1

EINSTIMMUNGSPHASE

SUKHASANA
Schneidersitz
mit Mantra
OM NAMO GUAN SHIN PUSA

1| Sitze für einige Minuten aufrecht im Schneidersitz, auf einem Hocker oder auf einem Stuhl. Schließe deine Augen und entspanne deine Gesichtszüge. Konzentriere dich und beginne nun mit dem Mantra, wie auf Seite 148 beschrieben.

ÜBUNGSHINWEIS Du kannst ein Mantra auf verschiedene Art und Weise rezitieren. Probiere aus, was in diesem Moment das Richtige für dich ist. Du kannst es in Gedanken wiederholen, leise flüstern, murmeln oder deutlich sprechen.

KÖRPERÜBUNGEN

SUKHASANA
Sitz mit dynamischen Rumpfkreisen

2| Sitze weiterhin auf deiner Unterlage. Die Handflächen legst du auf deinen Oberschenkeln ab. Deine Schultern sind vollkommen entspannt. Beginne mit dem Oberkörper aus der Hüfte heraus nach rechts zu kreisen. Mach die Bewegung erst ganz klein und lass sie immer größer werden. Anschließend werden die Kreise wieder kleiner.

Führe etwa 10–15 Kreise zuerst auf die eine und dann auf die andere Seite durch.

MARJARYASANA-BITILASANA
Katze-Kuh

Beginne im Vierfüßlerstand. Die Knie sind unter der Hüfte und die Handballen unter den Schultern platziert. Deine Finger sind weit aufgefächert. Bei Bedarf lege dir eine Decke unter die Knie.

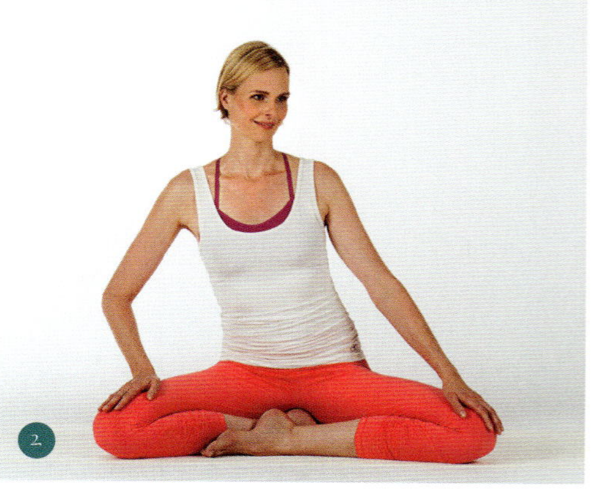

2

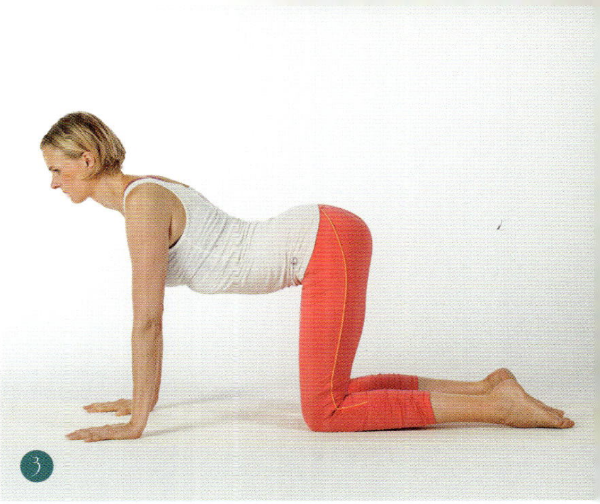

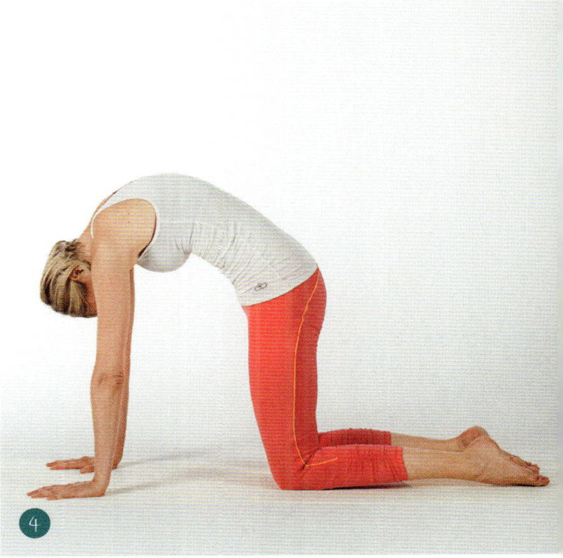

3| Kuh: Halte deine Arme gestreckt, atme ein und lass deinen Bauch sinken. Schiebe das Brustbein nach vorne und hebe den Kopf leicht an.

4| Katze: Beim Ausatmen ziehst du deinen Bauchnabel zur Wirbelsäule und wölbst deinen gesamten Rücken nach oben zur Decke.

Übe für 8–10 Atemzüge.

Adho Mukha Svanasana

Nach unten schauender Hund

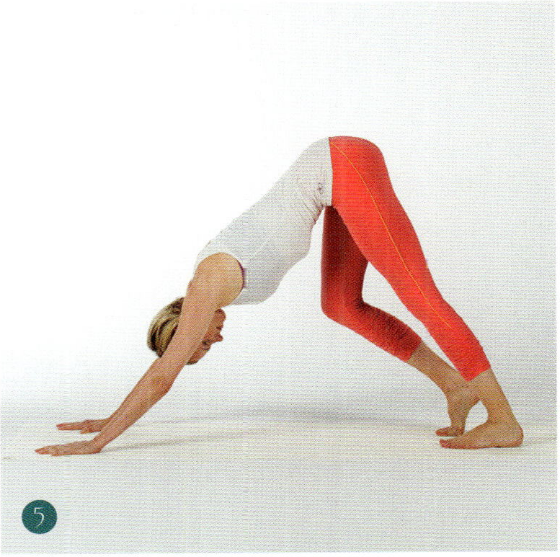

5| Beginne im Vierfüßlerstand. Die Knie sind hüftbreit und die Hände schulterbreit geöffnet. Deine Finger sind breit aufgefächert.

Bringe nun deine Hände eine Handlänge weiter nach vorne und stell deine Zehenspitzen auf. Hebe anschließend dein Becken nach oben an und drücke die Hände mit gestreckten Armen fest in die Matte. Dann drücke deine Fersen abwechselnd sanft in Richtung Boden.

Führe diese Übung für 8–10 Atemzüge durch.

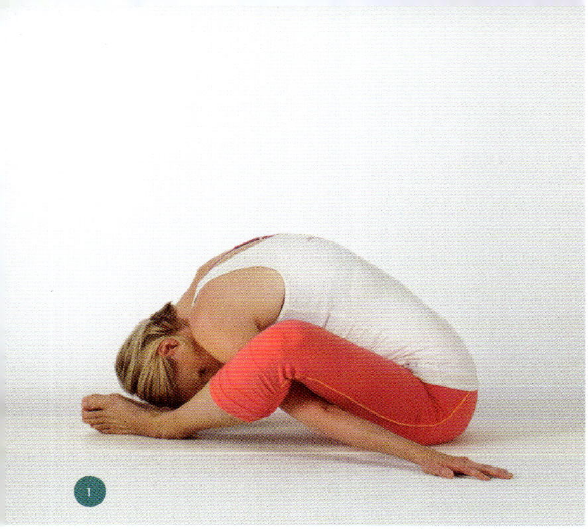

1

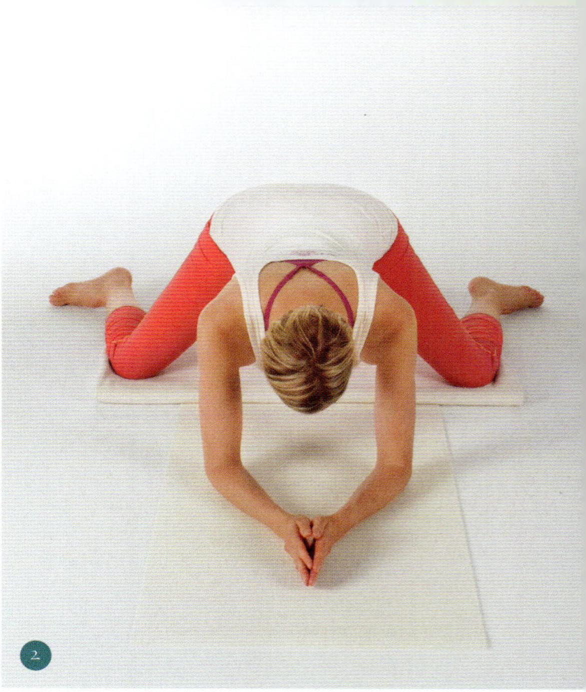

2

Kurmasana
Schildkröte

1 | Beginne diese Haltung am Boden sitzend. Deine Beine sind angewinkelt. Lege die Fußsohlen aneinander und lass die Knie auseinandersinken. Wie nah die Fersen an deinem Becken platziert sind, entscheidest du nach deinem Wohlbefinden in den Leisten. Sinke ausatmend vornüber und erlaube deinem Rücken, rund zu werden. Deine Stirn darf dabei auf einer Unterlage abgelegt werden, oder der Kopf hängt frei nach vorne. Deine Rückenmuskulatur ist entspannt. Fädele deine Arme unter deinen Beinen durch und lass sie entspannt auf dem Boden liegen.

Lass deine Atmung möglichst gleichmäßig und ruhig fließen. Spüre, wie sich der Atem im Rücken ausbreitet.

Verweile in dieser Haltung 1–3 Minuten.

Mandukasana
Frosch

2 | Im Vierfüßlerstand grätscht du deine Knie weit auseinander. Die Füße zeigen nach außen. Bewege dann dein Becken so weit wie möglich nach hinten und unten. Lehne den Oberkörper nach vorne und stütze dich auf deinen Unterarmen ab. Drücke dich etwas aus deinen Schultern heraus, halte den Nacken in Verlängerung deiner Wirbelsäule.

Verweile in der Haltung 1–3 Minuten.

WIRKUNG Der Frosch ist hilfreich bei Verdauungsbeschwerden und Krämpfen im Unterleib. Vielen Frauen hilft diese Position bei Menstruationsbeschwerden.

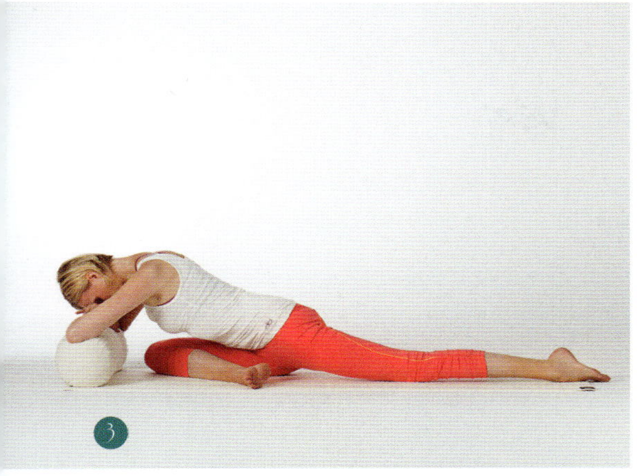

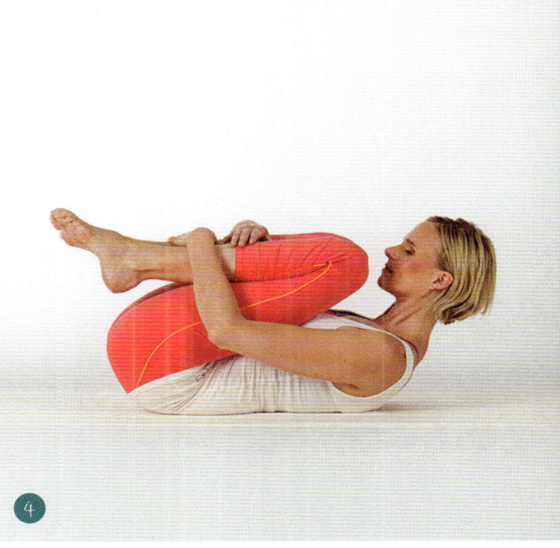

Eka Pada Rajakapotasana
Taube

3| In einer weiten Schrittstellung (rechtes Bein vorne) stellst du dein linkes Knie am Boden ab. Lege den rechten Unterschenkel quer vor dir auf der Matte ab und verlängere das hintere Bein, so weit du kannst. Dabei nähert sich das Becken dem Boden. Lege nun das Polster vor dich auf den Boden und stütze deinen Oberkörper darauf ab. Finde eine entspannte Haltung für deinen Rumpf und deine Arme. Versuche, mit jedem Ausatmen tiefer in diese Position zu sinken.

! Ist diese Position in deinem vorderen Knie unangenehm, dann hole die Ferse näher an dein Becken heran.

Verweile in dieser Position 8–10 Atemzüge und übe dann die andere Seite. Lege dich anschließend auf den Rücken und lockere deine Beine und deine Hüfte aus.

Apanasana
Knie an Brust

4| Du liegst flach auf dem Rücken. Winkle deine Beine an und ziehe sie ausatmend mit beiden Händen zum Körper heran. Hebe deinen Kopf und deine Schultern vom Boden ab und führe deine Stirn zu den Knien. Lass den mittleren Rücken auf dem Boden ruhen.

Verweile in dieser Position 8–10 Atemzüge.

! Um deinen Rücken zu massieren, schaukle sanft vor und zurück und von rechts nach links. Du kannst den Kopf auch abgelegt lassen und mit deinen Knien Kreise in die Luft schreiben. Sind diese Bewegungen in der Wirbelsäule unangenehm, lege dir eine Decke unter.

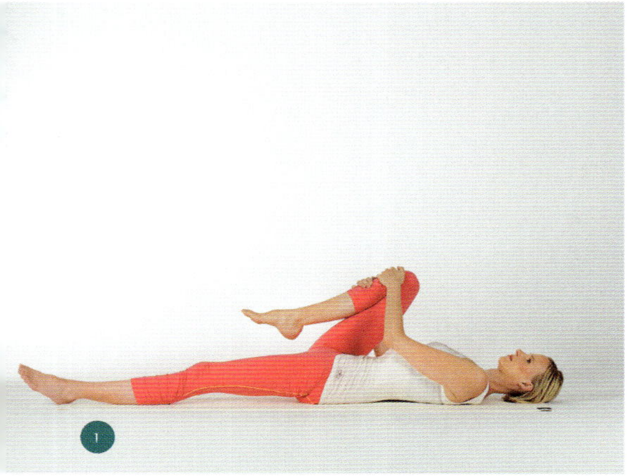

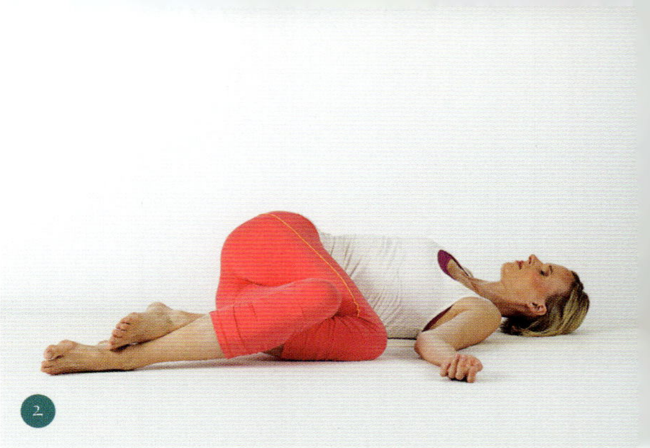

Eka Pada Apanasana
Ein Knie an die Brust

1| In Rückenlage holst du das rechte Bein zu dir und hältst es am Knie oder Schienbein mit beiden Händen fest. Das linke Bein ist vorerst locker am Boden ausgestreckt. Ziehe nun dein rechtes Knie so weit in Richtung rechte Achselhöhe, bis du in eine spürbare, aber angenehme Dehnung kommst. Gleichzeitig schiebst du das andere Bein aus dem Hüftgelenk heraus von dir weg in die Länge.

Halte diese Position für 5–8 Atemzüge und übe dann mit dem linken Bein.

Da es sehr förderlich
für die Gesundheit ist,
habe ich beschlossen,
glücklich zu sein.

Voltaire

Makarasana
Krokodil

2| Beginne in der Rückenlage mit aufgestellten Beinen. Schlage das rechte Bein über das linke und lass mit der Ausatmung beide Beine nach links auf den Boden sinken. Die Arme liegen zur Seite ausgebreitet. Du kannst auch die linke Hand auf deinen Oberschenkel legen, um das Knie etwas weiter nach unten zu drücken. Der Kopf dreht sich angenehm nach rechts oder bleibt entspannt in einer geraden Position.

Verweile in dieser Haltung 1–3 Minuten, komm anschließend zur Mitte zurück und spüre für einige Atemzüge nach. Übe dann die andere Seite.

! Zwickt es bei dieser Übung unangenehm im unteren Rücken, dann ziehe die Knie näher an deinen Oberkörper heran.

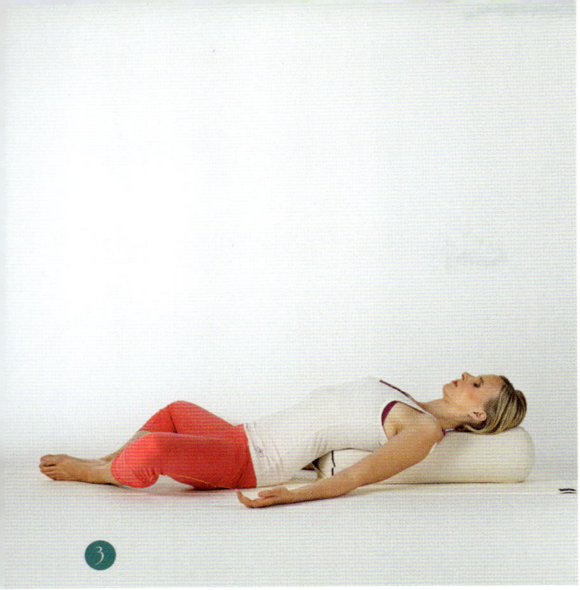

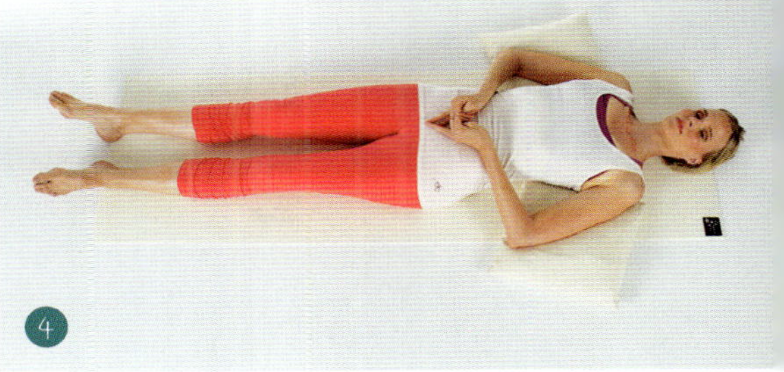

Supta Baddha Konasana
Liegender geschlossener Winkelsitz

3| Setze dich aufrecht auf deine Yogamatte und lege das Polster längs hinter dich. Lege dich dann rückwärts auf das Polster. Lass deine Knie nach außen sinken und lege die Fußsohlen aneinander. Die Arme sind zur Seite ausgestreckt, die Handflächen zeigen nach oben. Entspanne deine Arme, deine Schultern, deinen Brustkorb und den gesamten Rücken.

Verweile in dieser passiven Rückbeuge für 1–3 Minuten und genieße das Weitwerden deines vorderen Brustkorbs. Mit jedem Ausatmen lass den Rumpf mehr und mehr in das Polster hineinsinken.

! Wenn dir diese Rückbeuge im unteren Rücken unangenehm ist, dann schiebe das Polster weiter nach hinten. Dies führt dazu, dass die Lendenwirbelsäule weniger stark im Hohlkreuz ist.

Entspannung

Shavasana
Totenstellung
mit Bauchatmung und Shakti-Mudra

4| Für die Entspannungsphase lege dich ohne Polster auf den Rücken. Entspanne deine Beine und lass die Arme locker liegen. Schließe deine Augen und ziehe dich mit deiner Wahrnehmung ganz in deinen Körper zurück.

Atme ruhig und erlaube dir, mit jeder Ausatmung etwas tiefer auf deine Unterlage zu sinken.

Nach einigen Atemzügen bringst du deine Hände in das Shakti-Mudra (Seite 148), lege sie auf deinen Bauch und entspanne deine Schultern. Beginne dann, deinen Atem bewusst in deinen Bauch zu lenken.

Verweile in Shavasana mehrere Minuten bis zu einer Viertelstunde.

Wir wünschen dir
einen ruhigen Schlaf.

Gute Nacht!

Register

Hinweis zu den Sanskrit-Bezeichnungen

Sanskritwörter werden in Indien auf Devanagari geschrieben. Damit wir Europäer diese lesen können, werden die Bezeichnungen für Asanas in die römische Schrift transkribiert. Hierbei trifft man auf verschiedene Konventionen. Wir orientierten uns bei diesem Buch an der »modernen Transkription«, die man weit verbreitet auch im Internet findet.

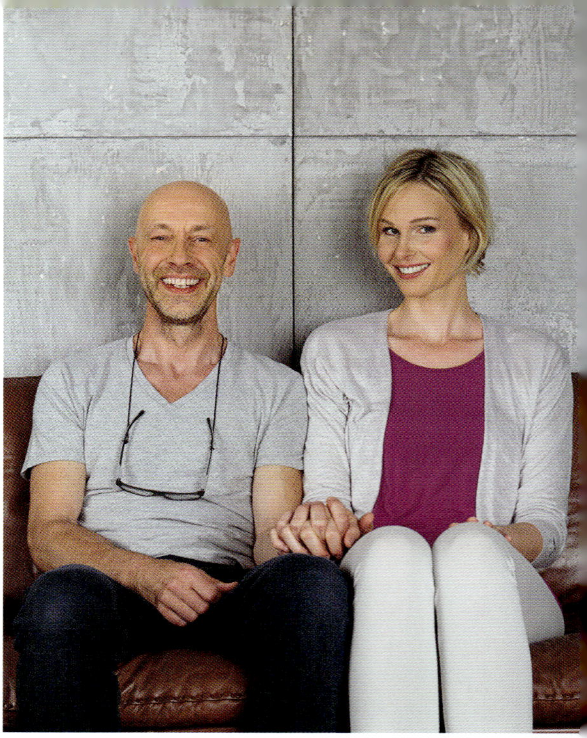

Danke

Wir bedanken uns ganz herzlich bei den folgenden Herstellern für die freundliche Unterstützung zur Verwirklichung dieses Buches.

Outfit

Das Yogaoutfit, welches Mara auf den Bildern in diesem Buch trägt, stellte uns Verena Sapper von Kamah Yoga & Style zur Verfügung. Übrigens hat Kamah Yoga & Style, als eine von ganz wenigen Herstellern, auch eine schöne und funktionelle Kollektion für Männer.

Kamah Yoga & Style
Inhaberin Verena Sapper
www.kamahyoga.com

Schmuck

Auf einigen Bildern trägt Mara schönen Yogaschmuck von Beate Tschirch und ihrer Firma Belana Ric Batu. Jedes der handgefertigten Stücke öffnet die Tür zum eigenen Ich und unterstützt die Trägerin auf ihrem Weg zur perfekten Balance von Körper und Geist.

Belana Ric Batu
Inhaberin Beate Tschirch
www.belanaricbatu.de

Zungenreiniger

Für das Foto auf Seite 49 verwenden wir einen Zungenreiniger der Firma Tongue Sweeper. Die Produkte aus Edelstahl oder Titan genügen höchsten Ansprüchen an Qualität, Wertigkeit und Langlebigkeit. Der Einsatz hochwertiger Materialien ist ein moderner Beitrag zu nachhaltigem Wirtschaften und zur Schonung unserer Ressourcen.

Tongue Sweeper
www.tonguesweeper.de

Die Autoren

Mara Zarges

Mara Zarges ist Yoga- und Gesundheitscoach aus Leidenschaft. Schon als Teenager begann die Designerin und Fotografin sich mit Meditationstechniken zu beschäftigen und hat unterschiedliche Sportarten ausprobiert. Über Voltigieren, Ballett tanzen und Leistungsschwimmen ist sie schließlich zum Yoga gekommen. Sie absolvierte zahlreiche Aus- und Fortbildungen im In- und Ausland in den Bereichen Yoga, Anatomie, Meditation, Atem und Faszien. Es liegt ihr sehr am Herzen, Yoga nicht nur als ein hervorragendes Körpertraining vorzustellen, sondern auch die psychologischen und philosophischen Aspekte des Yogawegs deutlich zu machen und Achtsamkeit für sich selbst und andere zu vermitteln. Sie interessiert sich besonders für die Zusammenhänge verschiedener Yogastile mit alternativen Gesundheitssystemen. Sie informiert sich kontinuierlich über neue Trends und Methoden in Sachen Bewegung, Gesundheit und Ernährung und lässt ihr Wissen und ihre Erfahrung in ihren Unterricht einfließen. Sie unterrichtet überwiegend in ihrem eigenen Yogastudio in Starnberg und erstellt individuelle Trainingsprogramme für Privatpersonen und Gruppen. Außerdem bietet sie Workshops und Yoga-Retreats an.

Weitere Informationen und ihren Kontakt findest du auf ihrer Homepage *www.myinnersun.de*

Wolfgang Miessner

Wolfgang ist seit 25 Jahren als Bewegungspädagoge tätig. In den letzten 15 Jahren hat er sich auf *»Somatische Körperarbeit für den Menschen von heute«* spezialisiert. Sein Engagement liegt im Sinne von körperlicher Gesundheit, seelischer Ausgeglichenheit und geistigem Bewusstsein. Als Yogalehrer greift er hierfür auf traditionelle und bewährte Methoden zurück, sucht und findet aber auch immer wieder neue, moderne und individuelle Wege für das Wohlbefinden seiner Schüler und Klienten. In seinem privaten Leben und im Unterricht hat die Achtsamkeit einen hohen Stellenwert. Der regelmäßige Austausch mit Kollegen aus den Bereichen Therapie und Medizin trägt dazu bei, dass seine Arbeit lebendig ist, sich immer weiterentwickelt und er stets auf dem Laufenden der aktuellen Erkenntnisse ist.

Nach drei eigenen gesundheitlich orientierten Bewegungs- und Yogastudios arbeitet Wolfgang nun ausschließlich als freiberuflicher Lehrer, Referent, Ausbilder und Autor. Er gibt regelmäßigen Unterricht für Gruppen und Einzelpersonen in München und bietet im deutschsprachigen Raum zahlreiche Workshops und Weiterbildungen für Yogalehrer an.

Weitere Informationen und seinen Kontakt findest du auf seiner Homepage *www.wolfgang-miessner.de*

Impressum

Produktmanagement: Doreen Brodowsky
Textredaktion: Sibille Hoffmann
Korrektorat: Asta Machat
Layout und Satz: Silke Schüler
Umschlaggestaltung: Zero Werbeagentur unter Verwendung von Fotos von Wolfgang Mießner und FinePic®, München
Repro: LUDWIG:media, Zell am See
Herstellung: Barbara Uhlig
Texte: Mara Dina Zarges, Wolfgang Mießner
Fotografie: Wolfgang Mießner
Make-Up: www.dollys-world-of-make-up.com
Fotolocation: Werk3Studio, München
Austattung: www.kamahyoga.com; yogistar.com, www.belanaricbatu.de; www.tonguesweeper.de

Printed in Slovenia by Florjancic

Unser komplettes Programm finden Sie unter

www.christian-verlag.de

Alle Angaben, Ratschläge und Übungen dieses Werkes wurden von den Autoren sorgfältig recherchiert und auf den neuesten Stand gebracht sowie vom Verlag geprüft. Lassen Sie sich in allen Zweifelsfällen zuvor durch einen Arzt oder Therapeuten beraten. Die im Buch enthaltenen Informationen ersetzen in keinem Fall ärztliche Hilfe oder Rat. Weder die Autoren noch der Verlag können für eventuelle Nachteile oder Schäden, die aus den im Buch gegebenen praktischen Hinweisen entstehen, eine Haftung übernehmen.

Die Deutsche Nationalbibliothek verzeichnet diese Publikation in der Deutschen Nationalbibliografie; detaillierte bibliografische Daten sind im Internet über http://dnb.d-nb.de abrufbar.

ISBN 978-3-95961-023-0

★★★★★

Sind Sie mit diesem Titel zufrieden? Dann würden wir uns über Ihre Weiterempfehlung freuen.
Erzählen Sie es im Freundeskreis, berichten Sie Ihrem Buchhändler oder bewerten Sie bei Onlinekauf. Und wenn Sie Kritik, Korrekturen, Aktualisierungen haben, freuen wir uns über Ihre Nachricht an Christian Verlag, Postfach 40 02 09, D-80702 München oder per E-Mail an lektorat@verlagshaus.de